Idiopathic Pulmonary Fibrosis
Advances in Diagnostic Tools and Disease Management

特发性肺纤维化
——诊断工具与疾病管理进展

原　　著　〔日〕Hiroyuki Nakamura
　　　　　〔日〕Kazutetsu Aoshiba
主　　译　孟　婕
主　　审　代华平　中日友好医院
译　　者（按姓名汉语拼音排序）

安　健	中南大学湘雅医院	吕　昕	中南大学湘雅三医院
邓征浩	中南大学湘雅医院	孟　婕	中南大学湘雅三医院
范宇斌	中南大学湘雅三医院	秦　岭	中南大学湘雅医院
韩媛媛	中南大学湘雅三医院	夏　宇	中南大学湘雅医院
何荣伶	中南大学湘雅三医院	谢晓然	中南大学湘雅三医院
贺一峻	中南大学湘雅三医院	杨　威	中南大学湘雅医院
胡永斌	中南大学湘雅医院	袁湘宁	中南大学湘雅医院
姜　懋	中南大学湘雅三医院	周　晖	中南大学湘雅医院
李国安	中南大学湘雅三医院	邹丽君	中南大学湘雅三医院
李蒙禹	中南大学湘雅三医院		

U0197062

北京大学医学出版社

TEFAXING FEI XIANWEIHUA：ZHENDUAN GONGJU YU JIBING GUANLI JINZHAN

图书在版编目（CIP）数据

特发性肺纤维化：诊断工具与疾病管理进展 /（日）中村博幸（Hiroyuki Nakamura），（日）青柴和徹（Kazutetsu Aoshiba）著；孟婕译 . —北京：北京大学医学出版社，2021.3

书名原文：Idiopathic Pulmonary Fibrosis：Advances in Diagnostic Tools and Disease Management

ISBN 978-7-5659-2201-5

Ⅰ . ①特… Ⅱ . ①中… ②青… ③孟… Ⅲ . ①肺纤维变性 – 诊疗 – 研究 Ⅳ . ① R563.1

中国版本图书馆 CIP 数据核字（2020）第 085153 号

北京市版权局著作权合同登记号：图字：01-2018-9046

First published in English under the title
Idiopathic Pulmonary Fibrosis：Advances in Diagnostic Tools and Disease Management
edited by Hiroyuki Nakamura and Kazutetsu Aoshiba
Copyright © Springer Japan，2016
This edition has been translated and published under licence from
Springer Japan KK，part of Springer Nature.

特发性肺纤维化——诊断工具与疾病管理进展

主　　译：孟　婕
出版发行：北京大学医学出版社（电话：010-82802495）
地　　址：（100083）北京市海淀区学院路 38 号　北京大学医学部院内
电　　话：发行部 010-82802230；图书邮购 010-82802495
网　　址：http://www.pumpress.com.cn
E - m a i l：booksale@bjmu.edu.cn
印　　刷：北京信彩瑞禾印刷厂
经　　销：新华书店
责任编辑：赵　欣　　责任校对：靳新强　　责任印制：李　啸
开　　本：787 mm×1092 mm　1/16　印张：14.5　字数：365 千字
版　　次：2021 年 3 月第 1 版　2021 年 3 月第 1 次印刷
书　　号：ISBN 978-7-5659-2201-5
定　　价：98.00 元
版权所有，违者必究
（凡属质量问题请与本社发行部联系退换）

中文版前言

间质性肺疾病包括 200 多种急性和慢性肺部疾病，特发性肺纤维化（idiopathic pulmonary fibrosis，IPF）是其中最常见的一种，好发于中老年人。我国正面临着人口老龄化的挑战，近年来 IPF 患病率呈上升趋势，保守估计我国至少有 50 万的 IPF 患者。IPF 起病隐匿，患者呼吸功能不断下降，难以逆转，目前诊断后的中位生存期为 2 ～ 3 年，病死率甚至高于部分恶性肿瘤。

近年来，我国医学界逐渐重视包括 IPF 在内的间质性肺疾病，针对 IPF 的研究和诊治也取得了一定的进展。中华医学会呼吸病学分会间质性肺疾病学组在 2016 年和 2019 年分别制定了《特发性肺纤维化诊断和治疗中国专家共识》和《特发性肺纤维化急性加重诊断和治疗专家共识》，各相关学会和分会也逐步制定了包括影像学、病理学等在内的相关诊断指南或专家共识。2018 年，国家卫生健康委员会等五部门联合发布的《第一批罕见病目录》收录了 IPF。这些都表明，IPF 已经引起了医学界和全社会的关注，给我国的医疗工作者和医学科研人员提出了新的更高的要求和期望。为此，系统、全面地向我国医学工作者介绍 IPF 的诊治和研究进展十分必要。

《特发性肺纤维化——诊断工具与疾病管理进展》由日本东京医科大学两位教授撰写。日本对包括 IPF 在内的间质性肺疾病的研究起步较早，在 IPF 诊治上的经验比较丰富。原著作者通过本书总结了近年来全球范围 IPF 相关研究和诊治的成果，也针对 IPF 诊疗上的相关重点和难点提出了许多有益的建议，此外，这本书还对 IPF 这个疾病的认识发展变迁历史做了较为详细的阐述。本书的翻译工作由我国间质性肺疾病权威专家所在团队完成，他们在翻译过程中以严谨的态度对全书中的语句进行了反复斟酌，力求准确地展现原著语意。

目前我国尚缺少一部系统介绍 IPF 的著作，我相信，本书的出版将为我国医学界同仁系统了解 IPF 的历史、现状、病理生理机制、诊断和治疗提供有益的帮助，并为我国 IPF 相关研究的进展提供帮助。

孟 婕

原著前言

译 吕 昕 安 健

近年来，随着分子生物学、基因组学及遗传学的显著发展，药物研究在包括呼吸医学在内的各个医学领域取得了迅速进展，例如新的肺癌分子靶向治疗药物的研发，吸入性糖皮质激素、抗胆碱能药物和长效 β 肾上腺素受体激动剂在治疗支气管哮喘及慢性阻塞性肺疾病中的广泛应用，以及针对呼吸道感染的新型抗菌药物的开发等。然而，自我从医学院毕业，近 30 年来，仍无确切的办法可以有效管理和治疗特发性肺纤维化这种难治性疾病。

肺组织可以大致分为肺实质和肺间质两部分。从狭义上来说，"肺间质"即分隔不同肺泡之间的肺泡间隔。特发性间质性肺炎（idiopathic interstitial pneumonias，IIPs）的主要特征为由炎症引起的肺泡间隔增厚。随着疾病逐渐进展而发生肺纤维化，导致肺组织重塑。根据 2013 年美国胸科学会 / 欧洲呼吸学会（ATS/ERS）国际多学科共识分类，IIPs 可分为以下 6 种主要类型：①特发性肺纤维化（idiopathic pulmonary fibrosis，IPF）；②特发性非特异性间质性肺炎；③呼吸性细支气管炎-间质性肺病；④脱屑性间质性肺炎；⑤隐源性机化性肺炎；⑥急性间质性肺炎[1]。但该共识分类至今仍未完善，尚待进一步修正和改进。

IPF 是 IIPs 中最常见的类型。日本最近完成的队列研究及基于 CT 的流行病学研究均提示了 IPF 的高发性[2]。IPF 是一种以严重的肺纤维化为特征的疾病，其纤维化过程缓慢并逐渐进展。相比于其他类型的 IIPs 而言，IPF 使用糖皮质激素及免疫抑制剂治疗效果不佳，预后通常差。约半数 IPF 患者在确诊后 3 ~ 5 年内死亡。急性加重期的 IPF 患者死亡率则高达约 80%。因此，IPF 成为当前最具挑战性的呼吸系统疾病之一。病毒感染、吸烟、尘肺、使用某些药物、放射治疗等也是导致肺纤维化的原因，而之所以将 IPF 命名为"特发性"，正是因为导致其肺纤维化的原因和机制尚不清楚。目前观点认为，IPF 的基本特征不是由免疫活性细胞介导产生的炎症反应，而是成纤维细胞的增生（由肺泡上皮细胞凋亡所介导）并向肌成纤维细胞发生分化所致。这一观点可以解释为什么 IPF 对类固醇类药物（即糖皮质激素，长期以来一直在临床上作为典型的抗炎药）的治疗效果差。除此之外，该观点进一步说明了将抗纤维化治疗视为 IPF 的基本治疗措施的重要性。

日本科学家对 IPF 的研究做出了显著的贡献，包括"急性加重"概念的提出[3]、发现了对 IPF 高度特异的血清标志物（如 KL-6、SP-A 和 SP-D）[4-5]、与通过开胸肺活检和尸检获得的充气固定肺标本相比较后确定并强调了高分辨 CT（HRCT）在 IPF 诊断上的地位[6-7]、对吡非尼酮（一种在日本获得首次批准的抗纤维化药物）治疗结果的研究报道[8]等。日本科学家可谓对 IIPs 的研究领域做出了巨大贡献，其相关研究结果在各大国际期刊进行了发表。然而，除了以上所提到的在诊断和治疗方面取得的进步外，至今仍无治疗方案可以完全治愈 IPF。

此外，伴肺气肿的间质性肺炎（即肺纤维化合并肺气肿，combined pulmonary fibrosis and emphysema，CPFE）成为近年来提出的一个新概念[9]。CPFE 的特点是发生在上肺的肺气肿合并下肺纤维化，常见于大量吸烟的男性患者，临床特征为逐渐进展的严重低氧血症、肺容积显著下降、血清 KL-6 水平升高、常见并发症为肺动脉高压和肺癌等。然而，由于对该病的病理生理过程认识不足以及缺乏明确清晰的定义，大部分临床医生仍对 CPFE 的诊断深感困惑。

IPF 常并发肺癌，于是有人猜测二者的发病之间可能存在一些共同的分子机制。基础研究结果表明 IPF 中肺泡上皮细胞的损伤不仅可以促进肺纤维化形成，还可以诱导多基因变异，导致肺癌发生。还有研究表明肺纤维化除了可以促进肺癌发生外，还可能参与其生长和扩散过程。因此，日本正在进行相关基础研究，试图找出二者之间的关联。合并肺癌的 IPF 患者手术治疗后出现病情急性加重是该病最重要的临床问题之一，但在日本的大规模流行病学研究显示，手术治疗具有显著的治疗效果[10]。

到目前为止，仅有少部分书籍对 IPF 进行了详细描述，并且均以传统方式统一编排。本书作者均长期从事日本 IIPs 专业领域研究并均为该领域学科带头人，书中以章节副标题形式为读者提供了一些关于 IPF 尚未完全解决的临床问题的相关内容。作者将针对各个问题提供最新的相关信息，并基于以上信息提出思考以及对未来前景的展望。读者不仅可以从本书中获得关于 IPF 的最新相关信息，还可以更深入地理解作者的意图及未来展望，从而达到答疑解惑的目的。

编撰本书的目的不仅是为 IIPs 初学者提供相关知识内容，同时也为从事该领域的临床医生、导师及基础研究人员提供更好的帮助。

编者希望这本由日本专家编写的书籍可以为所有临床医生及医学研究者提供有价值的内容，以帮助他们更好地理解 IPF 的发病机制，从而可以进一步研发出更有效的治疗手段以解决这种难治性疾病。同时，若本书能为全球 IPF 患者带来治疗上的突破，编者将感到万分荣幸。

日本茨城

Hiroyuki Nakamura
Kazutetsu Aoshiba

参考文献

1. Travis WD, Costabel U, Hansell DM, King TE, Lynch DA, Nicholson AG, et al. An official American Thoracic Society/European Respiratory Society statement: Update of the international multidisciplinary classification of the idiopathic interstitial pneumonias. Am J Respir Crit Care Med. 2013;188(6):733–48.

2. Natsuizaka M, Chiba H, Kuronuma K, Otsuka M, Kudo K, Mori M, et al. Epidemiologic survey of Japanese patients with idiopathic pulmonary fibrosis and investigation of ethnic differences. Am J Respir Crit Care Med. 2014;190(7):773–9.

3. Kondoh Y, Taniguchi H, Kawabata Y, Yokoi T, Suzuki K, Takagi K. Acute exacerbation in idiopathic pulmonary fibrosis: analysis of clinical and pathologic findings in three cases. Chest. 1993;103(6):1808–12.

4. Kohno N, Kyoizumi S, Awaya Y, Fukuhara H, Yamakido M, Akiyama M. New serum indicator of interstitial pneumonitis activity: Sialylated carbohydrate antigen KL-6. Chest. 1989;96(1):68–73.

5. Honda Y, Kuroki Y, Matuura E, Nagae H, Takahashi H, Akino T, et al. Pulmonary surfactant protein D in sera and bronchoalveolar lavage fluids. Am J Respir Crit Care Med. 1995;152 (6 pt1):1860–6.

6. Nishimura K, Kitaichi M, Izumi T, Nagai S, Kanaoka M, Itoh H. Usual interstitial pneumonia: histologic correlation with high-resolution CT. Radiology. 1992;182(2):337–42.

7. Johkoh T, Sakai F, Noma S, Akira M, Fujimoto K, Watadani T, et al. Honeycombing on CT; its definition, pathologic correlation, and future direction of its diagnosis. Eur J Radiol. 2014;83(1):27–31.

8. Azuma A, Nukiwa T, Tsuboi E, Suga M, Abe S, Nakata K, et al. Double-blind, placebo-controlled trial of pirfenidone in patients with idiopathic pulmonary fibrosis. Am J Respir Crit Care Med. 2005;171(9):1040–7.

9. Cottin V, Nunes H, Brillet PY, Delaval P, Devouassoux G, Tillie-Leblonde I, et al. Combined pulmonary fibrosis and emphysema: a distinct underrecognised entity. Eur Respir J. 2005;26 (4):586–93.

10. Sato T, Teramukai S, Kondo H, Watanabe A, Ebina M, Kishi K, et al. Impact and predictors of acute exacerbation of interstitial lung diseases after pulmonary resection for lung cancer. J Thorac Cardiovasc Surg. 2014;147(5):1604–11.

目　录

第一部分

定义、流行病学与病因学

第 1 章
IPF 的定义

最新 ATS/ERS 的 IIPs 分类令人满意吗?

著　Shinji Abe，Akihiko Gemma

译　邹丽君　安　健

摘要：特发性肺纤维化（IPF）是最常见的特发性间质性肺炎（idiopathic interstitial pneumonias，IIPs），是一种致命性疾病，诊断后平均存活时间为 2～4 年。因此，早期确诊 IPF 对于管理和引入最优治疗非常重要。2002 年，美国胸科学会 / 欧洲呼吸学会（American Thoracic Society and European Respiratory Society，ATS/ERS）发表了关于 IPF 诊断和治疗的国际声明，在组织学上将 IPF 定义为与普通型间质性肺炎（usual interstitial pneumonia，UIP）相关的特殊疾病。2011 年，ATS/ERS/JRS/ALAT 修订了 IPF 诊断标准和治疗循证指南。在 2011 年修订的诊断标准中，高分辨 CT（HRCT）对 IPF 的诊断具有核心作用。在 HRCT 上表现为 UIP 型对于 IPF 的诊断至关重要，而不一定要进行外科肺活检（surgical lung biopsy，SLB）。修订后的 2011 年标准强调了诊断 IPF 经验丰富的临床医师、影像学专家和病理学家之间多学科讨论的重要性。

关键词：特发性肺纤维化（IPF）；高分辨 CT（HRCT）；ATS/ERS 声明；ATS/ERS/JRS/ALAT 指南

1.1　简介

特发性间质性肺炎（IIPs）是一组病因不明的具有不同程度的炎症和纤维化的弥漫性实质性肺疾病[1]。1975 年，Liebow 首次描述了慢性特发性间质性肺炎的五个病理亚群：

S. Abe (✉)
Department of Pulmonary Medicine, Tokyo Metropolitan Hiroo General Hospital, 2-34-10 Ebisu, Shibuya-ku, Tokyo 150-0013, Japan
e-mail: sabe@nms.ac.jp

A. Gemma
Department of Pulmonary Medicine and Oncology, Graduate School of Medicine, Nippon Medical School, 1-1-5 Sendagi, Bunkyo-ku, Tokyo 113-8602, Japan

© Springer Japan 2016
H. Nakamura, K. Aoshiba (eds.), *Idiopathic Pulmonary Fibrosis*,
DOI 10.1007/978-4-431-55582-7_1

普通型间质性肺炎（UIP）、类似 UIP 合并闭塞性细支气管炎的弥漫性病变（被称作细支气管炎性间质性肺炎）、脱屑性间质性肺炎（desquamative interstitial pneumonia，DIP）、淋巴细胞性间质性肺炎（lymphocytic interstitial pneumonia，LIP）和巨细胞肺炎[2]。

1998 年，Kazenstein 和 Myers 修订了 IIPs 分类，包括五个组织病理学上不同的亚群：UIP、DIP、呼吸性细支气管炎伴间质性肺疾病（respiratory bronchiolitis-associated interstitial lung disease，RB-ILD）、急性间质性肺炎（acute interstitial pneumonia，AIP）和非特异性间质性肺炎（nonspecific interstitial pneumonia，NSIP）。这个分类将 AIP 和 NSIP 归类为 IIPs[3]。

2002 年，ATS/ERS 国际多学科专家小组提出了一项新的 IIPs 分类，由七个临床病理类型组成：特发性间质性肺炎（IPF）、非特异性间质性肺炎（NSIP）、隐源性机化性肺炎（cryptogenic organizing pneumonia，COP）、急性间质性肺炎（AIP）、呼吸性细支气管炎伴间质性肺疾病（RB-ILD）、脱屑性间质性肺炎（DIP）和淋巴细胞性间质性肺炎（LIP）[1]。2002 年 ATS/ERS 共识强调了临床医生、影像学专家和病理学家之间的讨论对诊断 IIPs 的重要性。IPF 病因不明，被定义为一种特殊类别的慢性纤维化性间质性肺炎，病变局限于肺部，并在外科肺活检中显示 UIP 的组织病理学表现。明确诊断 IPF 需要外科肺活检（SLB）中组织病理学表现为 UIP 型。在没有 SLB 的情况下，可以通过临床、影像学和生理标准（四项主要和三项次要标准）进行预测性诊断。IPF 是 IIPs 最常见和最严重的疾病类型。据报道，IPF 预后差，一经诊断平均存活时间为 2～4 年。因此，早期确诊 IPF 至关重要，特别在疾病管理、治疗方案的选择和阻止疾病进展方面意义重大[4]。

2011 年，ATS/ERS/JRS/ALAT 修订了 IPF 诊断标准和治疗循证指南[5]。本章重点介绍 2011 年修订后的 IPF 的定义，并讨论其临床应用和一些关键问题。

1.2　2011 年修订的 ATS/ERS/JRS/ALAT 诊断标准[5]

在 2011 年修订的诊断标准中，IPF 被定义为一种特殊类型的慢性、进展性、纤维化性间质性肺炎。IPF 病因不明，好发于老年人，病变仅局限于肺部，具有与 UIP 相关的组织病理学和影像学表现。

IPF 的诊断标准：

（1）除外其他已知病因所致的间质性肺疾病，如职业接触、室内外环境暴露、结缔组织疾病和药物性肺损害等。

（2）未行外科肺活检的患者，HRCT 表现为 UIP 型。

（3）行外科肺活检的患者，结合 HRCT 和外科肺活检符合特定的类型。

2002 年 ATS/ERS 共识声明中提出的主要和次要标准已被删除。

随着诊断 ILD 经验丰富的呼吸科专家、影像学专家和病理学家之间的多学科讨论增多，IPF 的诊断准确性提高。

IPF 是一种致命性肺疾病，自然进程多变且不可预测。大多数 IPF 患者肺功能逐渐恶化，少数保持稳定或迅速下降。有些患者尽管前期肺功能稳定，但随时可出现呼吸功能急性恶化。

疾病进展表现为呼吸道症状加重、肺功能急剧下降、HRCT 示进展性肺纤维化、急性呼吸衰竭或死亡。

IPF 患者可能有亚临床或明显的合并症，包括肺动脉高压、胃食管反流病、阻塞性睡眠呼吸暂停综合征、肥胖和肺气肿。这些疾病是否影响 IPF 患者的预后尚不清楚。

疑似 IPF 的成年患者诊断思路如图 1.1 所示。HRCT 在 IPF 的诊断中具有重要作用（图1.1 和表 1.1）。UIP 在 HRCT 上的特点为网格影，通常与牵拉性支气管扩张有关。蜂窝影常见于 IPF，并对 IPF 诊断至关重要。蜂窝影在 HRCT 上表现为聚集的囊性空腔，通常直径为 3 ～ 10 mm，有时可大至 25 mm。蜂窝影通常位于胸膜下，间隔分明。磨玻璃影也较常见，但通常不如网格影分布广泛。UIP 的肺部病变在 HRCT 上特异性地分布于肺的外周和基底部，通常为片状分布。当 UIP 类型合并胸膜异常（如胸膜斑块、钙化、大量胸腔积液）时，提示有除肺纤维化的其他病因存在。如以微结节、气体陷闭、非蜂窝状囊肿、广泛的磨玻璃影、肺实变或以支气管血管周围分布为主应考虑其他诊断。IPF 患者可见轻度的纵隔淋巴结肿大（短径通常小于 1.5 cm）。可能的 UIP 与非 UIP 的 HRCT 表现见表 1.1。HRCT 为 UIP 的患者无需组织病理学即可明确诊断。HRCT 符合"可能的 UIP"或"非UIP"的患者，应考虑做外科肺活检（SLB）以明确诊断。HRCT 表现为可能的 UIP 的患者，其病理结果为 UIP 或可能的 UIP 即可诊断为 IPF（表 1.2）。用于 IPF 的 HRCT 和 SLB

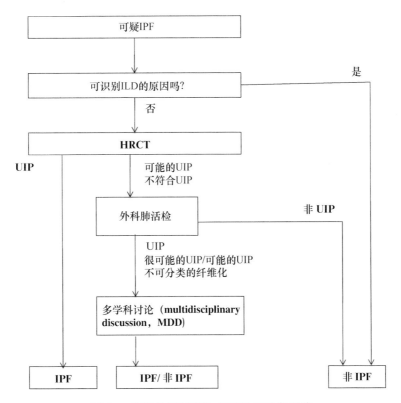

图 1.1　特发性肺纤维化（IPF）的诊断思路

当诊断疑似 IPF 时，应仔细评估引起间质性肺疾病（interstitial lung disease，ILD）的病因。若没有明确的 ILD 病因，可通过 HRCT 的 UIP 影像学表现诊断 IPF。若 HRCT 缺乏 UIP 的影像学表现，IPF 可以通过 HRCT 和病理学联合诊断。随着 ILD 专家的多学科讨论增多，IPF 诊断的准确性提升[5]

表 1.1　普通型间质性肺炎型的 HRCT 诊断标准（2011）

UIP 型 （具备以下 4 条标准）	可能的 UIP 型 （具备以下 3 条标准）	非 UIP 型 （具备任意一条）
胸膜下、基底部分布为主	胸膜下、基底部分布为主	上或中肺分布为主
网格影改变	网格影改变	支气管血管周围分布为主
蜂窝影伴或不伴牵拉性支气管扩张	缺乏非 UIP 型的特征（见第三列）	广泛磨玻璃样改变（范围＞网格影改变）
缺乏非 UIP 型的特征（见第三列）		广泛微结节（双侧、上叶分布为主）
		孤立的囊腔（多发、双侧、远离蜂窝区）
		广泛马赛克/气体陷闭（双侧、三个或多肺叶）
		支气管肺段/叶实变

表 1.2　HRCT 结合外科肺活检病理诊断 IPF（需要临床-影像-病理讨论）

HRCT 表现类型	外科肺活检分型（SLB 如果进行）	是否诊断为 IPF？
UIP	UIP 很可能 UIP 可能的 UIP 未分类的纤维化	是
	非 UIP	否
可能的 UIP	UIP 很可能的 UIP	是
	可能的 UIP 未分类的纤维化	很可能
	非 UIP	否
非 UIP	UIP	可能
	很可能的 UIP 可能的 UIP 未分类的纤维化 非 UIP	否

的诊断标准已在 2011 年修订标准中给出（表 1.2）。2002 年 ATS/ERS 共识声明中的 IPF 临床诊断的主要和次要标准已被删除。最重要的是通过呼吸科专家、影像学专家和病理学专家之间的多学科讨论来确诊 IPF。

1.3　临床应用和关键问题

　　排除其他已知病因的肺纤维化是诊断 IPF 过程中的关键因素。需要进行详细的病史采集及体格检查，并注意合并症、药物使用情况、环境暴露和家族史。因为慢性过敏性肺炎（chronic hypersensitivity pneumonitis，CHP）与 IPF 非常相似，故评估慢性过敏性肺炎的可能性非常重要。当符合胶原血管疾病的诊断标准时，即使现阶段没有相关临床表现或血清学特征，也不应诊断为 IPF，因为随后胶原血管疾病的临床特征会逐渐显现。尽管外科肺活检的病理结果为 UIP，但诊断 IPF 需要排除 ILD 的其他病因，包括慢性过敏性肺炎、胶原血管疾病、药物损害、石棉沉着病和家族性间质性肺炎。

蜂窝影是诊断 IPF 的关键。一些研究表明，根据 HRCT 的 UIP 表现诊断 IPF 的阳性预测值超过 90%[5]。经验丰富的影像学专家区分 IPF 与其他 ILD 的准确率为 80%～ 90%[6]。经验较少的影像医师在判断典型和非典型 IPF 的 HRCT 时差异很大[6]。这种影像医师之间的差异是 IPF 诊断过程中的一个重要问题。然而，如果 HRCT 没有蜂窝影表现，HRCT 的其他特征符合 IPF 标准，则被视为可能的 UIP，此时外科肺活检（SLB）是准确诊断所必需的。即使 HRCT 未见蜂窝影，结合间质评分和高龄（65 岁以上）也可以高度提示 IPF 的诊断[7]。为准确诊断 IPF，有必要建立标准的预后判断路径和有质量保证的诊断流程。

1.4　结论

2011 年 ATS/ERS/JRS/ALAT 发表的 IPF 循证指南是对 2002 年 ATS/ERS 共识声明的重大改进。该指南强调了 HRCT 对确诊 IPF 的重要性。在 HRCT 缺乏 UIP 表现的情况下，需要综合影像学和病理学表现进行诊断。最重要的是通过呼吸科专家、影像学专家和病理学家之间的多学科讨论来对 IPF 进行最终诊断。临床医生需要整合来自临床、影像学和组织病理学检查的数据以实现 IPF 的准确诊断。

参考文献

1. American Thoracic Society, European Respiratory Society. American Thoracic Society/European Respiratory Society international multidisciplinary consensus classification of the idiopathic interstitial pneumonia. Am J Respir Crit Care Med. 2002;165:277–304.
2. Liebow AA. Definition and classification of interstitial pneumonia in human pathology. Prog Respir Res. 1975;8:1–31.
3. Kazenstein AA, Myers JL. Idiopathic pulmonary fibrosis: clinical relevance of pathologic classification. Am J Respir Crit Care Med. 1998;157:1301–15.
4. Kim DS, Collard HR, Talmadge E, et al. Classification and natural history of the idiopathic interstitial pneumonia. Proc Am Thorac Soc. 2006;3:285–92.
5. Raghu G, Collard HR, Egan JJ, et al. An official ATS/ERS/JRS/ALAT statement: idiopathic pulmonary fibrosis: evidence-based guidelines for diagnosis and management. Am J Respir Crit Care Med. 2011;183:788–824.
6. Wells AU. Managing diagnostic procedures in idiopathic pulmonary fibrosis. Eur Respir Rev. 2013;22:158–62.
7. Fell CD, Martinez FJ, Liu LX, et al. Clinical predictors of a diagnosis of idiopathic pulmonary fibrosis. Am J Respir Crit Care Med. 2010;181:832–7.

第 2 章
IPF 的流行病学和危险因素

"IPF 的可能病因是什么？"

著　Kazuyoshi Kuwano，Jun Araya，Hiromichi Hara

译　邹丽君　安　健

摘要： 特发性肺纤维化（IPF）是特发性间质性肺炎（IIPs）中最常见的疾病类型。因为临床上被认可的有效治疗很少，特发性肺纤维化（IPF）的预后比其他 IIPs 都差。虽然已经识别了较多的危险因素，但肺纤维化的病因尚不清楚。遗传背景和环境因素被认为与 IPF 的发病有关。IPF 有许多相关的候选基因，然而每个基因的功能尚未明确。肺泡上皮细胞被认为是环境因素，如吸烟、吸入剂、药物、氧自由基、毒素和病毒引起的初始受损部位。现在越来越多的证据表明，肺泡上皮细胞的反复损伤导致细胞凋亡、坏死或衰老。编码表面活性物质的基因突变诱导上皮细胞内质网（ER）的应激反应，端粒的缩短诱导上皮细胞凋亡和衰老。机体内环境紊乱和免疫机制失调使组织修复失败，进而引起上皮-间质相互作用紊乱，最终导致肺纤维化。这些理论可以解释 IPF 与年龄相关，并且提示细胞衰老参与 IPF 的发病机制。尽管致病因素多种多样且尚未被完全了解，更好的理解致病因素引起肺纤维化以及初始损伤后内环境紊乱的机制，有助于更好地制订 IPF 的治疗策略。

关键词： 特发性肺纤维化（IPF）；流行病学；危险因素；遗传因素

2.1　简介

　　纤维化与各种肺部疾病的预后密切相关。虽然已经识别了较多的危险因素，但肺纤维化的病因尚不清楚。特发性肺纤维化（IPF）是特发性间质性肺炎（IIPs）中最常见的疾病类型。因为临床上被认可的有效治疗很少，特发性肺纤维化（IPF）的预后比其他特发性间质性肺炎都差。目前认为遗传背景和环境因素可能是 IPF 的病因。家族性 IPF 的存在表

K. Kuwano (✉) • J. Araya • H. Hara
Division of Respiratory Diseases, Department of Internal Medicine, The Jikei University
School of Medicine, 3-25-8 Nishi-shinbashi, Minato-ku, Tokyo 105-8461, Japan
e-mail: kkuwano@jikei.ac.jp

© Springer Japan 2016
H. Nakamura, K. Aoshiba (eds.), *Idiopathic Pulmonary Fibrosis*,
DOI 10.1007/978-4-431-55582-7_2

明 IPF 具有遗传倾向性。端粒酶突变会诱导端粒缩短，目前发现家族性 IPF 比散发的 IPF 端粒酶突变的发生率更高。然而，在散发的 IPF 以及家族性 IPF 中都发现了类似的端粒缩短。这些理论可以解释 IPF 与年龄相关，并且提示细胞衰老参与 IPF 的发病。肺泡上皮细胞被认为是环境因素引起的肺损伤的初始部位，损伤因素包括吸烟、吸入剂、药物、氧自由基、毒素和病毒。现在越来越多的证据表明，反复的上皮损伤是疾病的首发环节。肺泡上皮细胞的反复损伤导致细胞凋亡、坏死或衰老。机体内环境紊乱和免疫机制失调使组织修复失败，进而引起上皮-间质相互作用紊乱，最终导致肺纤维化。本章将探讨引起上皮损伤和 IPF 发病的相关因素。

2.2   发病率和患病率

最近许多研究认为 IPF 的发病率和患病率正在增加，但是这些研究结果差异较大，这可能是因为过去没有关于 IPF 统一的定义和诊断标准，并且这些研究在病例识别和设计方法之间存在差异。最近的研究通常使用 ATS/ERS 标准，包括狭义和广义的 IPF[1]。狭义的 IPF 满足 ATS/ERS 所有主要和次要标准，即 HRCT 具有明确的 UIP 表现。广义的 IPF 包括狭义的 IPF 和 CT 表现为可能的 UIP。

2.2.1   美国

Raghu 等从狭义和广义上报道了 IPF 的年发病率分别为 6.8/10 万和 16.3/10 万[2]。1997—2005 年在新墨西哥州进行的一项基于人群的研究显示，男性和女性的发病率分别为 11/10 万和 7/10 万[3]。根据 1997—2005 年明尼苏达州一项基于人群的研究，在年龄超过 50 岁的居民中，经年龄和性别校正后的狭义和广义 IPF 发病率分别为 8.8/10 万和 17.4/10 万[4]。该研究还显示狭义和广义 IPF 标准患者的中位生存期分别为 3.5 年和 4 年。总之，IPF 的发病率随着年龄的增长而升高。60 多岁和 70 多岁的患者最多见，不到 50 岁的患者较罕见，大多数患者是既往吸烟者或是正在吸烟者。

上述研究中，2005 年经年龄和性别校正后的狭义和广义 IPF 患病率分别为 27.9/10 万和 63/10 万。美国的 IPF 患病率研究报道[4]，狭义的 IPF 从 14/10 万到 27.9/10 万不等，广义的 IPF 从 42.7/10 万到 63/10 万不等[5]。按年龄和性别划分，男性患病率高于女性，年龄较大的男性患病率高于年轻男性。

2.2.2   欧洲

在欧洲各个国家，IPF 的年发病率稍有不同：比利时为 0.22/10 万；2004 年希腊为 0.93/10 万；在 1981—1990 年期间，捷克共和国为 0.94/10 万；丹麦为 2.17/10 万；西班牙为 3/10 万；挪威为 4.3/10 万；英国为 7.94/10 万。英国男性 IPF 的发病率高于女性，挪威则相反[5-6]。欧洲各个国家的患病率也有不同，比利时为 1.25/10 万，希腊为 3.38/10 万，捷克共和国为（6.5 ～ 12.1）/10 万，芬兰为（16 ～ 18）/10 万，挪威为 23.4/10 万[5-6]。按年龄和性别划分，IPF 的患病率随着年龄的增长而增加，而无明显性别差异。75 岁以上患病率最高。欧洲的患病率比美国低[5]。

2.2.3　日本

Ohno 等报道了日本的特发性间质性肺炎（IIPs）患病率为 3.44/10 万。在这项研究中，86% 的 IIPs 患者被归类为 IPF。因为较轻微的病例被排除在外[7]，这项调查无法确定 IPF 患者的总数。最近，Natsuizaka 等报道日本北海道地区 IPF 的累积发病率和患病率分别为 2.23/10 万和 10.0/10 万。男性 IPF 发病率和患病率高于女性。70 ～ 79 岁组男性（14.05/10 万）和 60 ～ 69 岁组女性（3.41/10 万）的发病率最高。至于患病率，男性（44.44/10 万）和女性（13.65/100 万）均为 60 ～ 69 岁组的最高[8]。Natsuizaka 等的研究结果很可能反映了日本所有人群中 IPF 的发病率和患病率。

2.3　潜在危险因素

IPF 的病因学仍知之甚少。然而，吸入剂很可能是主要的危险因素。遗传易感性与环境诱发的上皮细胞的异常反应相互作用，导致上皮细胞损伤和纤维化。同时反复和持续性的损伤加速上皮细胞损伤。IPF 的潜在危险因素如下。

2.3.1　吸烟

肺泡上皮细胞是 IPF 发病中的主要起始部位。吸入剂是触发因素。五项病例对照研究的荟萃分析表明，吸烟是 IPF 的危险因素（$OR = 1.58$），还有其他危险因素如农业（$OR = 1.65$）、牲畜（$OR = 2.17$）、木屑（$OR = 1.94$）、金属粉尘（$OR = 2.44$）和石 / 沙（$OR = 1.97$）[9]。吸烟不仅是 IPF 的危险因素之一，还会影响 IPF 患者的生存期。有趣的是，King Jr 等证明正在吸烟者的生存期比既往吸烟者长[10]。关于这个问题，Antoniou 等报道，经严重程度校正的生存期，非吸烟者长于正在吸烟者或既往吸烟者。他们认为，与 King 的研究中的既往吸烟者相比，正在吸烟者的结果更好可能是由于"健康吸烟者效应"[11]。

尽管吸烟对 IPF 发病机制的贡献在很大程度上是未知的，但吸烟引起的氧化应激增加可能会导致 IPF。香烟烟雾含有大量有毒化学物质和活性氧颗粒。由于 IPF 的发病率和患病率随着年龄的增长而增加，吸烟引起的 IPF 的进展可能取决于年龄[12]。老龄化和氧化剂 / 抗氧化剂失衡可能彼此相关。我们最近报道了细胞衰老主要发生在化生的上皮细胞，这在 IPF 患者肺组织病灶中的成纤维细胞上覆盖的上皮细胞也有发现[13]。我们证明香烟烟雾提取物或 TGF-β 在体外能够诱导支气管上皮细胞衰老。我们还发现，衰老上皮细胞的上清液在体外能够诱导肺成纤维细胞分化为肌成纤维细胞[14]。我们假设吸烟、活性氧、TNF-α、Fas 配体和 TGF-β 等几种因素能够诱导上皮细胞凋亡或坏死。当一些上皮细胞对死亡做出抵抗反应时，这些细胞开始衰老。香烟烟雾中的多种成分能够刺激肺内细胞，在 IPF 中，不同细胞对吸烟的反应和下游通路各不相同。应该重点关注吸烟对肺内细胞的影响。

2.3.2　吸入性暴露

据报道，除了吸烟之外，其他一些环境暴露与 IPF 风险增加有关。一项荟萃分析表明，接触炉灰、桦木尘、硬木粉尘、牲畜、沙子、砂石、二氧化硅、植物粉尘和动物粉尘与 IPF 有关[9]。Kitamura 等表明，IPF 患者尸检样本中肺门淋巴结中的无机颗粒（如硅和铝）数量增加，故认为无机颗粒可能在 IPF 的发病机制中发挥作用[15]。

2.3.3　病毒感染

在病因学和病理生理学中，病毒感染被当作 IPF 的可能病因。EB 病毒（EBV）、单纯疱疹病毒、巨细胞病毒（CMV）、人疱疹病毒 7（HHV-7）和 8（HHV-8）、丙型肝炎病毒（HCV）和细小病毒 B19 都被认为是致病因子[16]。因为鉴定方法的敏感性和特异性在不同研究中各不相同，故很难得出病毒感染是 IPF 病因的结论。此外，也不清楚 IPF 患者中检出的病毒是 IPF 的病因，还是仅仅反映 IPF 患者对病毒易感。

2.3.4　疱疹病毒

已经对疱疹病毒类，特别是 EB 病毒进行了深入的研究。研究中发现，EBV、单纯疱疹病毒、CMV、HHV-7 或 HHV-8 的 DNA 存在于 97% IPF 患者的肺组织中，而在健康对照组的肺组织中仅为 36%[17]。但也有研究表明 IPF 患者和对照组肺组织中均未发现疱疹病毒 DNA[18-19]。Tang 等报道，通过实时荧光定量 PCR 检测，8 例家族性 IPF 患者中有 5 例 EB 病毒 DNA 高于正常值范围（62.5%）[20]，25 例散发性 IPF 患者中有 16 例 EB 病毒 DNA 高于正常值范围（64%）。其他研究中，研究者通过免疫组化和 PCR 技术发现肺组织中检测到的 EB 病毒蛋白和 DNA 通常存在于肺泡上皮细胞中，IPF 患者中的检出率为 40%～60%，而对照组仅为 0%～4%[21-22]。在 18 例 EB 病毒感染的 IPF 患者中，活检发现 11 例与 EB 病毒复制相关的基因组重排[23]。此外，通过对溶解性循环抗原 pg340/220 和病毒衣壳抗原的追踪定位，发现 IPF 患者肺组织中肺泡上皮细胞 EB 病毒的裂解性复制比对照组更频繁[22-23]。在 29 名 IPF 患者中，9 名可检测到 EB 病毒感染细胞潜伏期和裂解期标志物——潜伏膜蛋白 1（LMP1），但在 14 名对照者体内均未检测到。LMP1 表达与 IPF 进展导致的呼吸衰竭相关，但病例数较少[24]。

　　Kropski 等检测正常对照组、有风险的受试者和 IPF 患者的支气管肺泡灌洗液中的病毒载量。他们发现，尽管炎症细胞数量在各组之间相同，有风险的受试者和 IPF 患者支气管肺泡灌洗液中的疱疹病毒载量增加。对经支气管肺活检的 Ⅱ 型肺泡上皮细胞行免疫组化，可发现有风险的受试者 Ⅱ 型肺泡上皮细胞常见 EB 病毒和巨细胞病毒抗原，但正常受试者的肺组织中不常见[25]。

　　内质网应激（ER 应激）能够通过诱导上皮细胞凋亡和（或）衰老参与 IPF 的病理生理机制[26-27]。Lawson 等报道内质网应激标志物常位于肺泡上皮细胞，并与疱疹病毒抗原的存在有关[28]。Kropski 等表明，有风险受试者的支气管肺泡灌洗液中 EB 病毒和巨细胞病毒的 DNA 拷贝数增多可能是因为病毒复制，肺泡上皮细胞中增多的疱疹病毒复制可能是诱导 IPF 早期内质网应激的重要因素[25]。

2.3.5　丙型肝炎病毒

　　关于丙型肝炎病毒（hepatitis C virus，HCV）有许多不同的报道。Ueda 等的研究结果显示，66 例 IPF 患者中有 19 例（28.8%）通过酶联免疫吸附试验检测到 HCV 血清抗体，显著高于 9464 例对照组（3.66%）的比例[29]。然而，Irving 等的研究表明，英国 IPF 患者的 HCV 感染并不比普通人群高[30]。Meliconi 等的研究表明，IPF 患者中 HCV 感染率高（约 13%）且病毒复制增加，但在意大利，IPF 患者和其他肺病患者中抗 HCV 抗体的检出率没有差异[31]。最近，Arase 等的研究结果显示，超过 6000 名 HCV 感染患者中的 15 名在 8 年的随访期间发生了 IPF，而超过 2000 名乙肝病毒感染者在随访 6 年期间均未发生 IPF[32]。此外，在 HCV 感染者中，年龄超过 55 岁、吸烟指数超过 20 包 / 年或肝硬化，均导致 IPF 发病率明显升高。

2.3.6　胃食管反流

　　据报道，胃食管反流（gastroesophageal reflux，GER）相关的侵蚀性食管炎与包括 IPF 在内的一些呼吸道疾病有关。El-Serag 等报道，在 101 366 名受试者中，腐蚀性食管炎和食管狭窄与慢性支气管炎（OR = 1.28）、哮喘（OR = 1.51）、慢性阻塞性肺疾病（OR = 1.22）、肺纤维化（OR = 1.36）、支气管扩张（OR = 1.26）和肺炎（OR = 1.15）有关[33]。反复和慢性微吸入导致肺损伤，从而导致 IPF 的发生。Tobin 等报道，IPF 患者食管酸性物质的暴露率更高，但却没有典型的胃食管反流症状[34]。与没有合并 ILD 的系统性硬化症患者相比，合并 ILD 的系统性硬化症患者中，更严重和更近端的胃食管反流更多见[35]。Raghu 等还报道，IPF 患者的胃食管反流酸异常的患病率为 87%，明显高于哮喘患者[36]。D'Ovidio 等报道，胃食管反流在终末期肺部疾病患者中非常普遍，他们大多是肺移植的候选者[37]。在动物模型中，气道内注入胃酸可扩散到肺外周，诱发肺损伤，从而导致肺纤维化。胃内容物的隐匿吸入被认为是导致 IPF 急性加重的可能机制之一。Lee 等报道，与稳定期相比，急性加重期患者支气管肺泡灌洗液中的胃蛋白酶水平较高[38]。他们认为，在某些 IPF 急性加重的病例，隐匿性吸入可能起到一定作用。有趣的是，Tcherakian 等人已经表明，病灶不对称 IPF 患者胃食管反流的比例（62.5%）明显高于病灶对称 IPF 患者（31.3%），而在病灶不对称 IPF 中急性加重的发生率（46.9%）高于病灶对称 IPF 的发生率（17.2%）。他们认为，胃食管反流可能是疾病进展和急性加重的原因[39]。

2.3.7　糖尿病

Enomoto 等首次报道了 2 型糖尿病和 IPF 之间的关系。他们表明，虽然糖尿病不影响 IPF 的临床特征，但糖尿病患者罹患 IPF 的校正 OR 值是 4.06[40]。Carcía-Sancho Figueroa 等表示，2 型糖尿病是 IPF 的独立危险因素（IPF 患者糖尿病的发病率为 11.3%，对照组为 2.9%，OR = 4.3）[41]。Gribbin 等还报道，胰岛素的使用增加了 IPF 的风险（OR = 2.36）[42]。

之前的研究表明，自噬不足可能是加速上皮细胞衰老和肌成纤维细胞分化潜在的病理机制，这可能是了解 IPF 分子机制的线索[43]。有证据表明，过度的 IGF-1 信号通路可能参与香烟烟雾提取物（CSE）诱导的上皮细胞衰老。我们推测，2 型糖尿病与高胰岛素血症可能通过增加 IGF-1/ 胰岛素信号通路和减少自噬来加速细胞衰老[44]。

2.4　遗传因素

2.4.1　家族性间质性肺炎（familial interstitial pneumonia，FIP）

很多 IPF 患者有间质性肺炎的家族史。事实上，据报道，与胃食管反流（OR = 2.9）、既往吸烟（OR = 2.5）以及过去或现在有粉尘或者烟雾的职业暴露（OR = 2.8）相比，肺纤维化家族史（OR = 6.1）与 IPF 风险增加密切相关[45]。尽管家族性 IPF 比散发 IPF 患者发病年龄要低（家族性 IPF 为 61.9 岁，散发性 IPF 为 65.3 岁），但临床、影像学和病理学特征很难区分家族性 IPF 和散发 IPF[46]。ATS/ERS/JRS/ALAT 指南认为，许多关于"家族性 IPF"的研究包括了家族性肺纤维化，而这些家族性肺纤维化病例中至少有一半为 NSIP、COP 和未分类的 ILD[47]。因此，根据 2013 年 ATS/ARS 的官方声明，我们将其描述为家族性间质性肺炎（FIP），而不是家族性 IPF[48]。同一家族内，FIP 有不同的组织学类型。家族倾向性和个体易感性共同决定了患者间质性肺炎的类型。在 IIPs 患者中，FIP 约占 20%[45, 49]。

最近，Kropski 等研究有 FIP 风险患者的特征，以探讨 FIP 早期阶段的发病机制。结果显示，与 FIP 和 IPF 患者相比，75 名高危受试者中有 11 例（14%）在 HRCT 上有间质改变，35.2% 高危受试者经支气管活检结果有异常[25]。他们还发现，高危人群支气管肺泡灌洗液中的疱疹病毒 DNA 增加，肺泡上皮细胞中可检测到疱疹病毒抗原，这与内质网应激相关蛋白表达相关。他们还发现，高危患者外周血中单核细胞和肺泡上皮细胞的端粒长度比健康对照组短。高危人群中血浆的生物标志物如 MMP-7、SP-D、TIMP2 和 EF-1

水平，与 HRCT 扫描的异常结果相关。这些结果表明，对端粒缩短的易感性、病毒感染和上皮细胞的异常反应，包括内质网应激失调，存在于有 IPF 风险的无症状人群中，最终导致上皮功能障碍和肺实质重构。

2.4.2　*ELMOD2*

最近的 GWAS 分析表明，*ELMOD2* 是一种位于染色体 4q31 上的基因，可能是 IPF 发病的候选基因。*ELMOD2* 对于凋亡细胞的吞噬、细胞迁移和干扰素相关的抗病毒反应是必不可少的[50]。*ELMOD2* 在肺泡上皮细胞和肺泡巨噬细胞表达。上皮细胞和肺泡巨噬细胞是呼吸道病毒感染的主要靶点。与对照组的肺组织相比，*ELMOD2* 的 mRNA 在 IPF 患者的肺组织中的表达明显减少[51]。宿主和病毒的相互作用可能会引发上皮细胞损伤和纤维化，其中 *ELMOD2* 的缺乏可能在其中发挥作用。

2.4.3　表面活性蛋白

最近，非特异性间质性肺炎的遗传分析揭示了部分 FIP 和散发 IPF 的发病机制。在 10% ～ 15% 的 FIP 患者体内发现了表面活性蛋白 C（*SFTPC*）[52] 和 a2（*SFTPA2*）[53] 的突变。表面活性蛋白 C 基因的突变被发现与 FIP 有关，但与散发的 IPF 无关[54]。表面活性蛋白 C 突变的表型还存在于成人的非特异性间质性肺炎（NSIP）、脱屑性间质性肺炎（DIP）和肺泡蛋白沉积症中[55]。表面活性蛋白 C 突变经常出现在患有严重特发性肺炎的儿童中[56]。表面活性蛋白 C 突变导致肺泡 II 型上皮细胞中积累未成熟的前表面活性蛋白 C。对肺纤维化肺组织免疫组化的结果显示，在 II 型肺泡上皮细胞中，前表面活性蛋白 C 的亚细胞定位异常。电子显微镜检发现不典型的肺泡 II 型上皮细胞和许多异常的层状体[55]。虽然在散发的 IPF 患者中没有发现这些突变，但在其体内可以检测到由内质网应激导致的特定蛋白的表达[57]。因此，包括内质网应激在内的上皮细胞损伤和上皮细胞凋亡是肺纤维化的常见机制。肺泡上皮中的表面活性蛋白 A 和表面活性蛋白 C 基因突变以及人端粒酶逆转录酶（*hTERT*）和人端粒酶 RNA（*hTERC*）突变会影响内质网应激、细胞衰老和凋亡，从而导致肺泡上皮稳态出现异常。

2.4.4　端粒酶

端粒保护染色体末端免受侵蚀，并随着每个细胞分裂而缩短。端粒一旦达到临界长度，细胞就会诱导衰老并最终凋亡。端粒酶可以恢复端粒长度，端粒酶由端粒酶逆转录酶（TERT）和端粒酶 RNA（TERC）两个基本成分组成。15% 的 FIP 和 3% 的散发 IPF 中可发现端粒酶逆转录酶的功能丧失性突变[58-59]。这些患者外周血淋巴细胞和粒细胞端粒长度明显缩短。在散发的 IPF 患者中，这些突变并不常见。然而，在 FIP 外周血白细胞和肺泡上皮细胞，端粒缩短与健康对照组相比无明显差异。

研究证实，包括 *TERT* 基因在内的 9 种核苷酸多态性与日本患者的 IPF 易感性有关[60]。端粒消耗由氧化应激、吸烟和衰老所致，这些危险因素在 IPF 发病机制中发挥作用。TGF-β 在纤维化发生的过程中起着中心作用，在 IPF 的肺组织中表达较高。TGF-β 抑制端粒酶的表达，并可能引起端粒缩短。Weisberg 等证明，端粒酶表达的减少与 IPF Ⅱ 型肺泡上皮细胞凋亡有关[61]。他们认为，端粒或细胞凋亡的低比例可能会降低肺损伤后的再生能力，随后导致纤维化。

2.4.5   MUC5B

Seibold 等报道 MUC5B 启动子中的一个常见的多态性与 FIP 和 IPF 的发展有关[62]。他们还发现 IPF 患者肺组织中的 MUC5B 表达比正常对照组要高很多。因此，尽管目前尚不清楚 MUC5B 异常表达如何参与 IPF 的发病机制，但 MUC5B 的表达失调可能与肺纤维化的病理发生有关。有趣的是，Kropski 等还证明，与对照组相比，FIP 患者无症状亲属的 MUC5B 启动子多态性增加，支气管肺泡灌洗液 MUC5B 蛋白水平升高[25]。最近 Molyneaux 等报道，与对照组相比，IPF 患者支气管肺泡灌洗液中的细菌含量增加，并与 MUC5B 基因多态性有关[63]。MUC5B 的表达出现在支气管上皮细胞中，因此，气道异常如何导致肺纤维化是一个有待研究的有趣问题。

2.5   结论

除上述遗传因素外，还有一些与 IPF 有关的候选基因。据报道，细胞因子、酶、纤维化基因、凝血途径基因等基因多态性以及 HLA Ⅰ 类和 Ⅱ 类的等位基因单倍体型与 IPF 有关[47]。然而，这些结果的重要性在随后的研究中尚未得到证实。从流行病学看，男性 IPF 患病率高于女性，男性中老年人比年轻人发病率高。吸入损伤是 IPF 的突出危险因素。虽然许多吸入剂被认为可以诱导上皮损伤，但实质上是反复和长期的损害导致了纤维化的启动。遗传倾向与上皮细胞对环境触发的异常反应可能会导致肺纤维化。烟草含有许多有毒成分，下游信号通路和反应的意义取决于各种刺激和 IPF 患者中细胞的不同类型。病毒感染可能为肺纤维化、触发急性加重或疾病进展的原因之一。GER 被报道与包括 IPF 在内的一些呼吸道疾病有关。稳态失调和免疫机制失衡导致上皮-间质之间相互作用的紊乱，从而导致组织修复失败，并最终导致肺纤维化。虽然病因或风险因素多种多样，但尚未被完全阐明。对稳态机制失衡的理解可引导 IPF 有效治疗战略的制订（图 2.1）。

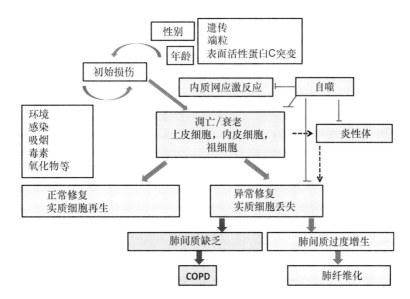

图 2.1　肺泡上皮细胞是由吸烟、吸入剂、药物、氧自由基、毒素和病毒等环境因素以及遗传和衰老等内在因素引起的肺损伤的起始部位。反复上皮损伤导致细胞凋亡、坏死和衰老。表面活性蛋白的基因突变诱导上皮细胞的内质网应激反应，端粒缩短诱导上皮细胞凋亡和衰老。稳态失调和免疫机制失衡导致上皮-间质之间相互作用的紊乱，从而导致组织修复失败，并最终导致肺纤维化

参考文献

1. American Thoracic Society, European Respiratory Society. American Thoracic Society/European Respiratory Society international multidisciplinary consensus classification of the idiopathic interstitial pneumonias. Am J Respir Crit Care Med. 2002;165:277–304.
2. Raghu G, Weycker D, Edelsberg J, Bradford WZ, Oster G. Incidence and prevalence of idiopathic pulmonary fibrosis. Am J Respir Crit Care Med. 2006;174:810–16.
3. Coultas DB, Zumwalt RE, Black WC, Sobonya RE. The epidemiology of interstitial lung diseases. Am J Respir Crit Care Med. 1994;150:967–72.
4. Fernández Pérez ER, Daniels CE, Schroeder DR, St Sauver J, Hartman TE, Bartholmai BJ, et al. Incidence, prevalence, and clinical course of idiopathic pulmonary fibrosis: a population-based study. Chest. 2010;137:129–37. doi:10.1378/chest.09-1002.
5. Nalysnyk L, Cid-Ruzafa J, Rotella P, Esser D. Incidence and prevalence of idiopathic pulmonary fibrosis: review of the literature. Eur Respir Rev. 2012;21:355–61. doi:10.1183/09059180.00002512.
6. Borchers AT, Chang C, Keen CL, Gershwin ME. Idiopathic pulmonary fibrosis-an epidemiological and pathological review. Clin Rev Allergy Immunol. 2011;40(2):117–34. doi:10.1007/s12016-010-8211-5.
7. Ohno S, Nakaya T, Bando M, Sugiyama Y. Nationwide epidemiological survey of patients with idiopathic interstitial pneumonias using clinical personal records. Nihon Kokyuki Gakkai Zasshi. 2007;45:759–65.
8. Natsuizaka M, Chiba H, Kuronuma K, Otsuka M, Kudo K, Mori M, et al. Epidemiologic survey of Japanese patients with idiopathic pulmonary fibrosis and investigation of ethnic differences. Am J Respir Crit Care Med. 2014;190:773–9. doi:10.1164/rccm.201403-0566OC.
9. Taskar VS, Coultas DB. Is idiopathic pulmonary fibrosis an environmental disease? Proc Am Thorac Soc. 2006;3(4):293–8.

10. King Jr TE, Tooze JA, Schwarz MI, Brown KR, Cherniack RM. Predicting survival in idiopathic pulmonary fibrosis: scoring system and survival model. Am J Respir Crit Care Med. 2001;164:1171–81.

11. Antoniou KM, Hansell DM, Rubens MB, Marten K, Desai SR, Siafakas NM, et al. Idiopathic pulmonary fibrosis: outcome in relation to smoking status. Am J Respir Crit Care Med. 2008;177:190–4.

12. Selman M, Rojas M, Mora AL, Pardo A. Aging and interstitial lung diseases: unraveling an old forgotten player in the pathogenesis of lung fibrosis. Semin Respir Crit Care Med. 2010;31:607–17. doi:10.1055/s-0030-1265901.

13. Minagawa S, Araya J, Numata T, Nojiri S, Hara H, Yumino Y, et al. Accelerated epithelial cell senescence in IPF and the inhibitory role of SIRT6 in TGF-β-induced senescence of human bronchial epithelial cells. Am J Physiol Lung Cell Mol Physiol. 2011;300:L391–401. doi:10.1152/ajplung.00097.2010.

14. Hara H, Araya J, Takasaka N, Fujii S, Kojima J, Yumino Y, et al. Involvement of creatine kinase B in cigarette smoke-induced bronchial epithelial cell senescence. Am J Respir Cell Mol Biol. 2012;46:306–12. doi:10.1165/rcmb.2011-0214OC.

15. Kitamura H, Ichinose S, Hosoya T, Ando T, Ikushima S, Oritsu M, et al. Inhalation of inorganic particles as a risk factor for idiopathic pulmonary fibrosis–elemental microanalysis of pulmonary lymph nodes obtained at autopsy cases. Pathol Res Pract. 2007;203:575–85.

16. Wuyts WA, Agostini C, Antoniou KM, Bouros D, Chambers RC, Cottin V, et al. The pathogenesis of pulmonary fibrosis: a moving target. Eur Respir J. 2013;41:1207–18. doi:10.1183/09031936.00073012.

17. Borchers AT, Chang C, Keen CL, Gershwin ME. Idiopathic pulmonary fibrosis-an epidemiological and pathological review. Clin Rev Allergy Immunol. 2011;40:117–34. doi:10.1007/s12016-010-8211-5.

18. Wangoo A, Shaw RJ, Diss TC, Farrell PJ, du Bois RM, Nicholson AG. Cryptogenic fibrosing alveolitis: lack of association with Epstein-Barr virus infection. Thorax. 1997;52:888–91.

19. Zamò A, Poletti V, Reghellin D, Montagna L, Pedron S, Piccoli P, et al. HHV-8 and EBV are not commonly found in idiopathic pulmonary fibrosis. Sarcoidosis Vasc Diffuse Lung Dis. 2005;22:123–8.

20. Tang YW, Johnson JE, Browning PJ, Cruz-Gervis RA, Davis A, Graham BS, et al. Herpesvirus DNA is consistently detected in lungs of patients with idiopathic pulmonary fibrosis. J Clin Microbiol. 2003;41:2633–40.

21. Egan JJ, Stewart JP, Hasleton PS, Arrand JR, Carroll KB, Woodcock AA. Epstein-Barr virus replication within pulmonary epithelial cells in cryptogenic fibrosing alveolitis. Thorax. 1995;50:1234–9.

22. Stewart JP, Egan JJ, Ross AJ, Kelly BG, Lok SS, Hasleton PS, et al. The detection of Epstein-Barr virus DNA in lung tissue from patients with idiopathic pulmonary fibrosis. Am J Respir Crit Care Med. 1999;159(4 Pt 1):1336–41.

23. Kelly BG, Lok SS, Hasleton PS, Egan JJ, Stewart JP. A rearranged form of Epstein-Barr virus DNA is associated with idiopathic pulmonary fibrosis. Am J Respir Crit Care Med. 2002;166:510–13.

24. Tsukamoto K, Hayakawa H, Sato A, Chida K, Nakamura H, Miura K. Involvement of Epstein-Barr virus latent membrane protein 1 in disease progression in patients with idiopathic pulmonary fibrosis. Thorax. 2000;55:958–61.

25. Kropski JA, Pritchett JM, Zoz DF, Crossno PF, Markin C, Garnett ET, et al. Extensive phenotyping of individuals at-risk for familial interstitial pneumonia reveals clues to the pathogenesis of interstitial lung disease. Am J Respir Crit Care Med. 2015;191(4):417–26. doi:10.1164/rccm.201406-1162OC.

26. Korfei M, Ruppert C, Mahavadi P, Henneke I, Markart P, Koch M, et al. Epithelial endoplasmic reticulum stress and apoptosis in sporadic idiopathic pulmonary fibrosis. Am J Respir Crit

Care Med. 2008;178:838–46. doi:10.1164/rccm.200802-313OC.

27. Araya J, Kojima J, Takasaka N, Ito S, Fujii S, Hara H, et al. Insufficient autophagy in idiopathic pulmonary fibrosis. Am J Physiol Lung Cell Mol Physiol. 2013;304:L56–69. doi:10.1152/ajplung.00213.2012.

28. Lawson WE, Crossno PF, Polosukhin VV, Roldan J, Cheng DS, Lane KB, et al. Endoplasmic reticulum stress in alveolar epithelial cells is prominent in IPF: association with altered surfactant protein processing and herpesvirus infection. Am J Physiol Lung Cell Mol Physiol. 2008;294:L1119–26. doi:10.1152/ajplung.00382.2007.

29. Ueda T, Ohta K, Suzuki N, Yamaguchi M, Hirai K, Horiuchi T, et al. Idiopathic pulmonary fibrosis and high prevalence of serum antibodies to hepatitis C virus. Am Rev Respir Dis. 1992;146:266–8.

30. Irving WL, Day S, Johnston ID. Idiopathic pulmonary fibrosis and hepatitis C virus infection. Am Rev Respir Dis. 1993;148:1683–4.

31. Meliconi R, Andreone P, Fasano L, Galli S, Pacilli A, Miniero R, et al. Incidence of hepatitis C virus infection in Italian patients with idiopathic pulmonary fibrosis. Thorax. 1996;51:315–17.

32. Arase Y, Suzuki F, Suzuki Y, Akuta N, Kobayashi M, Kawamura Y, et al. Hepatitis C virus enhances incidence of idiopathic pulmonary fibrosis. World J Gastroenterol. 2008;14:5880–6.

33. El-Serag HB, Sonnenberg A. Comorbid occurrence of laryngeal or pulmonary disease with esophagitis in United States military veterans. Gastroenterology. 1997;113:755–60.

34. Tobin RW, Pope 2nd CE, Pellegrini CA, Emond MJ, Sillery J, Raghu G. Increased pre valence of gastroesophageal reflux in patients with idiopathic pulmonary fibrosis. Am J Respir Crit Care Med. 1998;158:1804–8.

35. Savarino E, Bazzica M, Zentilin P, Pohl D, Parodi A, Cittadini G, et al. Gastroesophageal reflux and pulmonary fibrosis in scleroderma: a study using pH-impedance monitoring. Am J Respir Crit Care Med. 2009;179:408–13. doi:10.1164/rccm.200808-1359OC.

36. Raghu G, Freudenberger TD, Yang S, Curtis JR, Spada C, Hayes J, et al. High prevalence of abnormal acid gastro-oesophageal reflux in idiopathic pulmonary fibrosis. Eur Respir J. 2006;27(1):136–42.

37. Pashinsky YY, Jaffin BW, Litle VR. Gastroesophageal reflux disease and idiopathic pulmonary fibrosis. Mt Sinai J Med. 2009;76:24–9. doi:10.1002/msj.20088.

38. Lee JS, Song JW, Wolters PJ, Elicker BM, King Jr TE, Kim DS, et al. Bronchoalveolar lavage pepsin in acute exacerbation of idiopathic pulmonary fibrosis. Eur Respir J. 2012;39:352–8. doi:10.1183/09031936.00050911.

39. Tcherakian C, Cottin V, Brillet PY, Freynet O, Naggara N, Carton Z, et al. Progression of idiopathic pulmonary fibrosis: lessons from asymmetrical disease. Thorax. 2011;66:226–31. doi:10.1136/thx.2010.137190.

40. Enomoto T, Usuki J, Azuma A, Nakagawa T, Kudoh S. Diabetes mellitus may increase risk for idiopathic pulmonary fibrosis. Chest. 2003;123:2007–11.

41. García-Sancho Figueroa MC, Carrillo G, Pérez-Padilla R, Fernández-Plata MR, Buendía-Roldán I, Vargas MH, et al. Risk factors for idiopathic pulmonary fibrosis in a Mexican population. A case–control study. Respir Med. 2010;104:305–9. doi:10.1016/j.rmed.2009.08.013.

42. Gribbin J, Hubbard R, Smith C. Role of diabetes mellitus and gastro-oesophageal reflux in the aetiology of idiopathic pulmonary fibrosis. Respir Med. 2009;103:927–31. doi:10.1016/j.rmed.2008.11.001.

43. Araya J, Kojima J, Takasaka N, Ito S, Fujii S, Hara H, et al. Insufficient autophagy in idiopathic pulmonary fibrosis. Am J Physiol Lung Cell Mol Physiol. 2013;304:L56–69. doi:10.1152/ajplung.00213.2012.

44. Takasaka N, Araya J, Hara H, Ito S, Kobayashi K, Kurita Y, et al. Autophagy induction by SIRT6 through attenuation of insulin-like growth factor signaling is involved in the regulation of human bronchial epithelial cell senescence. J Immunol. 2014;192:958–68. doi:10.4049/

jimmunol.1302341.

45. García-Sancho C, Buendía-Roldán I, Fernández-Plata MR, Navarro C, Pérez-Padilla R, Vargas MH, et al. Familial pulmonary fibrosis is the strongest risk factor for idiopathic pulmonary fibrosis. Respir Med. 2011;105:1902–7. doi:10.1016/j.rmed.2011.08.022.

46. Marshall RP, Puddicombe A, Cookson WO, Laurent GJ. Adult familial cryptogenic fibrosing alveolitis in the United Kingdom. Thorax. 2000;55:143–6.

47. Raghu G, Collard HR, Egan JJ, Martinez FJ, Behr J, Brown KK, et al. An official ATS/ERS/JRS/ALAT statement: idiopathic pulmonary fibrosis: evidence-based guidelines for diagnosis and management. Am J Respir Crit Care Med. 2011;183:788–824. doi:10.1164/rccm.2009-040GL.

48. Travis WD, Costabel U, Hansell DM, King Jr TE, Lynch DA, Nicholson AG, et al. An official American Thoracic Society/European Respiratory Society statement: update of the international multidisciplinary classification of the idiopathic interstitial pneumonias. Am J Respir Crit Care Med. 2013;188:733–48. doi:10.1164/rccm.201308-1483ST.

49. Loyd JE. Pulmonary fibrosis in families. Am J Respir Cell Mol Biol. 2003;29:S47–50.

50. Hodgson U, Pulkkinen V, Dixon M, Peyrard-Janvid M, Rehn M, Lahermo P, et al. ELMOD2 is a candidate gene for familial idiopathic pulmonary fibrosis. Am J Hum Genet. 2006;79:149–54.

51. Pulkkinen V, Bruce S, Rintahaka J, Hodgson U, Laitinen T, Alenius H, et al. ELMOD2, a candidate gene for idiopathic pulmonary fibrosis, regulates antiviral responses. FASEB J. 2010;24:1167–77. doi:10.1096/fj.09-138545.

52. Nogee LM, Dunbar 3rd AE, Wert SE, Askin F, Hamvas A, Whitsett JA. A mutation in the surfactant protein C gene associated with familial interstitial lung disease. N Engl J Med. 2001;344:573–9.

53. Wang Y, Kuan PJ, Xing C, Cronkhite JT, Torres F, Rosenblatt RL, et al. Genetic defects in surfactant protein A2 are associated with pulmonary fibrosis and lung cancer. Am J Hum Genet. 2009;84:52–9. doi:10.1016/j.ajhg.2008.11.010.

54. Nogee LM, Dunbar 3rd AE, Wert SE, Askin F, Hamvas A, Whitsett JA. A mutation in the surfactant protein C gene associated with familial interstitial lung disease. N Engl J Med. 2001;344(8):573–9.

55. Thomas AQ, Lane K, Phillips 3rd J, Prince M, Markin C, Speer M, et al. Heterozygosity for a surfactant protein C gene mutation associated with usual interstitial pneumonitis and cellular nonspecific interstitial pneumonitis in one kindred. Am J Respir Crit Care Med. 2002;165:1322–8.

56. Selman M, Lin HM, Montaño M, Jenkins AL, Estrada A, Lin Z, et al. Surfactant protein A and B genetic variants predispose to idiopathic pulmonary fibrosis. Hum Genet. 2003;113:542–50.

57. Lawson WE, Cheng DS, Degryse AL, Tanjore H, Polosukhin VV, Xu XC, et al. Endoplasmic reticulum stress enhances fibrotic remodeling in the lungs. Proc Natl Acad Sci U S A. 2011;108:10562–7. doi:10.1073/pnas.1107559108.

58. Cronkhite JT, Xing C, Raghu G, Chin KM, Torres F, Rosenblatt RL, et al. Telomere shortening in familial and sporadic pulmonary fibrosis. Am J Respir Crit Care Med. 2008;178:729–37. doi:10.1164/rccm.200804-550OC.

59. Alder JK, Chen JJ, Lancaster L, Danoff S, Su SC, Cogan JD, et al. Short telomeres are a risk factor for idiopathic pulmonary fibrosis. Proc Natl Acad Sci U S A. 2008;105:13051–6. doi:10.1073/pnas.0804280105.

60. Mushiroda T, Wattanapokayakit S, Takahashi A, Nukiwa T, Kudoh S, Ogura T, et al. A genome-wide association study identifies an association of a common variant in TERT with susceptibility to idiopathic pulmonary fibrosis. J Med Genet. 2008;45:654–6. doi:10.1136/jmg.2008.057356.

61. Waisberg DR, Barbas-Filho JV, Parra ER, Fernezlian S, de Carvalho CR, Kairalla RA, et al. Abnormal expression of telomerase/apoptosis limits type II alveolar epithelial cell

replication in the early remodeling of usual interstitial pneumonia/idiopathic pulmonary fibrosis. Hum Pathol. 2010;41:385–91. doi:10.1016/j.humpath.2009.08.019.

62. Seibold MA, Wise AL, Speer MC, Steele MP, Brown KK, Loyd JE, et al. A common MUC5B promoter polymorphism and pulmonary fibrosis. N Engl J Med. 2011;364:1503–12. doi:10. 1056/NEJMoa1013660.

63. Molyneaux PL, Cox MJ, Willis-Owen SA, Mallia P, Russell KE, Russell AM, et al. The role of bacteria in the pathogenesis and progression of idiopathic pulmonary fibrosis. Am J Respir Crit Care Med. 2014;190:906–13. doi:10.1164/rccm.201403-0541OC.

第 3 章
特发性肺纤维化急性加重

此概念由日本提出，但为何最初没有被西方国家承认？

著 Yoshiki Ishii

译 谢晓然 孟 婕

摘要：特发性肺纤维化（IPF）是一种慢性进展性纤维化性疾病。特发性肺纤维化急性加重（AE-IPF）是在 IPF 慢性临床过程中诱因不明的急性突发性加重。其在 IPF 患者中，每年发病率为 5% ～ 15%。AE-IPF 不仅导致超高的死亡率（超过 70%），而且是评估 IPF 患者整体预后的重要决定性因素。急性弥漫性肺泡损伤（diffuse alveolar damage，DAD）是 AE-IPF 的病理特征，多见于慢性进展的纤维化病灶附近。DAD 是一种常见的病理改变，常见于急性呼吸窘迫综合征（acute respiratory distress syndrome，ARDS）、急性间质性肺炎（AIP）、AE-IPF，所以也可能有人将 AE-IPF 看作 IPF 进展过程中发生的 ARDS。尽管目前 AE-IPF 的诱因不明，但由手术、糖皮质激素用量减少、病毒感染等原因诱发的情况时有发生。AE-IPF 缺乏有循证依据的有效治疗措施，现行管理指南上也只是建议给予支持治疗和糖皮质激素治疗。在小规模临床试验中研究的 AE-IPF 的新疗法，如使用多黏菌素 B 固定化纤维柱（PMX）血液灌流可能是有效的。但当急性加重发展为 DAD，治疗就变得极为困难；因此，有必要制订有效的预防方案。目前，针对 IPF 慢性阶段的临床试验中出现了新的治疗方案，这些方案可能会降低 AE-IPF 的发病率。

关键词：特发性肺纤维化；急性加重；弥漫性肺泡损伤；诱因；冲击疗法

3.1 简介

    IPF 是一种慢性、进展性纤维化疾病。其预后不佳，自确诊之日起中位生存期约 3 年[1-2]。IPF 的典型自然病程是疾病缓慢进展，最终导致呼吸衰竭和死亡。在一些病例的慢性临床

Y. Ishii (✉)
Department of Pulmonary Medicine and Clinical Immunology, School of Medicine, Dokkyo
Medical University, 880 Kitakobayashi, Mibu, Shimotsuga-gun, Tochigi 321-0293, Japan
e-mail: ishiiysk@dokkyomed.ac.jp

© Springer Japan 2016
H. Nakamura, K. Aoshiba (eds.), *Idiopathic Pulmonary Fibrosis*,
DOI 10.1007/978-4-431-55582-7_3

病程中可无明显诱因突然出现迅速恶化（图 3.1）。日本 20 世纪 70 年代就出现了 AE-IPF 的临床病例报告，随后呼吸科医生广泛认识到了 AE-IPF 的概念。1984 年，Yoshimura 等[3] 用日文报道了 35 例 AE-IPF 病例。1989 年，Kondo 等[4] 发表了第一篇英文 AE-IPF 病例。1993 年，Kondoh 等[5] 发表了第二篇英文 AE-IPF 病例。然而，这一概念很长一段时间在欧洲和美国没有被接受。原因可能有以下几点：①急性加重被解释为 IPF 自然进展的一部分；②很难将其与其他表现类似的疾病如肺炎、肺栓塞或心力衰竭区分开来。不过，AE-IPF 的概念最终还是在 2001 年[6] 的《美国胸科协会 / 欧洲呼吸学会（ATS/ERS）国际多学科共识》中被首次提出，并得到了全世界的认可[7-10]。当发展到 AE-IPF，它不仅与很高的死亡率相关，而且是 IPF 患者整体预后的重要决定因素[11]。

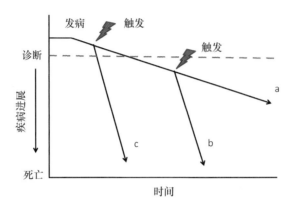

图 3.1   IPF 患者的临床病程

（a）IPF 的自然病程是疾病缓慢进展，自确诊之日起，中位生存期约 3 年。（b）在某些病例中，未知或已知的原因引起慢性病程突然迅速恶化，这种恶化称为 IPF 急性加重（AE-IPF）。（c）AE-IPF 甚至可以发生在诊断 IPF 之前

3.2   定义

AE-IPF 的诊断标准于 1995 年初次制订，并于 2004 年由日本厚生劳动省科研 / 难治性疾病防治研究中心弥漫性肺疾病研究组重新修改。根据这套标准，诊断需要满足如下几条：①呼吸困难加重 1 个月或以上；②在普通型间质性肺炎（UIP）基础上，高分辨计算机断层扫描（HRCT）出现新发的肺部浸润影；③逐渐加重的低氧血症（如 PaO_2 下降 > 10 mmHg）；④排除其他疾病，如肺部感染、气胸、恶性肿瘤、肺栓塞、心力衰竭。美国某研究组在 2007 年发布了类似的 AE-IPF 诊断标准（表 3.1），但是其中还包含了需经气管抽吸或支气管肺泡灌洗（BAL）排除肺部感染。明显的感染是 AE 的排除标准，但隐性感染可能是 AE-IPF 的触发因素。事实上，细菌性和病毒性肺炎既可以是 AE-IPF 患者的常见合并症，也可能是其诱因。因此，从 AE-IPF 中区分单纯肺部感染很重要，但不能因为合并感染而否定 AE 的诊断[12]。

在没有提前诊断 IPF 的情况下，AE-IPF 与急性间质性肺炎（AIP）的鉴别诊断是比较困难的。然而，如果在 HRCT 中观察到典型的蜂窝影，则可诊断为 AE-IPF。

表 3.1　急性加重的诊断

诊断标准：

　　原有或新诊断的 IPF[a]

　　30 天内出现无法解释的呼吸困难加重

　　在网格影或蜂窝影为主的普通型间质性肺炎（UIP）基础上 HRCT 出现新发的双肺磨玻璃影和
　　（或）实变影[b]

　　经气管抽吸或支气管肺泡灌洗（BAL）排除肺部感染[c]

排除以下疾病：

　　肺栓塞

　　左心衰竭

　　病因明确的急性肺损伤[d]

原因不明的临床恶化的患者，如缺少数据而不能满足所有五个标准，可称为"疑似急性加重"
[a] 如既往诊断 IPF 时没有采用 ATS/ERS 共识标准，那么在目前的诊断中发现与普通型间质性肺炎一致的影像学和（或）
　组织病理学改变，即可符合该条标准
[b] 如果以前没有 HRCT 可用，限定词"新发的"可以被删除
[c] 对样本的评价应包括对常规细菌、条件致病菌和常见致病病毒的检测
[d] 急性肺损伤的原因包括脓毒症、吸入性、创伤、再灌注性肺水肿、肺挫伤、脂肪栓塞、吸入性损伤、心肺旁路、药
　物毒性、急性胰腺炎、输血、干细胞移植
（改编自参考文献 [10]）

3.3　病理生理

　　AE-IPF 被认为是在原有肺部疾病的基础上原因不明的突发加重或急性肺损伤。急性弥漫性肺泡损伤（DAD）是 AE-IPF 的病理特征，可发展为类似慢性 UIP 的病变。考虑到 DAD 也是 ARDS 和 AIP 的共同病理特征，可以认为 AE-IPF 是由 IPF 引起的 ARDS。在 IPF 患者肺中，慢性炎症产生的炎性细胞因子持续作用于那些没有纤维化的肺组织，经未知的因素触发后可发展成 DAD。因此，AE-IPF 更容易理解为 IPF 并发了 ARDS 样 DAD，而不是 IPF 本身发生了恶化。AE 不仅发生在 IPF（UIP）中，在其他慢性间质性肺炎（如非特异性间质性肺炎）中也可发生，这一点支持了上述观点[13-14]。

3.4　诱因

　　尽管多数情况下 AE-IPF 的诱因不明，但外科手术、擅自停用或减量糖皮质激素、病毒感染是 AE 明确的诱因[11]。诊断手段中的支气管镜检查和胸腔镜肺活检也可能是潜在的诱因[15]。胃食管反流病（GERD）是 AE-IPF 的另一个潜在诱因。

　　根据诊断标准，需要除外肺部感染，但在临床上，细菌或病毒感染常常是明显的诱因[16-17]。Simon Blancal 等[18] 报道，AE-IPF 在冬季和春季比在夏季和秋季更为常见，这表明不明感染可能是一个重要的触发因素。尽管如此，一项对支气管肺泡灌洗液（BALF）进行常

规 PCR 分析的研究表明，在 43 例 AE-IPF 患者中，仅有 4 例检测到常见的呼吸道病毒，大多数病例[19]无病毒感染迹象。然而，由于这一研究的局限性，不能因此排除病毒是 AE-IPF 的病因[20]。

据报道，一些药物可诱发 AE-IPF。涉及的药物包括生物制剂（阿那白滞素、依那西普、英夫利昔单抗）、非生物制剂（安贝生坦）、免疫调节剂（干扰素 α/β、伊夫莫司、来氟米特）和抗癌药物[21-23]。事实上，肺纤维化患者更容易出现药物性肺损伤。但是，药物诱导的 DAD 型肺损伤也可在无肺纤维化的患者中发生，因此，这些病例是药物诱导的 AE-IPF 还是单纯的药物性肺损伤尚存争议。

肺癌合并间质性肺疾病患者的肺切除术引起 AE-IPF 的概率较高，且有较高的死亡率。系统性回顾显示，手术后 AE-IPF 发生率为 0% ～ 20.8%，死亡率为 37.5% ～ 100%[24]。一项大型多中心队列研究显示，在 1763 例接受肺切除术的非小细胞肺癌患者中，164 例发生 AE-IPF（9.3%），这是患者 30 天内死亡的主要原因（71.7%），而病情自然进展导致的总死亡率为 43.9%[25]。外科手术与 AE-IPF 的相关性最强，例如，以楔形切除为参考，肺叶切除或节段切除的优势比为 3.83，双叶切除或全肺切除术的优势比为 5.70（$P < 0.001$）。在高危患者中，外科手术可带来更高的 AE-IPF 发病风险，应谨慎选择。该研究未发现围术期给予糖皮质激素和西维来司他预防治疗有任何益处。

Suzuki H 等通过分析 IPF 患者 HRCT 的表现，寻找易发生肺癌术后 IPF 急性加重的影像学特征。结果显示，急性加重组术前 HRCT 的纤维化程度更严重（$P < 0.003$）[26]。

3.5　流行病学

AE-IPF 的发病率在不同的研究中有很大的差异（8.5% ～ 60%），通过对选定病例的回顾性分析难以准确确定。发病率的差异也取决于是否排除肺部感染。AE-IPF 发病率逐渐升高，是因为越来越多的人接受 AE-IPF 是一种 IPF 自然病程中常见的临床现象。近期多项随机对照试验数据显示的发病率更加保守，安慰剂组 9 个月的发病率为 14%，抗纤维化治疗组 1 年的发病率为 4.8%、5.4% 和 9.6%[27-29]。一个 461 例大型观察队列的回顾性数据显示，1 年和 3 年的发生率分别为 14% 和 21%[11]。基于人群的分析显示，AE 的发病率为每人每年 0.13 次[30]。

AE 患者与无 AE 患者在病程、肺功能、年龄、性别、吸烟史等方面无显著差异[9, 31]。Song 等[11]通过多元分析表明，低水平的用力肺活量（forced vital capacity，FVC）和无吸烟史是 AE-IPF 的危险因素；但吸烟在 AE-IPF 中的作用是有争议的[32-33]。肺动脉高压也可能是 AE-IPF 的危险因素之一[34]。

一些小样本病例中报告的 AE-IPF 死亡率高达 85%[7, 35-39]。Collard 等[10]在总结 16 项研究时报告 AE-IPF 总死亡率为 70%，而系统性回顾分析报告了 1 个月和 3 个月 AE-IPF 死亡率分别为 60% 和 67%。Kishaba 等[41]报道胸部 HRCT 示病变广泛，包括牵拉性支气管扩张、蜂窝影、磨玻璃影和实变影，与 AE-IPF 的高死亡率相关。事实上，HRCT 示病变广泛的患者 3 个月死亡率为 80.6%，而 HRCT 病变局限的患者死亡率为 54.5%（$P = 0.007$）。

3.6　组织病理学

AE 的组织病理学特征是纤维化间质性肺炎合并 DAD[9-10]。后者通常出现在未发生蜂窝状改变的相对正常的区域，组织学上与无 UIP 背景的 DAD 相同，如 AIP 和 ARDS。Kang 等[42]为了观察不同疾病中 DAD 的病理差异，通过 α - 平滑肌肌动蛋白或 Ⅰ 型胶原免疫组化来判断 DAD 后肺泡间质肌成纤维细胞的增殖水平。7 例脓毒性 ARDS 患者中仅有 2 例出现间质肌成纤维细胞增殖，而 16 例药物性 ARDS 患者中有 15 例出现间质肌成纤维细胞增殖。3 例 AIP 均有肌成纤维细胞增殖。这些结果表明，DAD 可分为两种亚型：少纤维化型和富纤维化型。脓毒性 ARDS 患者为少纤维化型，其多脏器功能障碍综合征（multi-organ dysfunction syndrome，MODS）发生率高，而药物诱导 ARDS、AIP、AE-IPF 患者为富纤维化型，MODS 发生率低。

3.7　影像学评估

在 AE-IPF 患者中最常见的影像学变化是新发双肺磨玻璃影，或是原有 UIP 加重（胸膜下网状影和蜂窝状密度增高影）[43]。在临床表现和胸部影像学方面，IPF 或其他慢性间质性肺疾病的急性加重都可以与 ARDS 极其相似。类似 ARDS，AE-IPF 的病理改变主要是 DAD，预后差。AE-IPF 诊断需在 AE 发作后不久行胸部 CT 扫描并仔细对照以往胸部影像学图像，发现胸膜下的网格影伴肺泡实变，或通过外科肺活检确诊。

Akira 等[44]将新发的肺实质异常分为三种：外周型、多灶型和弥漫型（图 3.2）。通过多元分析，CT 表现（弥漫型合并多灶型与外周型相比）与生存率存在显著相关（优势比 4.629，$P = 0.001$）。弥漫型和多灶型的 AE-IPF 患者预测生存率低于外周型患者。但 Silva 等的研究结果认为[45] AE-IPF 影像学表现与生存率之间没有相关性。最新的数据显示，HRCT 上病灶的范围比病灶的分布更能决定预后[46]。采用 HRCT 评分，计算正常衰减面积和异常病变范围［即磨玻璃影和（或）实变影伴或不伴牵拉性支气管或细支气管扩张的面积，蜂窝影面积］，HRCT 评分 ≥ 245 分的患者生存率低于评分较低的患者（卡方检验，$P < 0.0001$）。

3.8　实验室检查及生物标志物

当发生急性加重时，咳嗽和呼吸困难在 1 个月内严重恶化。血液检查通常显示白细胞计数增加，C 反应蛋白和乳酸脱氢酶水平均升高。纤维化标志物增多，包括表面活性蛋白 A（SP-A）、表面活性蛋白 D（SP-D）、唾液化糖链抗原（KL-6）。血清 KL-6 水平的测定对评估特发性肺纤维化患者的疾病活动和预后非常有用，是特发性肺纤维化的一个有效的预测指标。Ohshimo 等[47]在报告中指出，晚期 AE-IPF 患者血清 KL-6 水平明显高于 IPF 稳定期患者（$P < 0.0001$）。KL-6 临界值在 1300 U/mL 时，预测 AE-IPF 的敏感性、特异性、准确性和似然比分别为 92%、61%、66% 和 2.36。该研究使用 Kaplan-Meier 分析，发现血清 KL-6 水平 ≥ 1300 U/mL 的患者 AE-IPF 发作更早（$P = 0.002$）。因此，我们认为

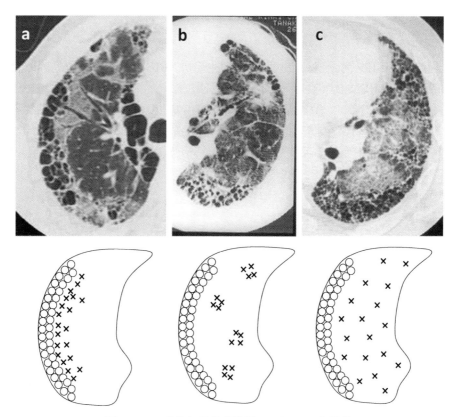

图 3.2　IPF 急性加重的高分辨 CT（HRCT）影像

（a）外周型；（b）多灶型；（c）弥漫型（改编参考文献［44］）

血清 KL-6（持续和临界值水平高于 1300 U/mL）是 AE-IPF 敏感的独立预测因子。糖皮质激素或免疫抑制剂治疗 IPF 时必须排除肺孢子菌肺炎或巨细胞病毒感染。肺孢子菌肺炎患者尽管血清 KL-6 上升类似 AE-IPF，但同时血 β-D- 葡聚糖水平上升。

诊断 AE-IPF 最困难的是与肺炎相鉴别。根据目前的诊断标准，必须经气管抽吸或 BAL 排除肺部感染。但是，在 AE-IPF 患者中进行支气管镜检查与呼吸道症状恶化风险高度相关，而且 BAL 被认为是 AE-IPF 的一个触发因素。在临床实践中，通常也很难区分 AE-IPF 和细菌性肺炎，因此，需寻找一种替代标志物来排除感染。血清降钙素原（procalcitonin，PCT）可以有效区分典型的细菌和非细菌性炎症。Nagata 等[48]报道血清 PCT 水平在 AE-IPF 中明显低于 IP 合并细菌性肺炎（0.62±1.30 ng/mL *vs.* 8.31±14.83 ng/mL；$P < 0.05$）。可见，血清 PCT 是区分 AE-IPF 和 IPF 合并细菌性肺炎的一个有效标志物。

此外，据报道循环纤维细胞是纤维化的良好生物标志物。纤维细胞是循环中骨髓来源的纺锤状细胞，能够产生细胞外基质成分，在创伤修复和组织纤维化中发挥重要作用。流式细胞术将 CD45 阳性和 I 型胶原阳性的细胞定义为纤维细胞。流式细胞术中 CD45 阳性和 I 型胶原阳性的循环纤维细胞在稳定期 IPF 患者中比健康对照组增加了 3 倍[49]。在 AE-IPF 中，纤维细胞计数进一步增加，平均达到外周血白细胞数的 15%。在缓解的 AE-IPF 患者中，纤维细胞计数往往会下降到恶化前的水平。循环纤维细胞计数也能提示预后，纤维细胞＞5% 的 IPF 患者与纤维细胞＜5% 的患者相比预后较差（平均生存期 7.5 个月 *vs.* 27 个月；$P = 0.0001$）。

3.9　药物治疗

迄今为止，AE-IPF 尚无有效治疗方法。事实上，ATS/ERS/JRS/ALAT 国际指南也只是建议支持治疗和糖皮质激素治疗[50]。

临床上常用高剂量糖皮质激素经验性治疗 AE-IPF，但没有明确证据表明其有效。尚未在 AE-IPF 患者中使用糖皮质激素进行随机对照试验。通常在第 1～3 天给予甲泼尼龙冲击治疗（1 g 静脉注射），然后给予泼尼松龙维持治疗，剂量约 40 mg/d[5]。每周冲击治疗 3 天，重复 1～4 次，直到病情稳定。

糖皮质激素冲击疗法用于呼吸系统疾病是依据临床医师的经验和糖皮质激素生物学合理性，激素的这种用法与治疗肾病和胶原病相似[51]。在日本，这种疗法自 1978 年就已用于 IPF 和 AE-IPF，也用于治疗表现为 DAD 的其他肺部疾病，如 ARDS 和 AIP。冲击疗法通常只是暂时稳定疾病的快速进展，改善氧合，但并没有证据表明它可以降低死亡率。事实上，尽管进行了治疗，AE-IPF 死亡率仍然很高。近年来，开展了一种低剂量激素［甲泼尼龙，1 mg/（kg·d）］治疗 ARDS[52] 的临床试验，但其疗效尚不清楚。病理上出现 DAD 后预后非常差，可能仅使用糖皮质激素是不够的。一些 AE-IPF 患者外科肺活检病理提示是机化性肺炎而不是 DAD[53]，这种情况下糖皮质激素治疗可能有效。

在单独应用糖皮质激素效果较差时可联用免疫抑制剂，如环孢素 A（CsA）、环磷酰胺或他克莫司。这些药物也可以从一开始就与糖皮质激素联合使用。有些研究报告指出，接受联合治疗的患者生存率更高[54-56]。虽然这些研究大多是小样本的回顾性研究，且采用的 AE-IPF 定义各不相同，但它们都表明免疫抑制剂联合糖皮质激素比单用糖皮质激素治疗更有效。Sakamoto 等[54] 报道，首次出现 AE-IPF 后，CsA 治疗组平均生存期为 285 天，非 CsA 治疗组平均生存期为 60 天，CsA 治疗组预后明显好于对照组。这项研究中还同时使用了低剂量 CsA（100～150 mg/d）联合激素冲击治疗。Morawiec 等[55] 报道了一系列使用环磷酰胺冲击治疗 AE-IPF 的病例。AE-IPF 患者在第 1～3 天接受甲泼尼龙冲击治疗（1000 mg），第 4 天开始环磷酰胺剂量递增使用，初始静脉注射剂量 500 mg，每 2 周增加 200 mg，最大剂量为 1500 mg。

大多数 AE-IPF 患者即使没有明显感染，也会接受经验性广谱抗生素治疗。这是基于：①微生物检测可能漏诊；②死亡率高；③许多患者出现发热和流感样症状，血液中性粒细胞计数、C 反应蛋白水平升高；④抗微生物治疗出现并发症的风险低。

血管损伤后的凝血障碍可能是 AE-IPF 的发病机制，因此抗凝治疗可能有效。在 IPF 患者中使用华法林和低分子量肝素抗凝的小规模前瞻性临床研究显示，接受抗凝治疗组降低了 AE-IPF 死亡率[57]。此项研究中，抗凝组与非抗凝组相比，AE-IPF 死亡率明显降低（分别为 18% 和 71%；$P = 0.008$）。然而，一项华法林治疗 IPF 的随机、双盲、安慰剂对照研究因为华法林组死亡率较高、生存获益较低而终止[58]。因此，目前不提倡对 IPF 患者进行抗凝治疗。

日本的一项多中心、双盲、前瞻性 Ⅱ 期临床试验，使用中性粒细胞弹性蛋白酶抑制剂西维来司他和糖皮质激素联合治疗 AE-IPF[59]。78 例患者分为安慰剂组、低剂量组和高剂量组。高剂量西维来司他治疗 14 天可改善氧合和整体状况，但不能降低死亡率。随后的 Ⅲ 期临床试验证实了其对 AE-IPF 的临床效果[60]。目前在临床上，西维来司他可用于治疗肺损伤合并全身炎症反应综合征（systemic inflammatory response syndrome，SIRS），也常用于 AE-IPF[61]。

此外也有研究涉及血栓调节素等药物[62]。但是它们在治疗 AE-IPF 方面的疗效分析是基于一些小规模的回顾性研究，这些研究并没有提供确凿的疗效证据。

3.10　多黏菌素 B 固定化纤维柱治疗

目前正在研究 AE-IPF 的一种可能治疗方法，即使用多黏菌素 B 固定化纤维柱（PMX-DHP）进行直接血液灌流。在该技术中，PMX-DHP 不仅吸收内毒素、活性氧等物质，而且选择性地清除导致内皮损伤的活化中性粒细胞[63-65]。若干病例研究表明，PMX-DHP 治疗可以改善 AE-IPF 患者的氧合和生存率。Abe 等[66]报道了一项多中心回顾性分析（日本 18 家机构），160 例间质性肺炎急性加重患者（包括 73 例 IPF 患者）经 PMX 治疗。AE-IPF 患者经 PMX 治疗后 PaO_2/FiO_2 较治疗前明显提高（173.9 ± 105.4，195.2 ± 106.8 Torr；$P = 0.003$）。最近，Enomoto 等[67]报道了 31 例 AE-IPF 患者，他们发现经 PMX-DHP 治疗 2 天后 PaO_2/FiO_2（$n = 14$）明显高于未经 PMX-DHP 治疗的患者（58.2 ± 22.5 vs. 0.7 ± 13.3；$P = 0.034$）。经 PMX-DHP 治疗的患者 12 个月生存率也明显提高（48.2% vs. 5.9%；$P = 0.041$）。这些研究表明 PMX-DHP 疗法是有前景的，但仍需要大量的随机对照试验进一步验证。

3.11　预防

预防可能是 AE-IPF 最有效的管理方法。目前进行的几种 IPF 治疗的临床试验都评估了在稳定期给予治疗是否能降低 AE-IPF 的发生率。

吡非尼酮是一种抗纤维化药物，一项针对日本 IPF 患者的Ⅱ期临床试验原计划随访 1 年，因为安慰剂组的 AE-IPF 发生率高于吡非尼酮组而在 9 个月后终止[27]。但是，在日本患者的Ⅲ期临床试验中，吡非尼酮治疗组与安慰剂组在 52 周内 AE-IPF 的发生率无显著差异[28]。随后在更大规模的临床试验（CAPACITY-1 和 CAPACITY-2）中，也未能证实吡非尼酮能降低 AE-IPF 发生率[68]。因此，目前认为吡非尼酮不能有效预防 AE-IPF 的发生。

尼达尼布是一种酪氨酸激酶抑制剂（TKI），可抑制血小板源性生长因子受体（PDGFR）、血管内皮生长因子受体（VEGFR）和成纤维细胞生长因子受体（FGFR）。在Ⅱ期临床试验（TOMORROW 研究，持续 12 个月）中，尼达尼布组 AE-IPF 发生率低于安慰剂组[69]。随后进行了两个 52 周的相同的、随机、双盲、Ⅲ期临床试验（INPULSIS-1 和 INPULSIS-2）[29]，INPULSIS-1 尼达尼布组与安慰剂组在第一次 AE 发生时间上无显著差异（尼达尼布组危险比为 1.15；$P = 0.67$），治疗组与安慰剂组 AE-IPF 发生率相近（分别为 6.1% 和 5.4%）。与此相反，INPULSIS-2 研究报道，与安慰剂组相比，尼达尼布组第一次 AE 发生的时间显著延后（危险比 0.38；$P = 0.005$）；尼达尼布组 AE 发生率也低于安慰剂组（3.6% vs. 9.6%）。在两组临床试验合并分析中，尼达尼布组与安慰剂组在第一次 AE

发生时间上无显著差异（危险比 0.64；$P = 0.08$），AE 发生率两组也无显著性差异（尼达尼布组 4.9%，安慰剂组 7.6%）。由于尼达尼布在这些试验中没有显示出对 AE 发生率的一致影响，其有效性尚不清楚。

由于胃食管反流病（GERD）是 IPF 和 AE-IPF 的危险因素，抗酸药物被认为能有效预防 AE-IPF。一项总结 3 个随机对照临床试验数据的回顾性分析显示，在基线接受抗酸治疗组（质子泵抑制剂或组胺 H_2 受体阻滞剂）与未接受抗酸治疗组相比，AE-IPF 发生率更小（平均随访 30 周后为 0 例 vs. 9 例；$P < 0.01$）[70]。抗酸治疗组在 30 周时 FVC 下降也小于未抗酸治疗组（-0.06 L vs. -0.12 L；$P < 0.05$）。综上，抗酸治疗对 IPF 可能是有益的，但仍需要临床试验来证实这一结果。

手术后 AE-IPF 很常见，且死亡率较高。因此，应采取适当措施预防 AE 的发生。迄今已提出了各种预防措施，但没有一项是证据确凿的。一般应避免高压机械通气、高浓度氧疗、长时间手术、手术过程中容量负荷等。

3.12　结论

AE-IPF 和其他纤维化性肺疾病急性加重都能危及生命，降低总体生存率，与高死亡率相关。20 世纪 70 年代 AE-IPF 在日本首先被报道，但直到最近才获得欧洲和美国的认可。原因可能是在以下问题的认识上存在差异：AE 是原有疾病自然进程的一个阶段，还是新出现的另一种疾病。其他可能原因还有种族因素和环境因素。但最近的报告显示，日本和其他国家在 AE-IPF 的发病率方面没有很大的差异，故由种族和环境因素引起的可能性不大。

AE-IPF 治疗中的一个关键问题是如何区分合并症，如肺炎、肺血栓栓塞症、气胸或心力衰竭等，这些合并症在慢性疾病进展过程中也可以引起突然、急性恶化的呼吸衰竭。在这种背景下，不是由明显感染引起的新出现的双侧肺部阴影是诊断 AE 的决定性依据。事实上，由于 AE-IPF 的病理特征是 DAD，当我们将其视为 IPF 引起的 ARDS 时，AE-IPF 就很容易被理解。虽然 AE-IPF 的诊断需要排除感染，但 AE-IPF 合并感染的临床特征与感染引起的 ARDS 相似。AE-IPF 的诱因仍然不清楚。

尽管对多种疗法进行了临床试验，但至今还没有确定有效的治疗方法。考虑到肺切除术后 AE-IPF 的高发生率，手术可能使患者容易受到第二次打击。一旦发生 DAD，后续的治疗就变得极其困难。因此，下一步工作需要集中精力发展有效的预防方法。虽然临床试验的新证据表明，在 IPF 稳定期，一些治疗可能会降低 AE-IPF 的发病率，但在将其应用于临床之前，需要可靠的证据来证实其有效性。

参考文献

1. Bjoraker JA, Ryu JH, Edwin MK, et al. Prognostic significance of histopathologic subsets in idiopathic pulmonary fibrosis. Am J Respir Crit Care Med. 1998;157:199–203.
2. Douglas WW, Ryu JH, Schroeder DR. Idiopathic pulmonary fibrosis: impact of oxygen and

colchicine, prednisone, or no therapy on survival. Am J Respir Crit Care Med. 2000;161:1172–8.

3. Yoshimura K, Nakatani T, Nakamori Y, et al. Acute exacerbation in idiopathic interstitial pneumonia. Nihon Kyobu Shikkan Gakkai Zasshi. 1984;22:1012–20. Japanese.

4. Kondo A, Saiki S. Acute exacerbation in idiopathic interstitial pneumonia. In: Interstitial pneumonia of unknown etiology. Tokyo: University of Tokyo Press; 1989. p. 34–42.

5. Kondoh Y, Taniguchi H, Kawabata Y, et al. Acute exacerbation in idiopathic pulmonary fibrosis. Analysis of clinical and pathologic findings in three cases. Chest. 1993;103:1808–12.

6. American Thoracic Society, European Respiratory Society. American Thoracic Society/European Respiratory Society international multidisciplinary consensus classification of the idiopathic interstitial pneumonias. Am J Respir Crit Care Med. 2002;165:277–304.

7. Ambrosini V, Cancellieri A, Chilosi M, et al. Acute exacerbation of idiopathic pulmonary fibrosis: report of a series. Eur Respir J. 2003;22:821–6.

8. Martinez FJ, Safrin S, Weycker D, et al. The clinical course of patients with idiopathic pulmonary fibrosis. Ann Intern Med. 2005;142:963–7.

9. Kim DS, Park JH, Park BK, et al. Acute exacerbation of idiopathic pulmonary fibrosis: frequency and clinical features. Eur Respir J. 2006;27:143–50.

10. Collard HR, Moore BB, Flaherty KR, et al. Acute exacerbations of idiopathic pulmonary fibrosis. Am J Respir Crit Care Med. 2007;176:636–43.

11. Song JW, Hong SB, Lim CM, et al. Acute exacerbation of idiopathic pulmonary fibrosis: incidence, risk factors and outcome. Eur Respir J. 2011;37:56–63.

12. Huie TJ, Olson AL, Cosgrove GP, et al. A detailed evaluation of acute respiratory decline in patients with fibrotic lung disease: aetiology and outcomes. Respirology. 2010;15:909–17.

13. Suda T, Kaida Y, Nakamura Y, et al. Acute exacerbation of interstitial pneumonia associated with collagen vascular diseases. Respir Med. 2009;103:846–53.

14. Park IN, Kim DS, Shim TS, et al. Acute exacerbation of interstitial pneumonia other than idiopathic pulmonary fibrosis. Chest. 2007;132:214–20.

15. Hiwatari N, Shimura S, Takishima T, et al. Bronchoalveolar lavage as a possible cause of acute exacerbation in idiopathic pulmonary fibrosis patients. Tohoku J Exp Med. 1994;174:379–86.

16. Molyneaux PL, Cox MJ, Willis-Owen SA, et al. The role of bacteria in the pathogenesis and progression of idiopathic pulmonary fibrosis. Am J Respir Crit Care Med. 2014;190:906–13.

17. Umeda Y, Morikawa M, Anzai M, et al. Acute exacerbation of idiopathic pulmonary fibrosis after pandemic influenza A (H1N1) vaccination. Intern Med. 2010;49:2333–6.

18. Simon-Blancal V, Freynet O, Nunes H, et al. Acute exacerbation of idiopathic pulmonary fibrosis: outcome and prognostic factors. Respiration. 2012;83:28–35.

19. Wootton SC, Kim DS, Kondoh Y, et al. Viral infection in acute exacerbation of idiopathic pulmonary fibrosis. Am J Respir Crit Care Med. 2011;183:1698–702.

20. Kolb MR, Richeldi L. Viruses and acute exacerbations of idiopathic pulmonary fibrosis: rest in peace? Am J Respir Crit Care Med. 2011;183:1583–4.

21. Ling VY, Mortimore M, Serisier DJ. Suspected acute exacerbation of idiopathic pulmonary fibrosis associated with interferon alpha therapy for hepatitis C: case report. Springerplus. 2013;2:101.

22. Malouf MA, Hopkins P, Snell G, et al. An investigator-driven study of everolimus in surgical lung biopsy confirmed idiopathic pulmonary fibrosis. Respirology. 2011;16:776–83.

23. Perez-Alvarez R, Perez-de-Lis M, Diaz-Lagares C, et al. Interstitial lung disease induced or exacerbated by TNF-targeted therapies: analysis of 122 cases. Semin Arthritis Rheum. 2011;41:256–64.

24. Watanabe A, Kawaharada N, Higami T. Postoperative acute exacerbation of IPF after lung resection for primary lung cancer. Pulm Med. 2011;2011:960316.

25. Sato T, Teramukai S, Kondo H, et al. Japanese Association for Chest Surgery. Impact and predictors of acute exacerbation of interstitial lung diseases after pulmonary resection for lung

cancer. J Thorac Cardiovasc Surg. 2014;147:1604–11.

26. Suzuki H, Sekine Y, Yoshida S, et al. Risk of acute exacerbation of interstitial pneumonia after pulmonary resection for lung cancer in patients with idiopathic pulmonary fibrosis based on preoperative high-resolution computed tomography. Surg Today. 2011;41:914–21.

27. Azuma A, Nukiwa T, Tsuboi E, et al. Double-blind, placebo-controlled trial of pirfenidone in patients with idiopathic pulmonary fibrosis. Am J Respir Crit Care Med. 2005;171:1040–7.

28. Taniguchi H, Ebina M, Kondoh Y, Pirfenidone Clinical Study Group in Japan, et al. Pirfenidone in idiopathic pulmonary fibrosis. Eur Respir J. 2010;35:821–9.

29. Richeldi L, du Bois RM, Raghu G, et al. Efficacy and safety of nintedanib in idiopathic pulmonary fibrosis. N Engl J Med. 2014;370:2071–82.

30. Fernandez Perez ER, Daniels CE, Schroeder DR, et al. Incidence, prevalence, and clinical course of idiopathic pulmonary fibrosis: a population-based study. Chest. 2010;137:129–37.

31. Stern JB, Mal H, Groussard O, et al. Prognosis of patients with advanced idiopathic pulmonary fibrosis requiring mechanical ventilation for acute respiratory failure. Chest. 2001;120:213–19.

32. Tachikawa R, Tomii K, Ueda H, et al. Clinical features and outcome of acute exacerbation of interstitial pneumonia: collagen vascular diseases related versus idiopathic. Respiration. 2012;83:20–7.

33. Cottin V, Le Pavec J, Prévot G, et al. Pulmonary hypertension in patients with combined pulmonary fibrosis and emphysema syndrome. Eur Respir J. 2010;35:105–11.

34. Judge EP, Fabre A, Adamali HI, et al. Acute exacerbations and pulmonary hypertension in advanced idiopathic pulmonary fibrosis. Eur Respir J. 2012;40:93–100.

35. Panos RJ, Mortenson RL, Niccoli SA, et al. Clinical deterioration in patients with idiopathic pulmonary fibrosis: causes and assessment. Am J Med. 1990;88:396–404.

36. Akira M, Hamada H, Sakatani M, et al. CT findings during phase of accelerated deterioration in patients with idiopathic pulmonary fibrosis. AJR Am J Roentgenol. 1997;168:79–83.

37. Parambil JG, Myers JL, Ryu JH. Histopathologic features and outcome of patients with acute exacerbation of idiopathic pulmonary fibrosis undergoing surgical lung biopsy. Chest. 2005;128:3310–15.

38. Nava S, Rubini F. Lung and chest wall mechanics in ventilated patients with end stage idiopathic pulmonary fibrosis. Thorax. 1999;54:390–5.

39. Fumeaux T, Rothmeier C, Jolliet P. Outcome of mechanical ventilation for acute respiratory failure in patients with pulmonary fibrosis. Intensive Care Med. 2001;27:1868–74.

40. Agarwal R, Jindal SK. Acute exacerbation of idiopathic pulmonary fibrosis: a systematic review. Eur J Int Med. 2008;19:227–35.

41. Kishaba T, Tamaki H, Shimaoka Y, et al. Staging of acute exacerbation in patients with idiopathic pulmonary fibrosis. Lung. 2014;192:141–9.

42. Kang D, Nakayama T, Togashi M, et al. Two forms of diffuse alveolar damage in the lungs of patients with acute respiratory distress syndrome. Hum Pathol. 2009;40:1618–27.

43. Hyzy R, Huang S, Myers J, et al. Acute exacerbation of idiopathic pulmonary fibrosis. Chest. 2007;132:1652–8.

44. Akira M, Kozuka T, Yamamoto S, et al. Computed tomography findings in acute exacerbation of idiopathic pulmonary fibrosis. Am J Respir Crit Care Med. 2008;15(178):372–8.

45. Silva CI, Muller NL, Fujimoto K, et al. Acute exacerbation of chronic interstitial pneumonia: high-resolution computed tomography and pathologic findings. J Thorac Imaging. 2007;22:221–9.

46. Fujimoto K, Taniguchi H, Johkoh T, et al. Acute exacerbation of idiopathic pulmonary fibrosis: high-resolution CT scores predict mortality. Eur Radiol. 2012;22:83–92.

47. Ohshimo S, Ishikawa N, Horimasu Y, et al. Baseline KL-6 predicts increased risk for acute exacerbation of idiopathic pulmonary fibrosis. Respir Med. 2014;108:1031–9.

48. Nagata K, Tomii K, Otsuka K, et al. Serum procalcitonin is a valuable diagnostic marker in

acute exacerbation of interstitial pneumonia. Respirology. 2013;18:439–46.

49. Moeller A, Gilpin SE, Ask K, et al. Circulating fibrocytes are an indicator of poor prognosis in idiopathic pulmonary fibrosis. Am J Respir Crit Care Med. 2009;179:588–94.

50. Raghu G, Collard HR, Egan JJ, et al. An official ATS/ERS/JRS/ALAT statement: idiopathic pulmonary fibrosis: evidence-based guidelines for diagnosis and management. Am J Respir Crit Care Med. 2011;183:788–824.

51. Keogh BA, Bernardo J, Hunninghake GW, et al. Effect of intermittent high dose parenteral corticosteroids on the alveolitis of idiopathic pulmonary fibrosis. Am Rev Respir Dis. 1983;127(1):18–22.

52. Meduri GU, Golden E, Freire AX, et al. Effect of intermittent high dose parenteral corticosteroids on the alveolitis of idiopathic pulmonary fibrosis. Am Rev Respir Dis. 1983;127:18–22.

53. Churg A, Muller NL, Silva CI, et al. Acute exacerbation (acute lung injury of unknown cause) in UIP and other forms of fibrotic interstitial pneumonias. Am J Surg Pathol. 2007;31:277–84.

54. Sakamoto S, Homma S, Miyamoto A, et al. Cyclosporin A in the treatment of acute exacerbation of idiopathic pulmonary fibrosis. Intern Med. 2010;49:109–15.

55. Morawiec E, Tillie-Leblond I, Pansini V, et al. Exacerbations of idiopathic pulmonary fibrosis treated with corticosteroids and cyclophosphamide pulses. Eur Respir J. 2011;38:1487–9.

56. Horita N, Akahane M, Okada Y, et al. Tacrolimus and steroid treatment for acute exacerbation of idiopathic pulmonary fibrosis. Intern Med. 2011;50:189–95.

57. Kubo H, Nakayama K, Yanai M, et al. Anticoagulant therapy for idiopathic pulmonary fibrosis. Chest. 2005;128:1475–82.

58. Noth I, Anstrom KJ, Calvert SB, et al. A placebo-controlled randomized trial of warfarin in idiopathic pulmonary fibrosis. Am J Respir Crit Care Med. 2012;186:88–95.

59. Ishii Y, Kitamura S, Kira S, et al. A phase II clinical study of a neutrophil elastase inhibitor; ONO-5046·Na on acute exacerbation in IIP patients. J Clin Therap Med. 1998;14:397–420 (in Japanese).

60. Ishii Y, Kitamura S, Ando M. A phase III clinical study of a neutrophil elastase inhibitor; ONO-5046·Na on acute exacerbation in IIP patients. J Clin Therap Med. 1998;14:421–46 (in Japanese).

61. Nakamura M, Ogura T, Miyazawa N, et al. Outcome of patients with acute exacerbation of idiopathic interstitial fibrosis (IPF) treated with sivelestat and the prognostic value of serum KL-6 and surfactant protein D. Nihon Kokyuki Gakkai Zasshi. 2007;45:455–9 (in Japanese).

62. Tsushima K, Yamaguchi K, Kono Y, et al. Thrombomodulin for acute exacerbations of idiopathic pulmonary fibrosis: a proof of concept study. Pulm Pharmacol Ther. 2014;29:233–40.

63. Kase Y, Obata T, Okamoto Y, et al. Removal of 2-arachidonylglycerol by direct hemoperfusion therapy with polymyxin B immobilized fibers benefits patients with septic shock. Ther Apher Dial. 2008;12:374–80.

64. Kohro S, Imaizumi H, Yamakage M, et al. Anandamide absorption by direct hemoperfusion with polymixin B-immobilized fiber improves the prognosis and organ failure assessment score in patients with sepsis. J Anesth. 2006;20:11–6.

65. Cruz DN, Antonelli M, Fumagalli R, et al. Early use of polymyxin B hemoperfusion in abdominal septic shock: the EUPHAS randomized controlled trial. JAMA. 2009;301:2445–52.

66. Abe S, Azuma A, Mukae H, et al. Polymyxin B-immobilized fiber column (PMX) treatment for idiopathic pulmonary fibrosis with acute exacerbation: a multicenter retrospective analysis. Intern Med. 2012;51:1487–91.

67. Enomoto N, Mikamo M, Oyama Y, et al. Treatment of acute exacerbation of idiopathic pulmonary fibrosis with direct hemoperfusion using a polymyxin B-immobilized fiber column improves survival. BMC Pulm Med. 2015;15:15.

68. Noble PW, Albera C, Bradford WZ, et al. Pirfenidone in patients with idiopathic pulmonary

fibrosis (CAPACITY): two randomised trials. Lancet. 2011;377:1760–9.

69. Woodcock HV, Molyneaux PL, Maher TM. Reducing lung function decline in patients with idiopathic pulmonary fibrosis: potential of nintedanib. Drug Des Devel Ther. 2013;7:503–10.

70. Lee JS, Collard HR, Anstrom KJ, et al. Anti-acid treatment and disease progression in idiopathic pulmonary fibrosis: an analysis of data from three randomized controlled trials. Lancet Respir Med. 2013;1:369–76.

第 4 章
IPF 的发病机制

上皮损伤后异常修复是否参与 IPF 的基本发病机制?

著　Yasuhiko Nishioka
译　谢晓然　孟　婕

摘要：IPF 的分子发病机制尚不完全清楚，但近来认为上皮损伤和随后的异常修复，而不是慢性炎症，在 IPF 发病中起主要作用。肺泡上皮细胞基因突变倾向可能参与损伤后异常反应。生长因子，如转化生长因子 - β 和血小板源生长因子，是调控肺成纤维细胞的生长和分化至关重要的介质。肺纤维化新的研究方向包括肺成纤维细胞的来源、肺泡上皮的完整性和细胞外基质的溶解。所以需要进一步的研究来阐明 IPF 的肺纤维化机制。

关键词：上皮损伤；成纤维细胞；生长因子；上皮完整性

4.1　IPF 的分子病理机制假说：从炎症到上皮损伤

　　IPF 一直被认为是由肺部慢性炎症引起的。2001 年，提出了一种新的发病机制，即起主要作用的是上皮损伤及其继发的异常修复，而不是慢性炎症[1-2]。损伤发生后，肺泡 II 型上皮细胞（alveolar epithelial type II cells，AEC II）分泌数种能够激活纤维化反应的介质。这些介质中的生长因子如转化生长因子（TGF）- β、血小板源生长因子（PDGF）和成纤维细胞生长因子（FGF），可刺激肺成纤维细胞迁移、增殖和胶原蛋白产生，表明 AEC II 和成纤维细胞之间的相互作用是肺纤维化发生的基础[3-4]。此外，生长因子由肺泡巨噬细胞和纤维细胞产生，一旦促纤维化通路被激活，活化的成纤维细胞分化为肌成纤维细胞，导致细胞外基质（ECM）过度沉积和肺重构，呈现所谓的"蜂窝"样表现[1-4]。IPF 发病机制的新假说如图 4.1 所示。

Y. Nishioka (✉)
Department of Respiratory Medicine and Rheumatology, Institute of Health Biosciences, The
University of Tokushima Graduate School, 3-18-15, Kuramoto-cho, Tokushima 770-8503,
Japan
e-mail: yasuhiko@tokushima-u.ac.jp

© Springer Japan 2016
H. Nakamura, K. Aoshiba (eds.), *Idiopathic Pulmonary Fibrosis*,
DOI 10.1007/978-4-431-55582-7_4

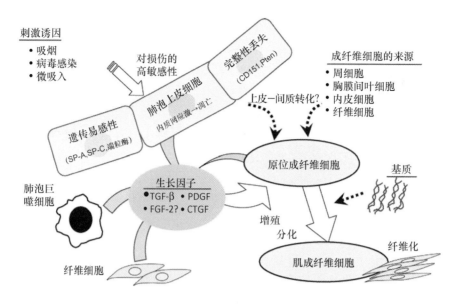

图 4.1   IPF 分子发病机制示意图

4.2 上皮损伤与遗传背景

通过对家族性肺纤维化患者遗传背景的研究，发现多个基因可发生遗传突变。AEC Ⅱ 产生表面活性蛋白 SP-A、SP-B、SP-C、SP-D，对维持肺内稳态发挥作用[5]。SP-B 和 SP-C 具有极强的疏水性，对降低表面张力至关重要，而 SP-A 和 SP-D 属于凝集素蛋白家族，参与宿主防御。在这些基因中，SP-C 基因突变最初在家族性肺纤维化患儿中报道[6-7]。随后在家族性疾病病例中发现 SP-A2 基因突变[8-9]，SP 基因的这些突变导致 AEC Ⅱ 中异常折叠蛋白的堆积。此后，在研究其他突变时发现[10-11]端粒酶基因的突变与端粒酶活性降低有关，与端粒长度呈负相关。一项关于 $terc^{-/-}$ 小鼠的研究也显示远端肺上皮中 AEC Ⅱ 数量减少[12]。此外，ATP 结合盒蛋白 A3（ABCA3）在 AEC Ⅱ 中高度表达，说明 ABCA3 可能参与了表面活性蛋白的转运。ABCA3 基因突变可能导致致命的间质性肺疾病，而后来的报告证实其与儿童间质性肺疾病有关[13-14]。最近，一种常见的 MUC5B 启动子多态性被证实与家族性间质性肺炎有关，尽管 MUC5B 在 IPF 发病机制中的作用尚不清楚[15]。

上述基因突变使 AEC 对各种刺激易感，而且有遗传倾向。然而，这些基因突变在 IPF 的散发病例中似乎很少见[16]。

4.3   IPF 中受损 AEC 的生物学改变

SP-C 或 SP-A2 基因突变导致错误折叠蛋白在 AECs 内质网（ER）中产生并贮积[17-18]。随后内质网应激被诱导，XBP-1、GRP78/BiP、HDJ-2/HSP40 表达上调，caspase3 活化并诱导凋亡。IPF 患者肺上皮细胞 ER 应激增多[19-20]，AECs 凋亡增多[21]。ER 应激可由许多因素引起，例如，病毒（如流感病毒和巨细胞病毒）感染可刺激 AECs 的 ER 应激[20, 22]。此外，暴露于毒素环境（如香烟烟雾）可刺激 AECs 的 ER 应激升高[23]。AECs 衰老与小鼠疱疹病毒诱导的 ER 应激易感性增强有关[24]。这些结果表明，ER 应激和细胞凋亡在特发性和家族性 IPF 发病中可能发挥关键作用，而导致 ER 应激的其他类似机制（如 SP 基因）可能在散发病例中也发挥作用。

内质网应激或 AECs 凋亡是如何促进肺纤维化的？答案还未完全阐明。但最近研究证实 TGF-β 的表达由 ACEs 中 ER 应激调控，而后者又与 SP-A2 基因突变和流感病毒感染有关[20, 25]。ER 应激也可产生 AECs 的内皮 – 间质转化（epithelial-mesenchymal transition，EMT）[26]。由于 AECs 具有多种生物学功能，其与上皮损伤和肺纤维化的关系尚需进一步研究。

4.4 生长因子在肺纤维化进展中的重要作用

如上所述，导致肺纤维化最先发生的病变是 AECs 损伤。然而，在 IPF 患者肺组织中，生长因子除了由 AECs 产生外，还由许多其他细胞产生[27]。有肺纤维化过程中，肺泡巨噬细胞可产生大量可溶性因子。此外，增生的纤维细胞也具有产生促纤维化生长因子的能力。

肺纤维化发生时，转化生长因子 TGF-β 和 PDGF 在肺成纤维细胞激活过程中扮演关键角色。尽管证据有限，其他生长因子包括成纤维细胞生长因子（FGF）、血管内皮生长因子（VEGF）和胰岛素样生长因子（IGF）-1 等可能也参与肺纤维化发病。具有促纤维化活性的主要生长因子总结于表 4.1。

表 4.1 IPF 中的主要生长因子和生物学作用

生长因子	来源细胞					生物学作用			
	内皮细胞	上皮细胞	成纤维细胞	纤维细胞	肌成纤维细胞	增殖	迁移	胶原产生	纤维化
TGF-β	+	+	+	+	+	→	↑	↑↑	↑
PDGF	+	+	+	+	+	↑↑	↑↑	↑	↑
FGF2	−	−	+	+	+	↑	↑	+	↑?

4.4.1 PDGF 和 PDGF 受体

PDGF 是一种分子量为 30 kDa[28] 的同源或异源二聚体分子。PDGF 基因包括 PDGF-A、PDGF-B、PDGF-C、PDGF-D 四种不同的基因，分别位于 7、22、4、11 号染色体上[29-30]。有两种类型的 PDGF 受体（PDGFR），即 α 和 β 型，分子量为 170～180 kDa，由同源或异源二聚体组成。体内研究显示[7]，PDGF-PDGFR 的相互作用多且复杂。体内研究则表明存在限制性结合，如 PDGF-AA 或 CC 与 PDGFR-α 结合、PDGF-BB 与 PDGFR-β

结合[30]。

多种细胞表达 PDGFs，如成纤维细胞、血管内皮细胞、巨噬细胞和血小板/巨核细胞[30]。PDGF 的表达是由各种炎性细胞因子和生长因子调节的，包括 TGF-β 和 PDGF。尽管 PDGFRs 在不同的细胞中都有表达，PDGF 的经典作用靶点是成纤维细胞和平滑肌细胞，且多种刺激能诱导 PDGFRs 的表达。某些细胞只表达 PDGFR-α 或 PDGFR-β 的其中一种，而不同时表达两种受体。

PDGF 是主要的间质细胞的促有丝分裂剂。事实上，PDGF 是成纤维细胞增殖的最强刺激物[28, 30]，小鼠 PDGF-A 基因缺失是致死性的[31]，而出生后仍存活的 PDGF-A 敲除小鼠将发生肺气肿，这是因为缺失含有 PDGFR-α 的肺泡肌成纤维细胞。另一方面，PDGFR-α 敲除小鼠还表现出颅内畸形、肌节形成障碍[32]。PDGF-B 或 PDGFR-β 缺失的小鼠表现为肾、心血管、血液系统发育异常，而肺无异常[33-34]。总之，PDGF-A/PDGFR-α 通路在肺泡分隔发育过程中起作用，因为表达 PDGFR-α 的细胞位于肺泡入口环上，这些细胞呈现肌成纤维细胞的特征[35]。

PDGF 是一种生长因子，在肺纤维化的发病机制中发挥作用[28, 30]。博来霉素（BLM）诱导的肺纤维化动物模型已被用来研究肺纤维化的分子发病机制。例如，Maeda 等[36] 报道，使用半定量逆转录聚合酶链反应（RT-PCR）证明，在 BLM 诱导的肺纤维化小鼠中 PDGF-A 基因的表达增加。Walsh 等[37] 还在 BLM 处理的大鼠支气管肺泡灌洗液中，分别用抗 PDGF-BB 和抗 PDGF-AA 抗体检测到 38～40 kDa 和 29 kDa 的多肽，表明 PDGF 对肺成纤维细胞具有促生长活性。在该研究中，64% 促生长活性被抗 PDGF-BB 抗体中和，15% 促生长活性被抗 PDGF-AA 抗体中和。相反，Zhuo 等人通过 Northern blot 分析[38] 发现，BLM 诱导小鼠肺组织中 PDGF-C 基因表达，而不是 PDGF-A、PDGF-B 或 PDGF-D。然而，Shimizu 等报道 BLM 处理的小鼠肺中 PDGF-A 和 PDGF-B 的 mRNA 和蛋白质水平均升高[39]。此外，将表达 PDGF-B 基因的腺病毒转染到小鼠肺可诱导小鼠发生严重纤维化[40]。根据这些报道，PDGF 亚型在肺纤维化中表达升高，但细节还有待进一步分析。

另一方面，IPF 患者肺上皮细胞和肺泡巨噬细胞中 PDGF 表达升高[41-42]。但 PDGF 在纤维化肺中的表达升高的机制尚不清楚。最近，Gochuico 等人研究了类风湿关节炎合并肺纤维化患者肺泡灌洗液中的生长因子，他们认为 PDGF-AB、PDGF-BB 与肺纤维化的进展阶段有关，TGF-β 或 PDGF-AA 与肺纤维化的进展阶段无关[43]，以此说明了 PDGF-B 在肺纤维化中的重要性。

上述证据表明，靶向 PDGF/PDGFR 信号通路的干预可能对肺纤维化有治疗作用。关于这一假说的研究已经开始，如在肺纤维化动物模型中使用特定的 PDGFR 抑制剂[44]。Rice 等首先发现，PDGFR 的酪氨酸激酶抑制剂（TKI）AG1296 可以抑制五氧化二钒（V_2O_5）诱导的大鼠肺纤维化进展。此外，甲磺酸伊马替尼（美国的 Gleevec，欧洲的 Glivec）已经上市，伊马替尼除了抑制 bcr-abl 和 c-kit[46] 外，还抑制 PDGFR。伊马替尼在各种肺纤维化模型中的抗纤维化作用已得到广泛的验证，有报道称伊马替尼能强烈抑制肺纤维化的发生[47-49]。此外，Yoshida 等报道，将 PDGFR-β 胞外结构域基因转入到体内可减少 BLM 诱导的肺纤维化的发生[50]。最近，尼洛替尼，另一种与伊马替尼相似的化合物，被报道具有比伊马替尼更高的抗纤维化活性[51]。这些观察表明 PDGF/PDGFR 轴是肺纤维化的潜在治疗靶点。

4.4.2 FGF 和 FGF 受体

FGF 和 FGF 受体（FGFR）可能参与肺纤维化的发生。FGF/FGFR 家族由 18 个 FGF 配体和 4 个 FGFRs 组成[52-53]。选择性剪接 FGFR1 ～ 3 基因结构域Ⅲ可产生两种不同的亚型：上皮组织中的Ⅲ b 和间质组织中的Ⅲ c。硫酸肝素糖胺聚糖（HSGAG）可分别与 FGF 和 FGFR 结合，促进 FGF 与 FGFR 形成稳定的二聚体，不同的 FGFs 特异性结合不同的受体[54]。

FGF 的生理功能复杂，有研究分别用体外和转基因小鼠体内实验评价了 FGF 蛋白的作用[52-54]。最初，由于 FGFs 具有促有丝分裂、趋化和血管生成活性，FGF 的生物学特性在癌症中得到了广泛的研究。此外，FGFs 敲除小鼠被用来证实 FGFs 在各种器官胚胎发育中的作用。但大多数 FGFs/FGFRs 的生理作用尚不清楚。$Fgf1^{-/-}$ 和 $Fgf2^{-/-}$ 小鼠都是存活可育的，都表现为血管系统的某些畸形，给予外源性 FGF-2 后则可诱导内皮细胞、平滑肌细胞和成纤维细胞增殖。

在 FGF-2（基础 FGF）中观察到了 FGFs 的促纤维化活性。例如，Hetzel 等报道了 FGF-2 对肺成纤维细胞的增殖活性[55]，与正常人成纤维细胞相比，IPF 来源的成纤维细胞对 FGF-2、IGF-1、EGF 的反应减弱。同时，Kanazawa 等报道了这些化合物有促进皮肤成纤维细胞迁移的活性[56]，但 FGF-2 并不能刺激肺成纤维细胞产生纤连蛋白。关于 IPF 患者中 FGF-2 在肺中定位的数据很少，已报道在 BLM 处理的小鼠肺中 FGF-2 mRNA 的表达上调[57]。虽然免疫组化染色显示 FGF-2 在炎症细胞中表达，但 FGF-2/FGFR 轴在小鼠肺纤维化模型中的作用尚不清楚。Ju 等报道，可溶性 FGFR2c 胞外结构域能显著降低 TGF-β 诱导的肺纤维化小鼠纤维化程度[58]。然而，Guzy 等最近报道，BLM 诱导的 $Fgf-2^{-/-}$ 小鼠死亡率增加，是由于肺上皮细胞损伤，而对肺纤维化无影响[57]。目前，关于 FGF-2 在小鼠或人类肺纤维化发病机制中的作用还没有明确的结论。

据报道，与 FGF-2 不同，FGF-1 是一种抗纤维化因子。FGF-1 可逆转 TGF-β 诱导的肺纤维化，如减少 α -SMA 的表达[59]。此外，FGF-1 可降低Ⅰ型胶原蛋白的表达，并诱导肺成纤维细胞凋亡[60-61]。

目前很难全面阐明 FGF/FGFR 在 IPF 发病机制中的作用。尽管目前不能详细分析 FGF/FGFR 的每个亚型，在肺纤维化模型中使用 FGFR 特异性抑制剂可能有助于阐明 FGF/FGFR 的作用。

4.4.3 VEGF 和 VEGF 受体

VEGF 和 VEGF 受体在血管生成的生理和病理中均起关键作用[62]。VEGF 家族包括 7 个成员：VEGF-A、VEGF-B、VEGF-C、VEGF-D、VEGF-E、PIGF 和 svVEGF。而 VEGF 受体包括 3 个成员：VEGFR1、VEGFR2 和 VEGFR3。VEGF-A 在血管生成中起关键作用。Ebina 等报道在 IPF 早期肺内 CD34 阳性血管数量增加[63]。尽管 Antoniou 发现在肺纤维化患者 BAL 中 VEGF 水平升高，血管生成在肺纤维化发展中的作用尚未确定[64]。关于 VEGF 与肺纤维化之间关系的证据非常有限。Farkas 等人报道了 VEGF-A 对肺成纤维细胞的直接影响，发现 VEGF-A 增强了 TGF-β 诱导的 I 型胶原蛋白的表达[65]。此外，Hamada 等证明，在 BLM 诱导的小鼠模型中，可溶性 *flt-1* 基因治疗可减少肺纤维化[66]。另一方面，Ou 等报道 VEGFR-2 拮抗剂 SU5416 可以减轻 BLM 诱导的小鼠肺纤维化[67]。这些报道提示了 VEGF 可能具有促纤维化作用，但目前仍不清楚 VEGF/VEGFR 各亚型的作用。

4.4.4   TGF-β 和 TGF-β 受体

TGF-β/TGF-β 受体复合体信号通路很复杂[68-69]。人类 TGF-β 配体有三个亚型，即 TGF-β1、TGF-β2、TGF-β3，其中 TGF-β1 是导致肺纤维化的主要亚型[70]。TGF-β 的配体结合位点是 TGF-β 受体 I（TβR I）（ALK5）和 TβR II 上的丝氨酸 / 苏氨酸激酶受体二聚体。TGF-β 与这些受体的结合由多种分子调控，包括潜在 TGF-β 结合蛋白（LTBP）和整合素 αvβ6。细胞质中的信号通路也很复杂。TGF-β 通过经典 Smad 通路和非 Smad 通路调节肺纤维化。TGF-β 的生物活性是非常多效的，且取决于细胞类型和病理状态。其常见的功能是抑制细胞增殖，调节细胞外基质，抑制免疫反应，诱导上皮-间质转化（EMT）[69]。因此，TGF-β 被认为在肺纤维化的发病机制中发挥核心作用。

已有报道，IPF 中 TGF-β 的表达上调，特别是在 AECs 中[71]。TGF-β 刺激肺成纤维细胞中胶原蛋白的迁移和产生[68-69]。此外，TGF-β 可以抑制成纤维细胞凋亡。最近的研究表明 TGF-β 在 BLM 诱导的肺纤维化中发挥作用[72-74]。Andorianifahanana 等发现 TGF-β 致纤维化反应需要 PDGF 和 ErbB 受体酪氨酸激酶的共同作用[75]。当然，TGF-β 的功能部分是由 CTGF 和 FGF-2 来介导的[76-77]。根据这些报道，TGF-β 致纤维化作用受到其他生长因子调节，包括 PDGF、EGF、CTGF、FGF-2，表明 TGF-β 在肺纤维化中的作用可能被高估了。TGF-β 靶向治疗中的另一个问题是阻断 TGF-β 信号通路后将引起持久的炎症[78-79]。因此，进一步的研究需要完全理解和调控 TGF-β 信号通路。

4.4.5   肺成纤维细胞的来源及其在肺纤维化中的作用

肺成纤维细胞被认为是在胚胎发育过程中从中胚层分化出来的，以驻留在肺间质内的成纤维细胞形式存在[80]。然而，最近发现了肺成纤维细胞的其他来源[81]。2004 年，Hashimoto 等清楚地证明了 BLM 小鼠肺内骨髓源性成纤维细胞的存在[82]。这些细胞的典型表型为 CD45 和胶原蛋白阳性，说明这些细胞与纤维细胞的特征是一致的[83]。Phillips 等也报道了 BLM 模型中这种纤维细胞的存在，并进一步证实了纤维细胞的转运依赖于 CXCL12/CXCR4 轴[84]。在 IPF 中，进展性纤维化或急性加重的患者其外周血中纤维细胞数量增多[85]。循环纤维细胞通过产生生长因子，诱导小鼠组织固有成纤维细胞分泌胶原蛋白[86-89]。纤维细胞在 IPF 中的意义还有待进一步研究。

成纤维细胞的另一个来源被认为是 EMT。2005 年 Willis 等报道，与 IPF 肺中一样，AECs 在体外发生 EMT[90]。根据他们的数据，在 IPF 的病例里都发现了表达 SP-B 前体和 α-SMA 的 AECs。King 等也报道了在 BLM 肺纤维化模型中存在表达 SP-C 前体和 α-SMA 的 EMT 源性成纤维细胞[91]，Tanjore 发现 BLM 模型小鼠中存在 EMT 源性细胞（S100A4$^+$SP-C$^+$），还发现表达 α-SMA 的肌成纤维细胞不是来源于 EMT[92]。随后，Rock 等使用共聚焦显微镜分析证明 α-SMA 阳性细胞或 S100A4$^+$细胞不是来源于 EMT[93]。虽然这些结果提示 EMT 在肺纤维化发病机制中的作用可以忽略不计，但仍不能排除 EMT 在局部发生的可能性，也不能排除分化不完全的 AECs 通过产生多种介质发挥作用，虽然不是 ECM。

据报道，在体外 TGF-β 可刺激胸膜间皮细胞（PMCs）转变为成纤维细胞[94]。在转入肾母细胞瘤 -1 启动子的 GFP 重组小鼠中，发现进入肺部的 PMCs 表达 α-SMA[95]。虽然在 IPF 肺的胸膜下区域可以检测到 PMCs 来源的肌成纤维细胞，但这些细胞数量减少，说明 PMCs 并不是 IPF 中肌成纤维细胞的主要来源[95]。同时，内皮细胞是肺的主要组成细胞。Hashimoto 等报道内皮细胞在体外和小鼠体内都能分化为成纤维细胞[96]。内皮-间质转化（endothelial-mesenchymal transition，EndoMT）在人 IPF 中是否有助于纤维化的发生还需要进一步的研究。近年来，周细胞作为肺成纤维细胞的一种新的来源成为人们关注的焦点。周细胞是一种特殊的间充质细胞，与内皮细胞共用一层基底膜。Hung 等在转基因小鼠中使用 foxd1 成像系统发现，在 BLM 处理的小鼠肺内，45% ～ 68% 的肌成纤维细胞来源于周细胞[97]。在未来的研究中，还将进一步分析肺内的周细胞。

4.4.6 肺泡上皮完整性丧失和肺纤维化

上皮完整性可能影响 IPF 的发病。Tsujino 等发现 CD151$^{-/-}$小鼠自发发展为年龄相关性肺纤维化，对 BLM 诱导的肺纤维化易感性增加[98]。CD151 是一种四次跨膜蛋白，表达在 AECs 的基底外侧表面，与整合素 α3β1 结合，保持上皮完整性以维持 AECs 基底膜的附着力。在 IPF 的 AECs 中，CD151 的表达明显下调。在 10 号染色体（Pten）上磷酸酶和同源张力蛋白缺失的小鼠中也观察到类似的现象。Pten 是一种多功能磷酸酶，负调控 PI3K/Akt 通路。Miyoshi 等的研究表明，AECs 中 Pten 的下调导致细胞紧密连接功能障碍，加重 BLM 诱导的肺纤维化[99]。此外，Pten 缺失小鼠肺内 Akt 磷酸化增强，抑制剂阻断 Akt 可使肺纤维化减轻。此外，IPF 动物肺中 Pten 表达下降，Akt 磷酸化增强，Pten 缺失小鼠 AECs 表面活性蛋白表达减少[100]。然而，上皮完整性的丧失是否是 IPF 的致病因素仍未确定。相较于 CD151 缺失小鼠，Pten 缺失小鼠的肺纤维化并不依赖于 TGF-β 信号通路。因此，在 IPF 中，上皮完整性障碍可能是肺纤维化进展的关键和基础。

4.4.7 ECM 降解和纤维化

肺纤维化与 ECM 降解有关。IPF 患者出现的不可逆纤维化可能与 ECM 异常降解有关。众所周知，基质金属蛋白酶（matrix metalloproteinases，MMPs）及其抑制剂之间的平衡在理论上对 ECM 代谢至关重要。利用微阵列分析确定的基因表达谱表明，多种 MMPs 与小鼠和 IPF 患者肺纤维化有关[101-103]。然而，缺乏 MMP-3 或 MMP-7 的小鼠不会出现 BLM 诱导的肺纤维化。另一方面，MMP-19$^{-/-}$小鼠肺纤维化明显增强，说明 MMPs 的作用复杂，包括直接作用、间接作用和相互作用。最近，LeBleu 等在肾纤维化模型中发现了新型丝氨酸蛋白酶 Prss35 和 Prss23 的一种新型蛋白酶抑制剂，即人类附睾蛋白（HE)-4[104]。此外，HE-4 中和抗体能显著改善小鼠肾纤维化。因此，肺中与 ECM 代谢相关的特定分子可能对肺纤维化的调控具有重要意义。

关于细胞外基质的另一个有趣的问题是 IPF 肺的硬度。Booth 等报道了是基质在调节促纤维化表型中起重要作用，而不是细胞（成纤维细胞）[105]。

4.4.8 结论

IPF 的病因尚不完全清楚，本章总结了近年来对 IPF 分子发病机制的认识。另外，IPF 在临床表型和发病机制上无疑具有异质性。因此，很难充分地探讨 IPF 病例纤维形成的特点。未来，遗传学、蛋白质组学和机械科学（即显微技术）领域的最新技术可能有助于澄清剩余的问题，特别是最根本的问题"什么是 IPF？"。

参考文献

1. Gross TJ, Hunninghake GW. Idiopathic pulmonary fibrosis. N Engl J Med. 2001;345:517–25.
2. Selman M, King Jr TE, Pardo A. Idiopathic pulmonary fibrosis: prevailing and evolving hypotheses about its pathogenesis and implications for therapy. Ann Intern Med. 2001;134:136–51.
3. White ES, Lazar MH, Thannickal VJ. Pathogenetic mechanisms in usual interstitial pneumonia/idiopathic pulmonary fibrosis. J Pathol. 2003;201:343–54.
4. King Jr TE, Pardo A, Selman M. Idiopathic pulmonary fibrosis. Lancet. 2011;378:1949–61.
5. Wright JR. Immunoregulatory functions of surfactant proteins. Nat Rev Immunol. 2005;5:58–68.
6. Nogee LM, Dunbar 3rd AE, Wert SE, et al. A mutation in the surfactant protein C gene associated with familial interstitial lung disease. N Engl J Med. 2001;344:573–9.
7. Brasch F, Griese M, Tredano M, et al. Interstitial lung disease in a baby with a de novo mutation in the SFTPC gene. Eur Respir J. 2004;24:30–9.
8. Wang Y, Kuan PJ, Xing C, et al. Genetic defects in surfactant protein A2 are associated with pulmonary fibrosis and lung cancer. Am J Hum Genet. 2009;84:52–9.
9. Maitra M, Cano CA, Garcia CK. Mutant surfactant A2 proteins associated with familial pulmonary fibrosis and lung cancer induce TGF-β1 secretion. Proc Natl Acad Sci U S A. 2012;109:21064–9.
10. Armanios MY, Chen JJ-L, Cogan JD, et al. Telomerase mutations in families with idiopathic pulmonary fibrosis. N Engl J Med. 2007;356:1317–26.
11. Tsakiri KD, Cronkhite JT, Kuan PJ, et al. Adult-onset pulmonary fibrosis caused by mutations in telomerase. Proc Natl Acad Sci U S A. 2007;104:7552–7.
12. Lee J, Reddy R, Barsky L, et al. Lung alveolar integrity is compromised by telomere shortening in telomerase-null mice. Am J Physiol Lung Cell Mol Physiol. 2009;296:L57–70.
13. Shulenin S, Nogee LM, Annilo T, et al. ABCA3 gene mutations in newborns with fatal surfactant deficiency. N Engl J Med. 2004;350:1296–303.
14. Bullard JE, Wert SE, Whitsett JA, et al. ABCA3 mutations associated with pediatric

interstitial lung disease. Am J Respir Crit Care Med. 2005;172:1026–31.

15. Seibold MA, Wise AL, Speer MC, et al. A common MUC5B promoter polymorphism and pulmonary fibrosis. N Engl J Med. 2011;364:1503–12.

16. Garcia CK. Idiopathic pulmonary fibrosis: update on genetic discoveries. Proc Am Thor Soc. 2011;8:158–62.

17. Mulugeta S, Nguyen V, Russo SJ, et al. A surfactant protein C precursor protein BRICHOS domain mutation causes endoplasmic reticulum stress, proteasome dysfunction, and caspase 3 activation. Am J Respir Cell Mol Biol. 2005;32:521–30.

18. Maitra M, Wang Y, Gerard RD, et al. Surfactant protein A2 mutations associated with pulmonary fibrosis lead to protein instability and endoplasmic reticulum stress. J Biol Chem. 2010;285:22103–13.

19. Korfei M, Ruppert C, Mahavadi P, et al. Epithelial endoplasmic reticulum stress and apoptosis in sporadic idiopathic pulmonary fibrosis. Am J Respir Crit Care Med. 2008;178:838–46.

20. Lawson WE, Crossno PF, Polosukhin VV, et al. Endoplasmic reticulum stress in alveolar epithelial cells is prominent in IPF: association with altered surfactant protein processing and herpesvirus infection. Am J Physiol Lung Cell Mol Physiol. 2008;294:L1119–26.

21. Kuwano K, Kunitake R, Kawasaki M, et al. P21Waf1/Cip1/Sdi1 and p53 expression in association with DNA strand breaks in idiopathic pulmonary fibrosis. Am J Respir Crit Care Med. 1996;154:477–83.

22. Roberson EC, Tully JE, Guala AS, et al. Influenza induces endoplasmic reticulum stress, caspase-12-dependent apoptosis, and c-Jun N-terminal kinase-mediated transforming growth factor-β release in lung epithelial cells. Am J Respir Cell Mol Biol. 2011;46:573–81.

23. Jorgensen E, Stinson A, Shan L, et al. Cigarette smoke induces endoplasmic reticulum stress and the unfolded protein response in normal and malignant human lung cells. BMC Cancer. 2008;8:229.

24. Torres-Gonzalez E, Bueno M, Tanaka A, et al. Role of endoplasmic reticulum stress in age-related susceptibility to lung fibrosis. Am J Respir Cell Mol Biol. 2012;46:748–56.

25. Marita M, Cano CA, Garcia CK. Mutant surfactant A2 proteins associated with familial pulmonary fibrosis and lung cancer induce TGF-β1 secretion. Proc Natl Acad Sci U S A. 2012;109:21064–9.

26. Tanjore H, Cheng DS, Degryse AL, et al. Alveolar epithelial cells undergo epithelial-to-mesenchymal transition in response to endoplasmic reticulum stress. J Biol Chem. 2011;286:30972–80.

27. Gharaee-Kermani M, Gyetko MR, Hu B, et al. New insights into the pathogenesis and treatment of idiopathic pulmonary fibrosis: a potential role for stem cells in the lung parenchyma and implications for therapy. Pharm Res. 2007;24(5):819–41.

28. Herdin CH, Westermark B. Mechanism of action and in vivo role of platelet-derived growth factor. Physiol Rev. 1999;79:1283–316.

29. Li X, Eriksson U. Novel PDGF family members. PDGF-C and PDGF-D. Cytokine Growth Factor Rev. 2003;14:91–8.

30. Andrae J, Gallini R, Betsholtz C. Role of platelet-derived growth factors in physiology and medicine. Genes Dev. 2008;22:1276–312.

31. Boström H, Willetts K, Pekny M, et al. PDGF-A signaling is a critical event in lung alveolar myofibroblast development and alveogenesis. Cell. 1996;14:863–73.

32. Soriano P. The PDGFα receptor is required for neural crest cell development and for normal patterning of the somites. Development. 1997;124:2691–700.

33. Levéen P, Pekny M, Gebre-Medhin S, et al. Mice deficient for PDGF B show renal, cardiovascular, and hematological abnormalities. Genes Dev. 1994;8:1875–87.

34. Soriano P. Abnormal kidney development and hematological disorders in PDGF beta-receptor mutant mice. Genes Dev. 1996;8:1888–96.

35. McGowan SE, Grossmann RE, Kimani PW, et al. Platelet-derived growth factor receptor-alpha-expressing cells localize to the alveolar entry ring and have characteristics of myofibroblasts during pulmonary alveolar septal formation. Anat Rec (Hoboken). 2008;291:1649–61.

36. Maeda A, Hiyama K, Yamakido H, et al. Increased expression of platelet-derived growth factor A and insulin-like growth factor-I in BAL cells during the development of bleomycin-induced pulmonary fibrosis in mice. Chest. 1996;109:780–6.

37. Walsh J, Absher M, Kelley J. Variable expression of platelet-derived growth factor family proteins in acute lung injury. Am J Respir Cell Mol Biol. 1993;9:637–44.

38. Zhou Y, Zheng J, Laboy M, et al. Modulation of PDGF-C and PDGF-D expression during bleomycin-induced lung fibrosis. Am J Physiol Lung Cell Mol Physiol. 2004;286:L182–8.

39. Shimizu S, Gabazza EC, Taguchi O, et al. Activated protein C inhibits the expression of platelet-derived growth factor in the lung. Am J Respir Crit Care Med. 2003;167:1416–26.

40. Yoshida M, Sakuma J, Hayashi S, et al. A histologically distinctive interstitial pneumonia induced by overexpression of the interleukin 6, transforming growth factor beta 1, or platelet-derived growth factor B gene. Proc Natl Acad Sci U S A. 1995;92:9570–4.

41. Antoniades HN, Bravo MA, Avila RE, et al. Platelet-derived growth factor in idiopathic pulmonary fibrosis. J Clin Invest. 1990;86:1055–64.

42. Homma S, Nagaoka I, Abe H, et al. Localization of platelet-derived growth factor and insulin-like growth factor I in the fibrotic lung. Am J Respir Crit Care Med. 1995;152:2084–9.

43. Gochuico BR, Avila NA, Chow CK, et al. Progressive preclinical interstitial lung disease in rheumatoid arthritis. Arch Intern Med. 2008;168:159–66.

44. Nishioka Y, Azuma M, Kishi M, et al. Targeting platelet-derived growth factor as a therapeutic approach in pulmonary fibrosis. J Med Invest. 2013;60(3, 4):175–83.

45. Druker BJ, Tamura S, Buchdunger E, et al. Effects of s selective inhibitor of the abl tyrosine kinase on the growth of bcr-abl positive cells. Nat Med. 1996;2:561–6.

46. Rice AB, Moomaw CR, Morgan DL, et al. Specific inhibitors of platelet-derived growth factor or epidermal growth factor receptor tyrosine kinase reduce pulmonary fibrosis in rats. Am J Pathol. 1999;55:213–21.

47. Aono Y, Nishioka Y, Inayama M, et al. Imatinib as a novel antifibrotic agent in bleomycin-induced pulmonary fibrosis in mice. Am J Respir Crit Care Med. 2005;171:1279–85.

48. Daniels CE, Wilkes MC, Edens M, et al. Imatinib mesylate inhibits the profibrogenic activity of TGF-β and prevents bleomycin-mediated lung fibrosis. J Clin Invest. 2004;114:1308–16.

49. Abdollahi A, Li M, Ping G, et al. Inhibition of platelet-derived growth factor signaling attenuates pulmonary fibrosis. J Exp Med. 2005;201:925–35.

50. Yoshida M, Sakuma-Mochizuki J, Abe K, et al. In vivo gene transfer of an extracellular domain of platelet-derived growth factor beta receptor by the HVJ-liposome method ameliorates bleomycin-induced pulmonary fibrosis. Biochem Biophys Res Commun. 1999;265:503–8.

51. Rhee CK, Lee SH, Yoon HK, et al. Effect of nilotinib on bleomycin-induced acute lung injury and pulmonary fibrosis in mice. Respiration. 2011;82:273–87.

52. Turner N, Grose R. Fibroblast growth factor signaling: from development to cancer. Nat Rev Cancer. 2010;10:116–20.

53. Beenken A, Mohammadi M. The FGF family: biology, pathophysiology and therapy. Nat Rev Drug Discov. 2009;8:235–53.

54. Powers CJ, McLeskey SW, Wellstein A. Fibroblast growth factors, their receptors and signaling. Endocr-Relat Cancer. 2000;7:165–97.

55. Hetzel M, Bachem M, Anders D, et al. Different effects of growth factors on proliferation and matrix production of normal and fibrotic human lung fibroblasts. Lung. 2005;183:225–37.

56. Kanazawa S, Fujiwara T, Matsuzaki S, et al. bFGF regulates PI3-kinase-Rac1-JNK pathway

and promotes fibroblast migration in wound healing. PLoS One. 2010;5, e12228.

57. Guzy RD, Stoilov I, Elton TJ, et al. Fibroblast growth factor 2 is required for epithelial recovery, but not for pulmonary fibrosis, in response to bleomycin. Am J Respir Cell Mol Biol. 2015;52:116–28.

58. Ju W, Zhihong Y, Zhiyou Z, et al. Inhibition of α-SMA by the ectodomain of FGFR2c attenuates lung fibrosis. Mol Med. 2012;18:992–1002.

59. Ramos C, Becerril C, Montano M, et al. FGF-1 reverts epithelial-mesenchymal transition induced by TGF-β1 through MAPK/ERK kinase pathway. Am J Physiol Lung Cell Mol Physiol. 2010;299:L222–31.

60. Ramos C, Montano M, Becerril C, et al. Acidic fibroblast growth factor decreases a-smooth muscle actin expression and induces apoptosis in human normal lung fibroblasts. Am J Physiol Lung Cell Mol Physiol. 2006;291:L871–9.

61. Becerril C, Pardo A, Montano M, et al. Acidic fibroblast growth factor induces an antifibrogenic phenotype in human lung fibroblasts. Am J Respir Cell Mol Biol. 1999;20:1020–7.

62. Shibuya M. Vascular endothelial growth factor receptor-1 (VEGFR-1/Flt-1): a dual regulator for angiogenesis. Angiogenesis. 2006;9:225–30.

63. Ebina M, Shimizukawa M, Shibata N, et al. Heterogeneous increase in CD34-positive alveolar capillaries in idiopathic pulmonary fibrosis. Am J Respir Crit Care Med. 2004;169 (11):1203–8.

64. Antoniou KM, Soufla G, Proklou A, et al. Different activity of the biological axis VEGF-Flt-1 (fms-like tyrosine kinase 1) and CXC chemokines between pulmonary sarcoidosis and idiopathic pulmonary fibrosis: a bronchoalveolar lavage study. Clin Dev Immunol. 2009;2009:537929.

65. Farkas L, Farkas D, Ask K, et al. VEGF ameliorates pulmonary hypertension through inhibition of endothelial apoptosis in experimental lung fibrosis in rats. J Clin Invest. 2009;119:1298–311.

66. Hamada N, Kuwano K, Yamada M, et al. Anti-vascular endothelial growth factor gene therapy attenuates lung injury and fibrosis in mice. J Immunol. 2005;175:1224–31.

67. Ou X-M, Li W-C, Liu D-S, et al. VEGFR-2 antagonist SU5416 attenuates bleomycin-induced pulmonary fibrosis. Int Immunopharmacol. 2009;9:70–9.

68. Varga J, Pasche B. Transforming growth factor b as a therapeutic target in systemic sclerosis. Nat Rev Rheumatol. 2009;5:200–6.

69. Akhurst R, Hata A. Targeting the TGFβ signaling pathway in disease. Nat Rev Drug Discov. 2012;11:790–812.

70. Coker RK, Laurent GJ, Shahzeidi S, et al. Transforming growth factors-β1, −β2, and -β3 stimulate fibroblast procollagen production in vitro but are differentially expressed during bleomycin-induced lung fibrosis. Am J Pathol. 1997;150:981–91.

71. Khalil N, O'Connor RN, Unruh HW, et al. Increased production and immunohistochemical localization of transforming growth factor-beta in idiopathic pulmonary fibrosis. Am J Respir Cell Mol Biol. 1991;150:981–91.

72. Sime PJ, Xing Z, Graham FL, et al. Adenovector-mediated gene transfer of active transforming growth factor-beta1 induces prolonged severe fibrosis in rat lung. J Clin Invest. 1997;100:768–76.

73. Wang Q, Wang Y, Hyde DM, et al. Reduction of bleomycin induced lung fibrosis by transforming growth factor beta soluble receptor in hamsters. Thorax. 1999;54:805–12.

74. Zhao J, Shi W, Wang YL, et al. Smad3 deficiency attenuates bleomycin-induced pulmonary fibrosis in mice. Am J Physiol Lung Cell Mol Physiol. 2002;282:L585–93.

75. Andrianifahanana M, Wilkes MC, Gupta SK, et al. Profibrotic TGFb responses require the cooperative action of PDGF and ErbB receptor tyrosine kinases. FASEB J. 2013;27:4444–54.

76. Li C-M, Khosla J, Pagan I, et al. TGF-β1 and fibroblast growth factor-1 modify fibroblast

growth factor-2 production in type II cells. Am J Physiol Lung Cell Mol Physiol. 2000;279: L1038–46.

77. Kucich U, Rosenbloom JC, Herrick DJ, et al. Signaling events required for transforming growth factor-beta stimulation of connective tissue growth factor expression by cultured human lung fibroblasts. Arch Biochem Biophys. 2001;395(1):103–12.

78. Horan GS, Wood S, Ona V, et al. Partial inhibition of integrin αvβ6 prevents pulmonary fibrosis without exacerbating inflammation. Am J Respir Crit Care Med. 2008;177:56–65.

79. Puthawala K, Hadjiangelis N, Jacoby SC, et al. Inhibition of integrin αvβ6, an activator of latent transforming growth factor-β, prevents radiation-induced lung fibrosis. Am J Respir Crit Care Med. 2008;177:82–90.

80. Dunsmore SE, Shapiro SD. The bone marrow leases its scar: new concepts in pulmonary fibrosis. J Clin Invest. 2004;113:180–2.

81. Garantziotis S, Steele MP, Schwartz DA. Pulmonary fibrosis: thinking outside of the lung. J Clin Invest. 2004;114:319–21.

82. Hashimoto N, Jin H, Liu T, et al. Bone marrow-derived progenitor cells in pulmonary fibrosis. J Clin Invest. 2004;113:243–52.

83. Bucala R, Spiegel LA, Chesney J, et al. Circulating fibrocytes define a new leukocyte subpopulation that mediates tissue repair. Mol Med. 1994;1:71–81.

84. Phillips RJ, Burdick MD, Hong K, et al. Circulating fibrocytes traffic to the lungs in response to CXCL12 and mediates fibrosis. J Clin Invest. 2004;114:438–46.

85. Reilkoff RA, Bucala R, Herzog E. Fibrocytes: emerging effector cells in chronic inflamma-tion. Nat Rev Immunol. 2011;11:427–35.

86. Abe S, Okazaki H, Kishi M, et al. Fibrocytes regulates lung fibroblast activation. Am J Respir Crit Care Med. 2012;185:A4460.

87. Kleaveland KR, Velikoff M, Yang J, et al. Fibrocytes are not an essential source of type I collagen during lung fibrosis. Am J Respir Cell Mol Biol. 2014;193:5229–39.

88. Aono Y, Ledford JG, Mukherjee S, et al. Surfactant protein-D regulates effector cell function and fibrotic lung remodeling in response to bleomycin injury. Am J Respir Crit Care Med. 2012;185(5):525–36.

89. Aono Y, Kishi M, Yokota Y, et al. Role of PDGF/PDGFR axis in the trafficking of circulating fibrocytes in pulmonary fibrosis. Am J Respir Cell Mol Biol. 2014;51(6):793–801.

90. Willis BC, Liebler JM, Luby-Phelps K, et al. Induction of epithelial-mesenchymal transition in alveolar epithelial cells by transforming growth factor-β1. Am J Pathol. 2005;166:1321–32.

91. Kim KK, Kugler MC, Wolters PJ, et al. Alveolar epithelial cell mesenchymal transition develops in vivo during pulmonary fibrosis and is regulated by the extracellular matrix. Proc Natl Acad Sci U S A. 2006;103:13180–5.

92. Tanjore H, Xu XC, Polosukhin VV, et al. Contribution of epithelial-derived fibroblasts to bleomycin-induced lung fibrosis. Am J Respir Crit Care Med. 2009;180:657–65.

93. Rock JR, Barkauskas CE, Cronce MJ, et al. Multiple stromal populations contribute to pulmonary fibrosis without evidence for epithelial to mesenchymal transition. Proc Natl Acad Sci U S A. 2011;108:E1475–83.

94. Nasreen N, Mohammed KA, Mubarak KK, et al. Pleural mesothelial cell transformation into myofibroblasts and haptotactic migration in response to TGF-b1 in vitro. Am J Physiol Lung Cell Mol Physiol. 2009;297:L115–24.

95. Mubarak KK, Montes-Worboys A, Regev D, et al. Parenchymal trafficking of pleural mesothelial cells in idiopathic pulmonary fibrosis. Eur Respir J. 2012;39:133–40.

96. Hashimoto N, Phan SH, Imaizumi K, et al. Endothelial– mesenchymal transition in bleomycin-induced pulmonary fibrosis. Am J Respir Cell Mol Biol. 2012;43:161–72.

97. Hung C, Linn G, Chow Y-H, et al. Role of lung pericytes and resident fibroblasts in the pathogenesis of pulmonary fibrosis. Am J Respir Crit Care Med. 2013;188:820–30.

98. Tsujino K, Takeda Y, Arai T, et al. Tetraspanin CD151 protects against pulmonary fibrosis by maintaining epithelial integrity. Am J Respir Crit Care Med. 2012;186(2):170–80.

99. Miyoshi K, Yanagi S, Kawahara K, et al. Epithelial Pten controls acute lung injury and fibrosis by regulating alveolar epithelial cell integrity. Am J Respir Crit Care Med. 2013;187:262–75.

100. Yanagi S, Kishimoto H, Kawahara K, et al. Pten controls lung morphogenesis, bronchioalveolar stem cells, and onset of lung adenocarcinomas in mice. J Clin Invest. 2007;117:2929–40.

101. Zuo F, Kaminski N, Eugui E, et al. Gene expression analysis reveals matrilysin as a key regulator of pulmonary fibrosis in mice and humans. Proc Natl Acad Sci U S A. 2002;99:6292–7.

102. Yamashita CM, Dolgonos L, Zemans RL, et al. matrix metalloproteinase 3 is a mediator of pulmonary fibrosis. Am J Pathol. 2011;179:1733–45.

103. Yu G, Kovkarova-Naumovski E, Jara P, et al. matrix metalloproteinase 19 is a key regulator of lung fibrosis in mice and humans. Am J Repir Crit Care Med. 2012;186:752–62.

104. LeBleu VS, Teng Y, O'Connell JT, et al. Identification of human epididymis protein-4 as a fibroblast-derived mediator of fibrosis. Nat Med. 2013;19(2):227–31.

105. Booth AJ, Hadley R, Cornett AM, et al. Acellular normal and fibrotic human lung matrices as a culture system for in vitro investigation. Am J Respir Crit Care Med. 2012;186:866–76.

第二部分

诊　断

第 5 章
IPF 特异性血清标志物

KL-6、SP-A 和 SP-D 有何意义?

著　Hirofumi Chiba 和 Hiroki Takahashi

译　李蒙禹　杨　威

摘要：特发性肺纤维化（IPF）是一种特殊的病因不明的慢性、进行性纤维化性间质性肺炎，其中肺功能进行性恶化和预后不良（中位生存期约 3 年）为其主要临床特征。IPF 患者的临床病程的个体差异较大，因此监测疾病临床进程及预测预后对 IPF 的最佳治疗是十分重要的。血清生物标志物是一类侵袭性较小且可重复的诊断工具，因此针对 IPF 患者有效的生物标志物的需求一直很强烈，然而目前尚无被广泛认可的生物标志物。在日本，表面活性蛋白 A（SP-A）、SP-D 和 KL-6 在临床上常被用作间质性肺炎（含 IPF）的血清生物标志物，相关经验数据已累积超过 10 年。SP-A 和 SP-D 都是亲水蛋白，属于胶原凝集素家族成员。这些聚合蛋白显示出在肺中充当宿主防御凝集素的功能。KL-6 是一种高分子量糖蛋白，现已被归类为人 MUC1 黏蛋白。这三种蛋白质主要由 II 型肺泡上皮细胞合成。IPF 患者的血清中这些蛋白质水平升高的机制可能是损伤导致的上皮完整性丧失和由于增殖导致的 II 型肺泡上皮细胞数量增加共同作用的结果。目前已经发现这些蛋白质可用于监测疾病的临床进程、预测疾病预后以及诊断 IPF。本章将概述这些生物标志物的分子结构和生物学功能，并讨论这些生物标志物在 IPF 患者中的临床应用。

关键词：特发性肺纤维化；SP-A；SP-D；胶原凝集素；KL-6；生物标志物

5.1　简介

特发性肺纤维化（IPF）是特发性间质性肺炎（IIPs）中最常见的类型，是一种病因不明的进行性、不可逆的、致死性疾病。IPF 主要发生在老年人，病变局限于肺，与普通型间质性肺炎（UIP）的组织病理学和（或）影像学特点相关[1-3]。许多 IPF 患者的临床病

H. Chiba (✉) • H. Takahashi
Department of Respiratory Medicine and Allergology, School of Medicine, Sapporo Medical University, South-1 West-16, Chuo-ku, Sapporo 060-8556, Japan
e-mail: hchiba@sapmed.ac.jp

© Springer Japan 2016
H. Nakamura, K. Aoshiba (eds.), *Idiopathic Pulmonary Fibrosis*,
DOI 10.1007/978-4-431-55582-7_5

程相对缓慢，然而，也有一些患者会发生急性呼吸衰竭。IPF 患者的预后较差（中位生存期约为 3 年），在临床病程中具有相当大的个体差异[4-5]。IPF 的治疗选择有限，肺移植是唯一能有效治疗该病的方法。在 2 年内有死亡风险的 IPF 患者可进入肺移植评估[1, 6]。

目前有数个因素可用于预测 IPF 患者的预后并评估疾病严重程度。部分研究结果显示男性和年龄偏大患者的预后相对较差。肺生理功能随时间进展速度显然是 IPF 死亡率的重要预测因子。6 或 12 个月内的 FVC 下降与生存率下降密切相关[7-10]。DL_{CO}（一氧化碳弥散率）的下降也与生存率下降有关[9-10]。一些研究表明，6 分钟步行试验中氧饱和度下降程度是死亡风险增加的标志[11-12]。

研究和开发 IPF 生物标志物，需要从以下几个方面入手：预测可能发展为 IPF 的风险（易感生物标志物）；诊断 IPF（筛查或诊断性生物标志物）；监测临床进展和治疗效果（监测或治疗性生物标志物）；评估预后和疾病严重程度（预后和分期生物标志物）。另外，血清生物标志物更易受到临床医师青睐的原因是不需要患者主观（主动）参与，是可被重复且无创的。迄今为止，临床上尚无被国际广泛应用的生物标志物。不过目前已经有了几种候选生物标志物，即表面活性蛋白（SP）-A、SP-D、KL-6、基质金属蛋白酶（MMP）-1、MMP-7 和趋化因子配体 -18（CCL18）[13-18]。在日本，SP-A、SP-D 和 KL-6 通常在临床上被用作间质性肺炎（含 IPF）的血清标志物，并且在过去 10 年中积累了经验数据。本章根据以往积累的经验展开讨论。

5.2　SP-A 和 SP-D 是什么？

5.2.1　SP-A 和 SP-D 的结构组成

SP-A 和 SP-D 在结构上类似于补体的 C1q 组分和甘露糖结合蛋白。这两种分子均是集合素蛋白家族的成员，其含有四个主要结构域：①一个含有参与链间二硫键形成的半胱氨酸的氨基末端；②由 Gly-X-Y 重复序列组成的胶原样结构域；③含有短疏水性氨基酸和两亲性螺旋的颈部结构域；④凝集素结构域（糖类识别结构域，CRD）。胶原结构域促进三聚化，三聚体经历二硫化物交联以形成更高级的低聚物。SP-A 形成由六个三聚体组成的花束状十八聚体，而 SP-D 形成由四个三聚体组装的十字形十二聚体（图 5.1）[19-22]。SP-A 和 SP-D 的单体分子量分别为 30 ～ 36 kD 和 43 kD。研究报道凝胶过滤分析显示 SP-A 十八聚体的分子量约为 650 kD，而 SP-D 十二聚体的分子量约为 540 kD[23]。

5.2.2　SP-A 和 SP-D 的生物化学和生物学功能

在肺内，SP-A 和 SP-D 由 Ⅱ 型肺泡上皮细胞和 Clara 细胞产生。这些肺凝集素通过高度亲和力与甘露糖、麦芽糖、葡萄糖和岩藻糖连接[24-25]。除糖类外，SP-A 还与包括二棕榈酰磷脂酰胆碱（DPPC）和糖鞘脂在内的表面活性磷脂相互作用，如半乳糖神经酰胺[26-27]。SP-D 还能与磷脂酰肌醇（PI）和葡糖神经酰胺结合[28-29]。

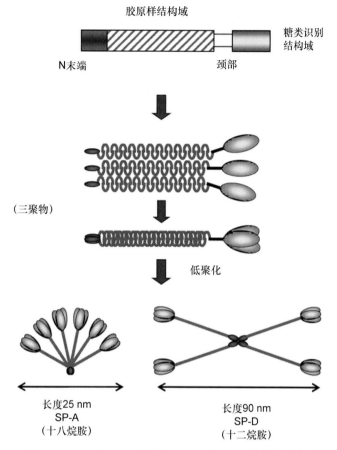

图 5.1　SP-A 和 SP-D 的结构。SP-A 和 SP-D 的单体和寡聚结构

单体结构在概念上可分为四个主要结构域：一个含有参与链间二硫键形成的半胱氨酸的氨基末端；由 Gly-X-Y 重复序列组成的胶原样结构域；含有短疏水性氨基酸和两亲性螺旋的颈部结构域；以及凝集素结构域（糖类识别结构域，CRD）。CRD 结构域具有钙依赖性糖类结合位点。成熟的 SP-A 和 SP-D 分子分别含有六个和四个三聚体亚基

　　肺凝集素已被证明具有宿主防御功能[30]。研究证明这类蛋白质可以结合革兰氏阴性细菌如大肠埃希菌、肺炎克雷伯菌和流感嗜血杆菌，革兰氏阳性细菌如肺炎链球菌，真菌如曲霉菌和念珠菌，以及其他病原体如结核分枝杆菌、卡氏肺孢子菌和流感病毒。目前认为 SP-A 是通过其 CRD 结构域与病原体结合[31-32]。体内实验清楚地表明肺凝集素参与细菌清除。SP-A 通过结合细菌来增强肺泡巨噬细胞对其的吞噬作用，这些细菌包括金黄色葡萄球菌、肺炎克雷伯菌、结核分枝杆菌和流感嗜血杆菌[33]。SP-D 也能与微生物结合，进而有助于肺泡巨噬细胞发挥对其的调节作用和吞噬作用[34]。研究显示肺凝集素在肺可发挥炎症调节剂的作用。病原体相关分子模式（pathogen-associated molecular patterns，PAMPs），如脂多糖（LPS）和肽聚糖，是炎性细胞因子分泌的强有力的刺激物。模式识别受体，包括 Toll 样受体（TLR）和 CD14，负责 PAMP 的识别和信号传导以及细胞因子的产生。以往研究证明，SP-A 对不同血清型 LPS 有不同作用。SP-A 抑制光滑型 LPS 诱导的巨噬细胞 TNF-α 分泌，这种光滑型 LPS 具有完整的结构；另一方面，SP-A 不减弱甚至会增加粗糙型 LPS 诱导的 TNF-α 分泌，这种粗糙型 LPS 不具有 *O*- 特异性抗原结构（此结构是 SP-A 配体）。SP-A 的这些不同功能是通过 SP-A 与 CD14 的直接相互作用实现的[35]。

TLR2 能识别革兰氏阳性细菌的主要细胞壁成分肽聚糖，SP-A 能通过与 TLR2 的相互作用抑制革兰氏阳性细菌引起的 TNF-α 分泌[36]。总之，肺凝集素同时具有促炎和抗炎的作用，其不同的作用取决于凝集素的配体结合特异性。

5.3   KL-6 是什么?

抗 KL-6 单克隆抗体（mAb）最初因能够识别唾液酸化糖链而被作为肺癌、乳腺癌和胰腺癌的血清肿瘤生物标志物。尽管抗 -KL-6mAb 所识别的精确表位结构尚不清楚，但有报道认为这一糖类表位可能是 MUC1 中含有 6′- 磺基 -Gal/GalNAc 的新型 O- 连接聚糖[37]。根据 Hirasawa 等的研究，从糖类成分分析结果看，KL-6 是 MUC1 的一个亚分子[38]。KL-6 分子通常被标记为 KL-6/MUC1。

MUC1 是一种含有三个结构域的大分子糖蛋白，包括：①一个存在于胞质内的尾部；②一个单次跨膜区；③细胞外结构域。MUC1 的细胞外结构含有 O 端和连接糖基化位点的 N 端，以及一个可变数目串联重复结构域，这个结构域含有 20 ～ 100 个大小为 20 个氨基酸的重复序列。MUC1 含有一个突出于质膜上方 200 ～ 500 nm 的延伸的刚性结构，此结构也同时存在于正常腺上皮细胞的顶端表面（图 5.2）[39-40]。

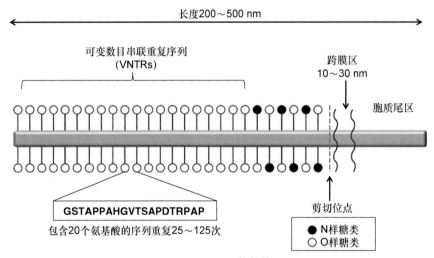

图 5.2 MUC1 的结构

MUC1 是一种大型糖蛋白，含有三种主要结构：一个存在于胞质内的尾部，一个单次跨膜区，以及细胞外结构域。MUC1 的细胞外结构含有 O 端和连接糖基化位点的 N 端，以及一个可变数目串联重复结构域，这个结构域含有 20 ～ 100 个大小为 20 个氨基酸的重复序列

5.3.1   KL-6 的生物化学和生物学功能

KL-6 通常表达于各类组织（包括乳腺、肺和卵巢）的腺上皮细胞顶端表面。在正常肺组织中，KL-6 由 Ⅱ 型肺泡上皮细胞和呼吸性细支气管上皮细胞产生，末端支气管上皮的基底细胞中也有微弱表达[41-42]。KL-6 可以通过 TNF-α 转化酶［TACE，也称为解整合素

和金属蛋白酶 17（ADAM17）］，也可能包括 ADAM9[40, 43] 的作用从细胞表面切割和释放。此外，一些可溶性 KL-6 也可能由可变剪接产生。在使用乳腺癌细胞的转染研究中，MUC1 阻止 E- 钙黏蛋白介导的细胞-细胞和细胞表面黏附[44]。另一个研究证明，抗 KL-6 单克隆抗体可以介导 MUC1 的封闭和 E- 钙黏蛋白恢复，从而抑制肿瘤的增殖[45]。这些研究结果提示 KL-6 可能是癌症治疗的靶分子。早先的报道显示 KL-6 在肺纤维化的病理过程中是成纤维细胞的趋化因子之一，并且对成纤维细胞起到促进增殖和抗细胞凋亡作用[38, 46]。这些结果表明 KL-6 可能激活间质性肺病的纤维化过程，从而证实 KL-6 是肺纤维化疾病中肺泡内纤维化的关键分子之一。

5.4　SP-A、SP-D 和 KL-6 是如何出现在血液中的？

尽管表面活性蛋白一直被认为仅在肺内表达，但 Chida 等的研究结果显示，利用 SP-A 或 SP-B 的多克隆抗体竞争性 ELISA，在呼吸窘迫综合征（RDS）患者的血清中发现了表面活性蛋白。在一项纳入了 4 例 1 周龄 RDS 婴儿和 1 例表面活性剂治疗婴儿的研究中，SP-A 检测结果为阳性。而在 2 月龄的婴儿中获取的所有血清中 SP-A 和 SP-B 的检测均为阴性。但该项研究并未证实抗体的特异性和血清中表面活性蛋白的存在[47]。含有针对人 SP-A 的两种单克隆抗体（mAb）（PC6 和 PE10）的酶联免疫吸附试验（ELISA）已经被应用于间质性肺疾病患者的血清检测。以从肺泡蛋白沉积症患者中分离的天然 SP-A 作为标准，夹心法 ELISA 能够检测 2 ～ 250 ng/mL 范围内的 SP-A 水平[15, 48]。由于人 SP-A 中含有 A 组抗原决定簇，夹心法 ELISA 检测遭受的质疑是：单克隆抗体 PC6 和 PE10 所识别的可能是血液样品中的 A 组抗原而不是 SP-A。将人血清通过甘露糖-琼脂糖亲和柱，再用抗 SP-A 单克隆抗体或抗 SP-D 单克隆抗体对与甘露糖亲和基质结合的血清蛋白进行免疫印迹分析，可以发现具有凝集素活性的部分包括了大小约 35 kDa 和 43 kDa 的蛋白质，这两种蛋白质的分子量大小分别与从支气管肺泡灌洗液（BALF）中纯化得到的 SP-A 和 SP-D 的分子大小一致[49]。上述实验结果证明血液中存在 SP-A 和 SP-D。另有研究证明了 SP-A 可以从肺泡腔渗漏进入血管。将人重组 SP-A 和（或）人工表面活性剂注射到未成熟的新生兔的气管，再用不与兔 SP-A 发生交叉反应的 PC6 和 PE10 经 ELISA 检测肺泡灌洗液和血清中的人 SP-A。气管内注射人 SP-A 和盐水组的 ELISA 检测结果显示血清中存在 2.4% 的人 SP-A，而仅接受生理盐水组在血清中未测出人 SP-A，因此该研究清楚地证实 SP-A 可以从肺泡渗入血中[50]。间质性肺炎患者血清中 SP-A 和 SP-D 增加的确切机制尚不清楚，可能是由于损伤引起的上皮完整性破坏和增生引起的 Ⅱ 型肺泡上皮细胞数量增加共同所致（图 5.3）。

再生的 Ⅱ 型肺泡上皮细胞是间质性肺炎包括 IPF 患者肺部 KL-6 的主要来源细胞，这类患者的 BALF 中 KL-6 表达水平很高[51]。在间质性肺炎患者中，BALF 和血清中所测得的 KL-6 水平之间存在相关性。而在慢性铍病患者中，血清 KL-6 水平与 BALF 中的白蛋白水平相关[52]。这些结果表明，肺部生成的 KL-6 和肺凝集素一样存在于血清之中，其血清中的水平反映了气血屏障的通透性（图 5.3）。由于 KL-6 是一种分子量极高的糖蛋白，因此肺泡-毛细血管屏障的破坏以及肺泡-毛细血管通透性增强被认为是 KL-6 渗漏进入血液中的必要条件。

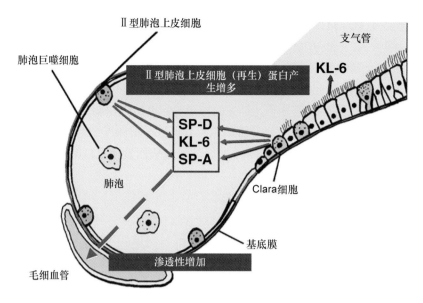

图 5.3　SP-A、SP-D 和 KL-6 的入血机制

SP-A、SP-D 和 KL-6 的血清水平升高可能是由于（再生）Ⅱ型肺泡上皮细胞生成蛋白质增加以及肺泡–毛细血管屏障破坏后的渗透性增高

5.5   用于筛查和监测 **IPF** 患者的生物标志物

　　来自 323 名健康对照者的血清 SP-A 平均水平为 24.6±9.6 ng/mL[53]，按性别和年龄分层后也没有差异[54]。然而，吸烟人群 SP-A 水平往往略高[55]。另有 129 名健康对照者的血清 SP-D 水平经检测平均为 49±24 ng/mL，不同性别和年龄受试者之间 SP-D 水平无差异[56]。本文作者曾报道 IPF 患者的血清 SP-A 和 SP-D 水平均升高，其平均水平分别为 77.6±47.6 ng/mL 和 303±220 ng/mL（$n = 57$）。当血清 SP-A 的截断值（健康对照者的平均值 ±2 SD）设定为 43.8 ng/mL 而血清 SP-D 的截断值设定为 109.8 ng/mL 时，SP-A（78%）和 SP-D（87%）对诊断 IPF 患者具有高灵敏度。与乳酸脱氢酶（LDH）（17%）这种无肺部特异性的多器官可释放物质相比，患者血清的 SP-A 和 SP-D 有相对较高的预测价值[13-15, 48, 56]。

　　Kohno 等报道，160 名健康对照者的平均血清 KL-6 水平为 258±131 U/mL（平均值 ± 标准差）。如果把血清 KL-6 正常范围的上限设定为 520 U/mL（平均值 ±2 SD），则晚期特发性间质性肺炎（包括 IPF）患者的阳性率可达 74%（38 个中的 28 个）[42]。

　　应该注意的是，这三种标志物并非 IPF 特异性的生物标志物，其血清水平在其他某些疾病中也会增加。以往研究表明，在 IPF 和其他间质性肺病（ILDs）如胶原血管疾病（CVD）相关 ILD、放射性肺炎、肺泡蛋白沉积症和 ARDS 中，患者血清 SP-A、SP-D 和 KL-6 的水平均升高[14-15, 48, 57-60]。因此，这些生物标志物可以从广义上反映肺泡上皮细胞的功能障碍，但可能并不是 IPF 的特异性发病机制。此外，这些生物标志物在晚期肺癌患者血清中也有高浓度表达。血清 KL-6 水平在晚期胰腺癌和乳腺癌患者中也有增高[41, 61]。血清 SP-A、SP-D 和 KL-6 在一些传染性疾病如肺孢子菌肺炎和巨细胞病毒性肺炎中也会升高[62-63]。

　　在监测 IPF 临床病程中，识别急性加重非常重要。我们报道了大规模流行病学调查发现日本 IPF 患者最常见的死因就是急性加重，其发生率达到 40%[64]。及时发现急性加重对启动最佳治疗非常重要。高分辨计算机断层扫描（HRCT）是一种监测病情急性加重的可靠方法，但该检查并不能在短时间内频繁进行。当 IPF 患者因急性加重而出现呼吸衰竭时，这些生物标志物的血清水平无一例外地升高[13, 65]。与之相反，IPF 患者因细菌感染而发生呼吸衰竭时则很少出现此类生物标志物水平的升高。因此，检测这些生物标志物可以用于对急性呼吸衰竭原因的鉴别诊断。另外，许多患者随着临床情况的改善，这些生物标志物的水平随之迅速下降，提示此类生物标志物是可靠的监测指标。

5.6　用于评估 IPF 患者疾病活动和预后的生物标志物

　　由于 IPF 的临床病程具有相当大的个体差异，因此生物标志物在评估 IPF 预后中有重要作用。我们的研究表明，高水平的血清 SP-A 和 SP-D 与 IPF 患者的死亡率相关。在一项 52 名 IPF 患者 3 年随访研究中，对血清 SP-A 和 SP-D 与肺功能的恶化和生存率之间的关系进行了评估。研究结果显示：与 SP-A 不同，患者血清 SP-D 水平与肺功能恶化速度相关。3 年内死亡患者的血清 SP-A 和 SP-D 水平显著高于 3 年后仍然存活的患者。非存活组的初始血清 SP-A 水平（117.7±66.8 ng/mL）显著高于存活组（68.8±40.4 ng/mL）（$P = 0.0125$）。非存活组的初始 SP-D 水平（453.7±290.3 ng/mL）也显著高于存活组（248.0±176.4 ng/mL）（$P = 0.0032$）[13]。在一项使用 Cox 比例风险模型的研究中，Greene 等发现经吸烟史和年龄校正后 IPF 患者（$n = 142$）的血清 SP-A 水平（SP-A 的对数，HR，1.73；$P = 0.031$）和 SP-D 水平（SP-D 的对数，HR，2.04；$P = 0.003$）是死亡率的有效预测因子[14]。这些研究是在 ATS/ERS IPF 诊治共识发布之前进行的，纳入人群可能包含了非特异性间质性肺炎患者[2]。Kinder 等发现控制已知临床预测因子后，血清 SP-A 水平（每增加 48.7 ng/mL，HR，3.27；$P = 0.003$）与 1 年死亡率风险增加相关。SP-D 水平与死亡率之间没有显著相关性，但 SP-D 联合 SP-A 可显著增加患者 1 年死亡率的预测准确性（曲线下面积，0.89 *vs.* 0.76；$P = 0.03$）[66]。

　　Satoh 等的研究显示，KL-6 水平较高的 ILD 患者的死亡风险增加[67]。在研究期间（1999—2005 年），共有 219 名患者（152 名 IIP 患者和 67 名 CVD-ILD 患者）被纳入了该研究。其中 183 名患者的 HRCT 扫描表现为 IPF/UIP 模式。219 名患者的中位随访期为 20 个月。总体死亡率为 26.5%。58 名非存活者的血清 KL-6 水平（中位数，1330 U/mL）显著高于 161 名存活者（中位数，823 U/mL）（$P < 0.0004$）。在分析受试者工作特征曲线（ROC）的基础上，用于区分幸存者和非幸存者的 KL-6 水平的 ROC 曲线最佳点是 1000 U/mL。应用 1000 U/mL 为最佳截断点，其灵敏度为 67.2%，特异度为 60.2%。Yokoyama 等回顾性评估了 27 例 IPF 患者，结果表明血清 KL-6 水平与存活率之间存在相关性[16]。在 3 年观察期间，27 名患者中有 10 名死亡。在单变量 logistic 分析的基础上，KL-6 和 LDH 在 6 个变量（年龄、VC% 预测、PaO_2、C 反应蛋白、LDH 和 KL-6）中与存活率具有显著相关性。此外，多元分析显示 KL-6 而非 LDH 能够预测预后。当应用 1000 U/mL 作为最佳截断点时，两组的存活率显著不同（中位生存期，36 个月 *vs.* 18 个月）。

　　Song 等的研究设想多种生物标志物的组合可能比单独的任何一种生物标志物更能准确预测预后[17]，因此研究了 118 名 IPF 患者的血清生物标志物水平（SP-A、SP-D、KL-6

和 MMP-7）的预测能力以及生物标志物联合用于临床结果的预测能力。数据显示，血液中 MMP-7 和 SP-A 的水平是 IPF 患者死亡率和疾病进展的有效预测因子。两种生物标志物的组合比仅有临床参数预测效果略好，但如果使用三种生物标志物（MMP-7、SP-A 和 KL-6）进行预测，则可出现显著的统计学意义[17]。

5.7 HRCT 表现与生物标志物的相关性

HRCT 扫描被广泛认为是确定疾病活动性和肺纤维化程度的金标准。IPF 的 HRCT 表现通常为斑片状，以外周、胸膜下和基底部为主的网格影。可能存在数量不等的磨玻璃影（ground-glass opacity，GGO）和肺泡实变（alveolar opacity，AO）。在受累更严重的区域，通常存在网格影、牵拉性支气管扩张（traction bronchiectasis，TBE）和胸膜下蜂窝影（honeycombing，HCMB）。在 IPF 患者的 HRCT 上观察到的 GGO 可能与肺泡炎症、肺泡间隔的轻度纤维化增厚和腔内成纤维细胞灶相关。在随访评估中，GGO 的区域经常进展为网格影或蜂窝影。

我们评估了 49 名 IPF 患者的 HRCT 结果，用以评价 HRCT 结果评分与血清 SP-A 及 SP-D 水平之间的相关性[13]。在这项研究中，GGO 的程度与血清 SP-A 和 SP-D 的水平显著正相关（SP-A，$\rho = 0.79$，$P < 0.0001$；SP-D，$\rho = 0.446$，$P < 0.0001$，$P = 0.0034$，Spearman 等级相关性测试分析），而 HCMB 的程度则与任何一种表面活性蛋白的水平无关。之后我们把 IPF 患者分为两个亚组：GGO 为主型和肺实质萎陷（parenchymal collapse opacity，PCO）。PCO 是指肺实质塌陷伴含气支气管征，通常伴有血管增厚和牵拉性支气管扩张。PCO 反映肺泡和细支气管周围气腔的塌陷和纤维化性。PCO 为主型患者的 SP-A 水平（51.3 ± 33.3 ng/mL）显著（$P < 0.0003$）低于 GGO 为主型（98.3 ± 55.8 ng/mL），而 SP-D 水平在两者中没有显著性差异（GGO 为主型 243.1 ± 142.4 ng/mL；PCO 为主型 266.6 ± 161.1 ng/mL）。在 PCO 为主型中，SP-A（52%）的敏感性低于 SP-D（83%）。这也许就是 SP-D 在检测轻度间质变化方面优于 SP-A 的原因，也说明这些蛋白质增加的机制可能不同。

5.8 不同血清生物标志物分离的机制及意义

对 IPF 患者血清中的 SP-A、SP-D 和 KL-6 同时检测，有时会显示出这些血清生物标志物之间变化的非一致性。例如，在早期和轻度肺损伤时，常观察到 SP-A 和 SP-D 的血清水平增加，然而此时血清 KL-6 水平却没有变化[68]。血清 KL-6 的增加意味着高分子量蛋白质从肺泡腔内渗漏入血液中，这提示肺泡-毛细血管屏障遭到严重破坏。血清中 KL-6 和肺凝集素水平之间的差别被认为可以反映肺泡上皮的损伤程度。至于一致性分离的另一种机制，急性嗜酸性粒细胞性肺炎（acute eosinophilic pneumonia，AEP）患者血清中 KL-6 与凝集素之间的分离可能是一个很好的例子。此时血清 SP-A 和 SP-D 的水平较高，而血清 KL-6 在 AEP 患者中仍处于低水平[69]。肺凝集素是分泌性蛋白质，而 KL-6 则基本是细胞膜的结构成分，其细胞外结构域与细胞表面相结合。因此，可以切割 KL-6 的细胞外结构域的蛋白酶的存在，如 ADAM17 或 ADAM9，可能是 KL-6 释放到肺泡腔内的必要条件。如果缺乏酶活性，即使存在严重的间质损伤，KL-6 也会被局限在细胞表面。IPF 患者 BALF 中可检出高浓度的 KL-6，而 AEP 患者 BALF 中的 KL-6 则在正常范围内，造成这种差异的机制可能与这些蛋白质的分泌方式有关。

　　SP-A 和 SP-D 是具有高度同源性和相似分子量的蛋白质；然而，患者体内两种蛋白质的血清水平通常存在差异。本实验室最近的一项研究表明，这两种蛋白质在亲水性上的差异可能是导致它们从气腔中迁移至血液时存在差异的原因[70]。大多数在肺泡腔内发现的 SP-A 都是与 DPPC 结合，DPPC 是肺表面活性剂的主要成分。相反，SP-D 在肺泡腔中保持着无脂状态。SP-A 通过与 DPPC 的结合降低亲水性，因此使 SP-A 更难以迁移至血液中。由于 SP-D 比 SP-A 更容易渗漏入血液循环中，因此 SP-D 的血清水平可能比 SP-A 的血清水平更能敏锐地反映疾病的病理变化。

　　除了上述机制之外，这些生物标志物在血液中的半衰期差异也可能与其分离有关。

5.9　除 SP-A、SP-D 和 KL-6 之外的 IPF 的生物标志物

　　除 SP-A、SP-D 和 KL-6 之外，一些研究也报道了 IPF 新的候选生物标志物。CCL18 是由肺泡巨噬细胞产生的一种趋化因子，能以非依赖方式通过 TGF-β 信号转导途径刺激肺成纤维细胞内胶原生成。在包含 IPF 在内的间质性肺炎中，CCL18 阳性的巨噬细胞的数量增加。在纳入了 72 名 IPF 患者的 6 个月的随访研究中，基线血清 CCL18 水平可以预测 TLC 和 FVC 的变化[18]。ROC 分析显示存活率与基线 CCL18 水平显著相关，血清 CCL18 水平的截断点设为 150 ng/mL（$P < 0.0001$）。经年龄、性别和基线肺功能数据校正后的危险比为 8.0。高血清 CCL18 水平组的患者，其疾病进展的比例更高。因此，血清 CCL18 水平也可以作为一种有效的预后生物标志物。

　　MMPs 是一大类含锌金属肽酶，能够降解生物介质并促进细胞迁移。MMPs 在细胞外基质（ECM）的平衡中起到至关重要的作用，它在健康组织中表达水平低，而在创伤愈合组织中表达上调。MMPs 是 IPF 患者肺中表达量最高的基因之一。在 IPF 受累的肺组织中，MMPs 主要由活化的 II 型肺泡上皮细胞产生，而其中少数几种酶是由成纤维细胞灶内的成纤维细胞所产生。在纳入了 74 名 IPF 患者的一项研究中，IPF 患者的血清 MMP-1 和 MMP-7 水平较健康对照组显著升高[71]。与亚急性 / 慢性过敏性肺炎、结节病和 COPD 相比，IPF 患者血清 MMP-1 和 MMP-7 蛋白水平也有增高。此外，血清 MMP-7 水平与 IPF 患者的肺功能损害（FVC 和 DL_{CO}）相关。一项 IPF 的大型临床队列研究（$n = 438$）表明，在含有临床参数（性别，FVC，DL_{CO}）和 MUC5B 基因型（$P = 0.04$）生存状态模型中，MMP-7 是一个独立预测因子。

5.10　结论

　　IPF 是一种具有生物异质性的疾病，多样性是本病的特征之一。在针对 IPF 患者的临

床实践中，以下几方面尤其需要应用生物标志物：诊断（诊断性生物标志物）、监测临床进程和治疗效果（监测或治疗性生物标志物）、评估预后（预后性生物标志物）。迄今为止，临床上还没有被普遍接受的生物标志物。

在日本，SP-A、SP-D 和 KL-6 通常作为临床上使用的包括 IPF 在内的间质性肺炎的血清标志物。它们血清表达水平升高的机制可能包括上皮损伤和破坏，以及由于增生导致的Ⅱ型肺泡上皮细胞的增加。多项研究均证实了这些生物标志物应用于 IPF 的有效性。这些标志物可用于诊断、监测和预测 IPF 患者的预后。这些生物标志物的血清水平有时会表现出一致性分离。血清 KL-6 和肺凝集素之间的分离反映了肺泡上皮损伤程度的差异。

一些研究报道了除 SP-A、SP-D 和 KL-6 之外的 IPF 新的候选生物标志物。在不久的将来，这些生物标志物可以用于提高诊断的准确性和预后的可预测性，为患者带来最佳的治疗。

参考文献

1. Raghu G, Collard HR, Egan JJ, Martinez FJ, et al. An official ATS/ERS/JRS/ALAT statement: idiopathic pulmonary fibrosis: evidence-based guidelines for diagnosis and management. Am J Respir Crit Care Med. 2011;183:788–824.
2. American Thoracic Society, European Respiratory Society. Idiopathic pulmonary fibrosis: diagnosis and treatment: international consensus statement. Am J Respir Crit Care Med. 2000;161:646–64.
3. American Thoracic Society, European Respiratory Society. American Thoracic Society/European Respiratory Society International Multidisciplinary Consensus Classification of the Idiopathic Interstitial Pneumonias. Am J Respir Crit Care Med. 2002;165:277–304.
4. Collard HR, Moore BB, Flaherty KR, Brown KK, Idiopathic Pulmonary Fibrosis Clinical Research Network Investigators, et al. Acute exacerbations of idiopathic pulmonary fibrosis. Am J Respir Crit Care Med. 2007;176:636–43.
5. Nalysnyk L, Cid-Ruzafa J, Rotella P, Esser D. Incidence and prevalence of idiopathic pulmonary fibrosis: review of the literature. Eur Respir Rev. 2012;126:355–61.
6. Kistler KD, Nalysnyk L, Rotella P, Esser D. Lung transplantation in idiopathic pulmonary fibrosis: a systematic review of the literature. BMC Pulm Med. 2014;14:139.
7. Collard HR, King Jr TE, Bartelson BB, Vourlekis JS, et al. Changes in clinical and physiologic variables predict survival in idiopathic pulmonary fibrosis. Am J Respir Crit Care Med. 2003;168:538–42.
8. Flaherty KR, Mumford JA, Murray S, Kazerooni EA, et al. Prognostic implications of physiologic and radiographic changes in idiopathic interstitial pneumonia. Am J Respir Crit Care Med. 2003;168:543–8.
9. Latsi PI, du Bois RM, Nicholson AG, Colby TV, et al. Fibrotic idiopathic interstitial pneumonia: the prognostic value of longitudinal functional trends. Am J Respir Crit Care Med. 2003;168:531–7.
10. Best AC, Meng J, Lynch AM, Bozic CM, et al. Idiopathic pulmonary fibrosis: physiologic tests, quantitative CT indexes, and CT visual scores as predictors of mortality. Radiology. 2008;246:935–40.
11. Lama VN, Flaherty KR, Toews GB, Colby TV, et al. Prognostic value of desaturation during a 6-minute walk test in idiopathic interstitial pneumonia. Am J Respir Crit Care Med. 2003;168:1084–90.

12. Hallstrand TS, Boitano LJ, Johnson WC, Spada CA, et al. The timed walk test as a measure of severity and survival in idiopathic pulmonary fibrosis. Eur Respir J. 2005;25:96–103.

13. Takahashi H, Fujishima T, Koba H, Murakami S, et al. Serum surfactant proteins A and D as prognostic factors in idiopathic pulmonary fibrosis and their relationship to disease extent. Am J Respir Crit Care Med. 2000;162:1109–14.

14. Greene KE, King Jr TE, Kuroki Y, Bucher-Bartelson B, et al. Serum surfactant proteins-A and -D as biomarkers in idiopathic pulmonary fibrosis. Eur Respir J. 2002;19:439–46.

15. Kuroki Y, Tsutahara S, Shijubo N, Takahashi H, Shiratori M, et al. Elevated levels of lung surfactant protein A in sera from patients with idiopathic pulmonary fibrosis and pulmonary alveolar proteinosis. Am Rev Respir Dis. 1993;147:723–9.

16. Yokoyama A, Kondo K, Nakajima M, Matsushima T, et al. Prognostic value of circulating KL-6 in idiopathic pulmonary fibrosis. Respirology. 2006;11:164–8.

17. Song JW, Do KH, Jang SJ, Colby TV, et al. Blood biomarkers MMP-7 and SP-A: predictors of outcome in idiopathic pulmonary fibrosis. Chest. 2013;143:1422–9.

18. Prasse A, Probst C, Bargagli E, Zissel G, et al. Serum CC-chemokine ligand 18 concentration predicts outcome in idiopathic pulmonary fibrosis. Am J Respir Crit Care Med. 2009;179 (8):717–23.

19. Day AJ. The C-type carbohydrate recognition domain (CRD) superfamily. Biochem Soc Trans. 1994;22:83–8.

20. Kuroki Y, Voelker DR. Pulmonary surfactant proteins. J Biol Chem. 1994;269:25943–6.

21. Crouch E, Persson A, Chang D, Heuser J. Molecular structure of pulmonary surfactant protein D (SP-D). J Biol Chem. 1994;269:17311–19.

22. Crouch E. Structure, biologic properties, and expression of surfactant protein D (SP-D). Biophys Biochim Acta. 1998;1408:278–89.

23. King RJ, Simon D, Horowitz PM. Aspects of secondary and quaternary structure of surfactant protein A from canine lung. Biochim Biophys Acta. 1989;1001:294–301.

24. Haagsman HP, Hawgood S, Sargeant T, Buckley D, et al. The major lung surfactant protein, SP 28–36, is a calcium-dependent carbohydrate-binding protein. J Biol Chem. 1987;262:13877–80.

25. Persson A, Chang D, Crouch E. Surfactant protein D is a divalent cation-dependent carbohydrate-binding protein. J Biol Chem. 1990;265:5755–60.

26. Kuroki Y, Akino T. Pulmonary surfactant protein A (SP-A) specifically binds dipalmitoylphosphatidylcholine. J Biol Chem. 1991;266:3068–73.

27. Childs RA, Wright JR, Ross GF, Yuen CT, et al. Specificity of Lung Surfactant Protein SP-A for both the carbohydrate and the lipid moieties of certain neutral glycolipids. J Biol Chem. 1992;267:9972–9.

28. Kuroki Y, Gasa S, Ogasawara Y, Shiratori M, et al. Binding specificity of lung surfactant protein SP-D for glucosylceramide. Biochem Biophys Res Commun. 1992;187:963–9.

29. Ogasawara Y, Kuroki Y, Akino T. Pulmonary surfactant protein D specifically binds to phosphatidylinositol. J Biol Chem. 1992;267:21244–9.

30. Takahashi H, Sano H, Chiba H, Kuroki Y. Pulmonary surfactant proteins A and D: innate immune functions and biomarkers for lung diseases. Curr Pharm Des. 2006;12:589–98.

31. Crouch EC. Collectins and pulmonary host defense. Am J Respir Cell Mol Biol. 1998;19:177–201.

32. Lawson PR, Reid KB. The roles of surfactant proteins A and D in innate immunity. Immunol Rev. 2000;173:66–78.

33. Tino MJ, Wright JR. Surfactant protein A stimulates phagocytosis of specific pulmonary pathogens by alveolar macrophages. Am J Physiol. 1996;270:L677–88.

34. Kudo K, Sano H, Takahashi H, Kuronuma K, et al. Pulmonary collectins enhance phagocytosis of Mycobacterium avium through increased activity of mannose receptor. J Immunol. 2004;172:7592–602.

35. Sano H, Sohma H, Muta T, Nomura S, et al. Pulmonary surfactant protein A modulates the cellular responses to smooth and rough lipopolysaccharides by interactions with CD14. J Immunol. 1999;163:387–95.

36. Murakami S, Iwaki D, Mitsuzawa H, Sano H, et al. Surfactant protein A inhibits peptidoglycan induced tumor necrosis factor-cc secretion in U937 cells and alveolar macrophages by direct interaction with Toil-like receptor 2. J Biol Chem. 2002;277:6830–7.

37. Seko A, Ohkura T, Ideo H, Yamashita K. Novel O-linked glycans containing 6'sulfoGal/GalNAc of MUC1 secreted from human breast cancer YMBS cells: possible carbohydrate epitopes of KL6 (MUC1) monoclonal antibody. Glycobiology. 2012;22:181–95.

38. Hirasawa Y, Kohno N, Yokoyama A, Kondo K. KL-6, a human MUC1 mucin is chemotactic for human fibroblasts. Am J Respir Cell Mol Biol. 1997;17:501–7.

39. Singh PK, Hollingsworth MA. Cell surface-associated mucins in signal transduction. Trends Cell Biol. 2006;16:467–76.

40. Hattrup CL, Gendler SJ. Structure and function of the cell surface (tethered) mucins. Annu Rev Physiol. 2008;70:431–57.

41. Kohno N, Akiyama M, Kyoizumi S, Tanabe M, et al. Detection of soluble tumor-associated antigens in sera and effusions using novel monoclonal antibodies, KL-3 and KL-6, against lung adenocarcinoma. Jpn J Clin Oncol. 1988;18:203–16.

42. Kohno N, Kyoizumi S, Awaya Y, Fukuhara H, et al. New serum indicator of interstitial pneumonitis activity. Sialylated carbohydrate antigen KL-6. Chest. 1989;96:68–73.

43. Thathiah A, Blobel CP, Carson DD. Tumor necrosis factor-alpha converting enzyme/ADAM17 mediates MUC1 shedding. J Biol Chem. 2003;278:3386–94.

44. Kondo K, Kohno N, Yokoyama A, Hiwada K. Decreased MUC1 expression induces E-cadherin-mediated cell adhesion of breast cancer cell lines. Cancer Res. 1998;58:2014–19.

45. Doi M, Yokoyama A, Kondo K, Ohnishi H, et al. Anti-tumor effect of the anti-KL-6/MUC1 monoclonal antibody through exposure of surface molecules by MUC1 capping. Cancer Sci. 2006;97:420–9.

46. Ohshimo S, Yokoyama A, Hattori N, Ishikawa N, et al. KL-6, a human MUC1 mucin promotes proliferation and survival of lung fibroblasts. Biochem Biophys Res Commun. 2005;338:1845–52.

47. Chida S, Phelps S, Soil RF, Taeusch HW. Surfactant proteins and anti surfactant antibodies in sera from infants with respiratory distress syndrome with and without surfactant treatment. Pediatrics. 1991;88:84–9.

48. Honda Y, Kuroki Y, Shijubo N, Fujishima T, et al. Aberrant appearance of lung surfactant protein A in sera of patients with idiopathic pulmonary fibrosis and its clinical significance. Respiration. 1995;62:64–9.

49. Kuroki Y, Takahashi H, Chiba H, Akino T. Surfactant protein A and D: disease markers. Biochim Biophys Acta. 1998;1408:334–45.

50. Robertson B, Curstedt T, Herting E, Sun B, et al. Alveolar-to-vascular leakage of surfactant protein A in ventilated immature newborn rabbits. Biol Neonate. 1995;68:185–90.

51. Kohno N, Awaya Y, Oyama T, Yamakido M, et al. KL-6, a mucin-like glycoprotein, in bronchoalveolar lavage fluid from patients with interstitial lung disease. Am Rev Respir Dis. 1993;148:637–42.

52. Inoue Y, Barker E, Daniloff E, Kohno N, et al. Pulmonary epithelial cell injury and alveolar-capillary permeability in berylliosis. Am J Respir Crit Care Med. 1997;156:109–15.

53. Underhill DM, Ozinsky A, Hajjar AM, Stevens A, et al. The toll-like receptor 2 is recruited to macrophage phagosomes and discriminates between pathogens. Nature. 1999;401:811–15.

54. Shimazu R, Akahsi S, Ogata H, Nagai Y, et al. MD-2, a molecule that confers lipopolysaccharide responsiveness on Toll-like receptor4. J Exp Med. 1999;189:1777–82.

55. da Silva CJ, Soldau K, Christen U, et al. Lipopolysaccharide is in close proximity to each of the proteins in its membrane receptor complex. J Biol Chem. 2001;276:21129–35.

56. Nagae H, Takahashi H, Kuroki Y, Honda Y, et al. Enzyme-linked immunosorbent assay using F(ab′)2 fragment for the detection of human pulmonary surfactant D in sera. Clin Chim Acta. 1997;266:157–71.

57. Honda Y, Kuroki Y, Matuura E, Nagae H, et al. Pulmonary surfactant protein D in sera and bronchoalveolar lavage fluids. Am J Respir Crit Care Med. 1995;152:1860–6.

58. Takahashi H, Imai Y, Fujishima T, Shiratori M, et al. Diagnostic significance of surfactant protein A and D in sera from patients with radiation pneumonitis. Eur Respir J. 2001;17:481–7.

59. Kobayashi J, Kitamura S. KL-6: a serum marker for interstitial pneumonia. Chest. 1995;108:311–15.

60. Ohnishi H, Yokoyama A, Yasuhara Y, Watanabe A, et al. Circulating KL-6 levels in patients with drug induced pneumonitis. Thorax. 2003;58:872–5.

61. Tanaka S, Hattori N, Ishikawa N, Shoda H, et al. Krebs von den Lungen-6 (KL-6) is a prognostic biomarker in patients with surgically resected non small cell lung cancer. Int J Cancer. 2012;130:377–87.

62. Inoue Y, Nishimura K, Shiode M, Akutsu H, et al. Evaluation of serum KL-6 levels in patients with pulmonary tuberculosis. Tuber Lung Dis. 1995;76:230–3.

63. Shimizu Y, Sunaga N, Dobashi K, Fueki M, et al. Serum markers in interstitial pneumonia with and without *Pneumocystis jirovecii* colonization: a prospective study. BMC Infect Dis. 2009;22:47.

64. Natsuizaka M, Chiba H, Kuronuma K, Otsuka M, et al. Epidemiologic survey of Japanese patients with idiopathic pulmonary fibrosis and investigation of ethnic differences. Am J Respir Crit Care Med. 2014;190:773–9.

65. Yokoyama A, Kohno N, Hamada H, Sakatani M, et al. Circulating KL-6 predicts the outcome of rapidly progressive idiopathic pulmonary fibrosis. Am J Respir Crit Care Med. 1998;158:1680–4.

66. Kinder BW, Brown KK, McCormack FX, Ix JH, Kervitsky A, Schwarz MI, King Jr TE. Serum surfactant protein-A is a strong predictor of early mortality in idiopathic pulmonary fibrosis. Chest. 2009;135:1557–63.

67. Satoh H, Kurishima K, Ishikawa H, Ohtsuka M. Increased levels of KL-6 and subsequent mortality in patients with interstitial lung diseases. J Intern Med. 2006;260:429–34.

68. Nukiwa T. The role of biomarkers in management of interstitial lung disease: implication of biomarkers derived from type II pneumocytes. In: DuBois RM, Richeldi L, editors. The European respiratory monograph 46 interstitial lung disease. Leeds: Maney Publishing; 2009. p. 47–66.

69. Fujii M, Tanaka H, Kameda M, Fujii M, et al. Elevated serum surfactant protein A and D in a case of acute eosinophilic pneumonia. Intern Med. 2004;43:423–6.

70. Nishikiori H, Chiba H, Ariki S, Kuronuma K, et al. Distinct compartmentalization of SP-A and SP-D in the vasculature and lungs of patients with idiopathic pulmonary fibrosis. BMC Pulm Med. 2014;14:196.

71. Rosas IO, Richards TJ, Konishi K, Zhang Y, et al. MMP1 and MMP7 as potential peripheral blood biomarkers in idiopathic pulmonary fibrosis. PLoS Med. 2008;5, e93.

第 6 章
蜂窝肺和 IPF/UIP 的高分辨 CT（HRCT）诊断

多大程度上可以通过影像诊断蜂窝肺？ HRCT 可以在多大程度上诊断 IPF？

著　Fumikazu Sakai

译　李蒙禹　周　晖　夏　宇

摘要： 本章讲述了特发性肺纤维化 / 普通型间质性肺炎（IPF/UIP）的典型和非典型影像学表现、鉴别诊断、疾病本身的并发症、影像学的作用及诊断问题。IPF/UIP 的病理学标志是小叶周围型和肺泡周围型纤维化、时间和空间异质性、进展性纤维化与肺部几乎正常的小集中区域共存。IPF/UIP 的典型高分辨 CT（HRCT）特征是在双侧下叶背侧的胸膜下网格状影或蜂窝影。蜂窝肺（蜂窝影）是诊断 IPF/UIP 的关键表现，但经验丰富的放射科医师们有时在 HRCT 判断蜂窝肺上存在分歧。IPF/UIP 的早期诊断需要建立除蜂窝影以外的诊断标准，并探索与时间和空间异质性相对应的 HRCT 结果。

关键词： 异质性；蜂窝肺；HRCT；病理学；小叶周围型纤维化；普通型间质性肺炎

6.1　简介

特发性肺纤维化（IPF）是一种原因不明的特发性间质性肺炎（IIP），最常见于老年男性吸烟者，病程进行性发展且预后不良。其病理类型是普通型间质性肺炎（UIP）。

2011 年美国胸科学会（ATS）、欧洲呼吸病学会（ERS）、日本呼吸病学会（JRS）和拉丁美洲胸科协会（ALAT）[1] 出版的 IPF/UIP 诊断和治疗国际指南以及 2013 年 ATS 和 ER 的 IIP 国际多学科分类[2] 强调，除非疾病表现出典型的临床表现，否则需要集合临床医师、放射科医师和病理科医师进行多学科讨论，将临床、影像学和病理学资料整合起来

F. Sakai (✉)

Department of Diagnostic Radiology, Saitama International Medical Center, Saitama Medical University, 1397-1 Yamane, Hidaka, Saitama 350-1298, Japan

e-mail: fmksakai@yahoo.co.jp

© Springer Japan 2016

H. Nakamura, K. Aoshiba (eds.), *Idiopathic Pulmonary Fibrosis*,

DOI 10.1007/978-4-431-55582-7_6

以后才能确定诊断。

　　HRCT 的结果对于诊断 IPF/UIP 非常重要。当 HRCT 表现为典型的（确定的）IPF/UIP 改变而间质性肺炎的病因仍属未知时，可以在没有外科肺活检的情况下诊断 IPF；但是如果 HRCT 结果不典型或与 UIP/IPF 不一致，则必须通过外科肺活检取得病理结果。

　　本章将描述基于病理特征推断的影像学表现、鉴别诊断以及影像学评价在 IPF/UIP 诊断和治疗中的作用及局限性。

6.2　蜂窝肺（蜂窝影）

6.2.1　蜂窝肺的定义

　　蜂窝肺是 IPF/UIP 最重要的特征之一。该术语最初用于描述支气管扩张的大体表现，在 Liebow 等整理了间质性肺炎的病理学特征后，这一术语现在也用于描述慢性纤维化间质性肺炎（chronic fibrosing interstitial pneumonia，CFIP）的多囊性病变[3]。大多数病理学家采用病理性蜂窝这一术语来描述被纤维化肺泡壁包绕的扩张小气道，显微镜下蜂窝是指小于 1～2 mm 的纤维化囊肿的聚集（图 6.1a、b）。在病理上，蜂窝肺必须与牵拉性支气管扩张（图 6.2）和肺气肿（图 6.3a、b）等破坏性变化区分开来。

6.2.2　放射科医师在判断蜂窝肺上的分歧

　　根据 Fleischner 学会的命名法，影像学上的蜂窝肺指的是常见于 IPF/UIP 的肺外周区域（胸膜下）的相对厚壁的多发囊肿（直径 3～10 mm，囊壁厚度 1～3 mm）样改变[4]。这些影像学改变与病理特征相吻合——小气道扩张的囊腔和纤维化肺实质的增厚囊壁——这明显不同于肺气肿的破坏性改变。

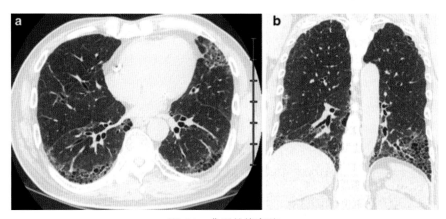

图 6.1　典型的蜂窝肺

（a）高分辨 CT（HRCT）显示聚集的多个囊肿，壁相对较厚。每个囊肿的直径为 1 cm 或更小。蜂窝肺位于胸膜下。
（b）重建的冠状图像显示位于胸膜下区域的多个囊肿的聚集

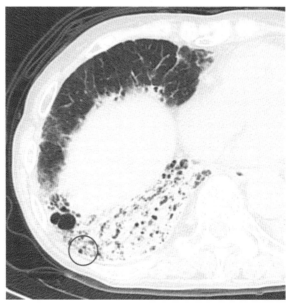

图 6.2 晚期纤维化性非特异性间质性肺炎（fNSIP）的牵拉性支气管扩张

晚期 fNSIP 的高分辨 CT（HRCT）结果显示右肺牵拉性支气管扩张的聚集，沿 CT 层面追踪扩张支气管的走行即可证明这一点。在右下叶，当扩张的支气管垂直于细支气管或蜂窝肺所在的横断平面时，多囊腔影可能代表一组多发的牵拉性支气管扩张（圆圈）

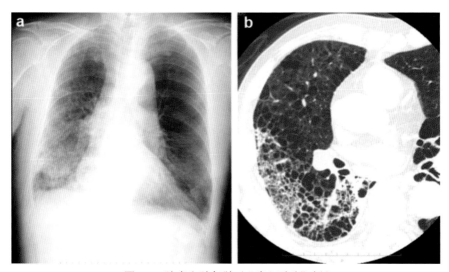

图 6.3 肺炎和肺气肿（"瑞士干酪"征）

（**a**）胸部 X 线显示两肺过度充气。右中下肺野出现异常阴影。（**b**）高分辨 CT（HRCT）显示右肺下叶多囊腔影和磨玻璃影 / 实变影。肺气肿在无磨玻璃影 / 实变影的肺野中很明显

　　由于 HRCT 有限的空间分辨率阻碍了对微小蜂窝肺的观察，放射学描述须限于宏观蜂窝肺，因此使用蜂窝肺这一术语必须极其谨慎。即使是经验丰富的放射科医师在诊断蜂窝肺时也可能存在分歧[5]，这主要是因为多种病理改变均与其相似，且该术语在病理学和放射学领域中被用于描述不同的对象。

　　肺气肿合并肺部感染，或合并其他具有弥漫性磨玻璃样影（GGO）/ 实变影的疾病时，可出现类似于蜂窝肺的表现，尽管 GGO/ 实变影不会发生在肺气肿的空腔中，肺气肿合并

肺炎在 HRCT 上的表现类似于"瑞士干酪"（图 6.3），而多发性囊肿往往见于肺纤维化伴肺气肿（图 6.4a、b）。

当扩张的支气管垂直于其轴线的横断平面时，被牵拉的扩张支气管影像表现也类似于蜂窝肺（图 6.2）。牵拉性支气管扩张可能与蜂窝影混合在一起，而"纯"牵拉性支气管扩张影像学表现类似蜂窝肺，非常容易混淆，利用冠状面 / 矢状面重建图像或三维成像可帮助其与蜂窝影的鉴别（图 6.5a、b）。

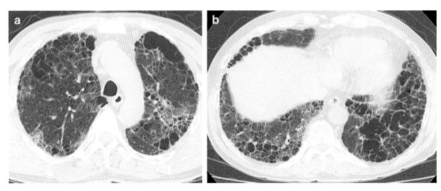

图 6.4　肺纤维化伴肺气肿
（**a**）CT 显示上肺间隔旁型和小叶中心型肺气肿，混杂有磨玻璃影和网状影。（**b**）下肺多个囊肿，包括类似蜂窝的大的厚壁囊肿

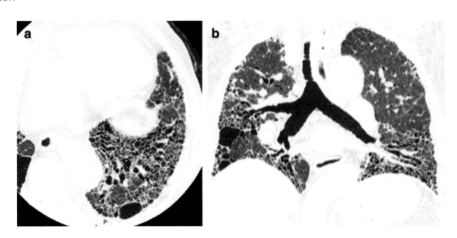

图 6.5　晚期纤维化非特异性间质性肺炎（fNSIP）
（**a**）高分辨 CT（HRCT）显示下肺牵拉性支气管扩张混合多发囊肿，类似蜂窝肺表现。（**b**）重建冠状面图像显示大部分囊腔结构为聚集的牵引性支气管扩张

6.3　特发性肺纤维化 / 普通型间质性肺炎的影像学表现

6.3.1　IPF/UIP 的病理学标准

UIP 的病理特征包括小叶周围和腺泡周围纤维化及其时间、空间上的异质性。晚期纤维化改变如蜂窝影通常存在于正常肺组织的附近，尤其处于同一肺小叶内，纤维化病灶的

边界非常锐利，与几乎正常的肺组织相邻[6]。

在已知原因的继发性间质性肺炎，如胶原血管病间质性肺炎（CVD-IP）、慢性过敏性肺炎（CHP）、结节病和石棉沉着病等疾病中可见有 UIP 表现的纤维化。CVD-IP 的病理表现常为丰富的淋巴滤泡聚集，具有生发中心、胸膜炎、毛细支气管炎等特征。CHP 通常表现为以气道为中心的纤维化和与气道相关的小肉芽肿，但这些特征也可能缺如。多学科讨论诊断 IPF/UIP 时必须排除这些具有 UIP 表现的继发性间质性肺炎。

2011 年国际诊断指南[1]根据几种病理表现的组合将病理类型分类为明确的 UIP、很可能的 UIP、可能的 UIP 和非 UIP 四种。

明确的 UIP 表现包括主要位于胸膜下和间隔旁区域的明显纤维化、结构扭曲，伴或不伴蜂窝肺，纤维化斑片状受累，成纤维细胞灶，以及没有任何能够排除 IPF/UIP 诊断的表现。排除 IPF/UIP 诊断的病理表现包括透明膜、机化性肺炎、明显的炎性细胞浸润、肉芽肿、以气道为中心的改变以及任何提示其他诊断的发现。

很可能的 UIP 表现包括伴或不伴蜂窝肺的明显纤维化、结构扭曲，无纤维化斑片状受累区域，成纤维细胞灶，并且没有任何能够排除 IPF/UIP 诊断的表现。

可能的 UIP 表现则是纤维化斑片状肺受累区域，伴或不伴蜂窝肺，并且没有任何能够排除 IPF/UIP 诊断的表现。

明确的 UIP 表现包括小叶周围［胸膜下和（或）间隔旁］和腺泡周围纤维化及其时间、空间上的异质性，但很可能的及可能的 UIP 表现包括 IPF/UIP 以外的其他病理表现，如纤维化型非特异性间质性肺炎（fNSIP）、胶原血管病间质性肺炎或慢性过敏性肺炎。

6.3.2　IPF/UIP 的 HRCT 标准

分析间质性肺炎的放射学表现时必须包括 HRCT 图像[7-10]。Nishimura 等把 IPF/UIP 的 HRCT 表现描述为小叶周围纤维化（沿胸膜、支气管壁、大血管和小叶间隔的异常阴影）[11]（图 6.6）。小叶内间质改变与沿小叶内静脉腺泡周围纤维化相对应。网状影或蜂窝肺提示纤维化改变。蜂窝肺是 IPF/UIP 的关键表现，它在 UIP 中比在 NSIP 中更广泛[12-17]（图 6.5 和图 6.6）。

大约 1/3 通过电视辅助胸腔镜手术（video-assisted thoracoscopic surgery，VATS）诊断的 UIP 的 HRCT 表现类似 NSIP[18-19]，这可能是因为外科肺活检就是为了诊断具有非典型影像学表现的 IPF/UIP 病例和具有典型影像学表现的非 IPF/UIP 病例（图 6.7）。IPF/UIP 在发病过程中可呈类似 NSIP 样表现[20-21]，并且在疾病晚期，UIP 的影像学改变可能转变为类似 NSIP 的改变。病理结果证明，NSIP 合并肺气肿的 HRCT 表现类似于 UIP[22]。

6.3.2.1　2011 年指南中 HRCT 模式的类别（表 6.1）

2011 年 IPF/UIP 指南[1]基于 HRCT 特征将 IPF/UIP 疾病表型分为"典型 UIP"（图 6.6）、"可能的 UIP"（图 6.8）和"不符合 UIP"（图 6.7）。通过结合 HRCT 和病理学的分型，可以较准确地诊断 IPF/UIP。

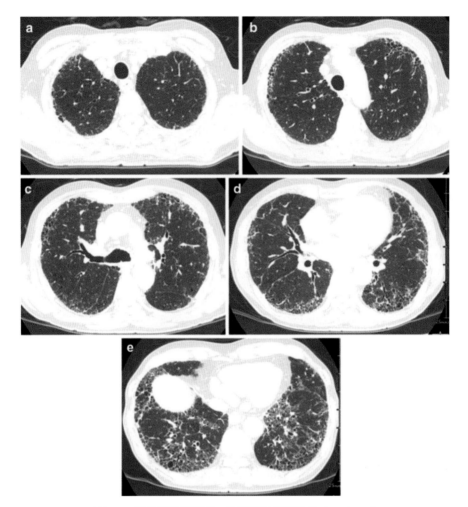

图 6.6　特发性肺纤维化 / 普通型间质性肺炎（IPF/UIP）

（**a**）肺尖的高分辨 CT（HRCT）显示邻近胸壁的线样影，提示小叶周围（胸膜表面、小叶间隔和支气管血管束）纤维化。（**b**）主动脉弓水平 HRCT 显示邻近胸壁（胸膜下区域）的不均匀网状影。（**c**）气管分叉处水平 HRCT 显示不均匀网状影、邻近胸壁的蜂窝影，还可见邻近胸壁的小线状影。（**d**）肺静脉水平的 HRCT 显示胸膜下网状影和蜂窝影。异常阴影呈斑片状分布，局限于胸膜下。（**e**）肺底 HRCT 表现为胸膜下斑片状网状影和蜂窝影。没有发现能够排除 IPF/UIP 的诊断的表现

在 HRCT 上典型的 IPF/UIP 表现为胸膜下分布的网状影或蜂窝影，主要集中于下叶背段，并且没有以下提到的 7 项能够排除 IPF/UIP 诊断的特征。而可能的 IPF/UIP 表现为以下叶和胸膜下分布为主的网状影，且没有任何下述 7 项能够排除 IPF/UIP 诊断的特征，而缺乏典型 IPF/UIP 表现中的蜂窝影。不符合 IPF/UIP 的表现包括了能够排除 IPF/UIP 的 7 项特征中的任何一项：支气管血管束周围分布为主（图 6.9）、明显的 GGO（比网状影和蜂窝影更广泛）（图 6.10）、上肺分布为主如肺胸膜纤维弹性组织增生症（pleuropulmonary fibroelastosis，PPFE）（图 6.11）、远离蜂窝肺的大囊腔影（图 6.12）、节段性分布的阴影、大量微小结节（图 6.13）和弥漫性马赛克征。这些影像学表现可能反映了具有 UIP 影像学特征的继发性间质性肺炎，这是在鉴别诊断中应予以考虑的。

与蜂窝影相结合的叠加了网状影和磨玻璃影（GGO）的 HRCT 表现说明 IPF/UIP 纤

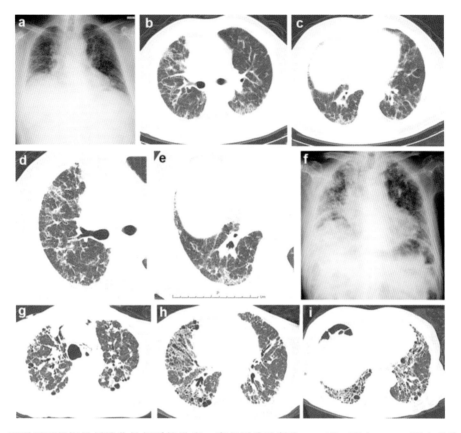

图 6.7　不明原因的慢性纤维化性间质性肺炎，病理明确诊断为 UIP 型，而在 HRCT 下表现为非典型 UIP 型

（**a～g**）外科肺活检时 HRCT 影像；（**f～i**）术后 4 年的 HRCT 影像。（**a**）胸部 X 线片显示双肺体积缩小伴网格影。（**b**）HRCT 显示双肺中叶支气管血管周围区域磨玻璃影（GGO）和网格影。（**c**）肺基底区域以 GGO 和网格影为主。胸膜下和支气管血管周围区域均有异常密度增高影。（**d**）HRCT 显示与 UIP 不一致的右中叶支气管血管周围异常密度增高影。（**e**）HRCT 显示肺基底水平的支气管血管周围和胸膜下区域异常密度增高影。（**f**）4 年后的胸部 X 线检查显示双肺异常密度增高影和肺体积减小。（**g**）HRCT 显示肺尖部的支气管血管周围和胸膜下肺实变伴牵拉性支气管扩张。（**h**）HRCT 显示右肺中叶水平的支气管血管周围为主的网格影伴牵拉性支气管扩张，符合纤维化性非特异性间质性肺炎（fNSIP）。（**i**）在肺基底部，HRCT 显示支气管血管周围为主的网格影，包括牵拉性支气管扩张和肺囊肿

维化的区域超过 GGO 的范围。明显的 GGO 提示纤维化改变较少。在慢性过敏性肺炎和结节病中常见大量微结节，在纤维化型 NSIP 中通常可见病变以支气管血管周围分布为主。要求影像学表现没有节段性实变是为了排除肺炎。大的含气囊肿往往见于复杂的肺气肿或囊性疾病，上肺部分布为主是尘肺和 CHP 等吸入性疾病的特点。弥漫性马赛克征提示气道疾病，也可见于 CHP。

6.3.2.2　HRCT 与病理结果的相关性（图 6.6 和图 6.8）

2011 年 IPF/UIP 诊断指南[1] 描述了 IPF/UIP 的有限的 HRCT 特异性改变，但没有能反映时间、空间异质性的特征。其他形式的间质性肺炎，如纤维型 NSIP（fNSIP），也可能在 HRCT 上表现出可能的 UIP 影像。UIP 的病理特征是小叶周围和腺泡周围纤维化和时

表 6.1　2011 年国际特发性肺间质纤维化诊断和治疗指南中普通型间质性肺炎（UIP）高分辨 CT（HRCT）表现分类[1]

不同类型 UIP 的 HRCT 标准		
典型 UIP（包括所有 4 个特征）	可能的 UIP（所有 3 个特征）	不符合 UIP（7 项排除 UIP 诊断的特征中的任何一种）
胸膜下、基底部分布为主	胸膜下、基底部分布为主	上肺或中肺分布为主
网状影	网状影	支气管血管周围分布
蜂窝影，伴或不伴牵拉性支气管扩张	没有能够排除 UIP 诊断的特征（见第三列）	广泛的磨玻璃样影（范围＞网状影）
没有能够排除 UIP 诊断的特征（见第三列）		大量微结节（双肺分布，以上叶分布为主）
		散在囊腔影（多发、双侧分布，远离蜂窝影）
		弥漫性马赛克征 / 空气潴留征（双肺分布，3 个以上肺叶）
		支气管肺段 / 肺叶实变

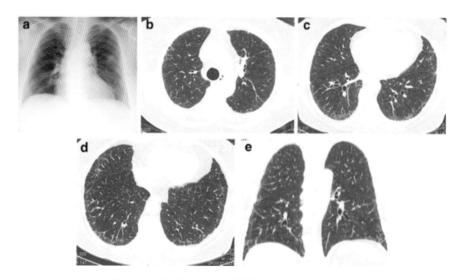

图 6.8　可能的 UIP 的高分辨 CT（HRCT）表现

（a）胸部 X 线片显示以双侧基底部分布为主的磨玻璃影。左中肺野的结节影提示肺癌。（b）上肺部的 HRCT 显示胸膜下不均匀的网状影。（c）下肺部的 HRCT 显示胸膜下不均匀的网状影。（d）肺基底部 HRCT 显示胸膜下分布的网状影，没有蜂窝影。（e）冠状位 CT 显示胸膜下网状影，主要位于下肺部。没有发现蜂窝影

间、空间上的异质性。HRCT 表现为网状影和（或）蜂窝影，小叶周围纤维化与网状影或蜂窝影的胸膜下位置相对应。

　　尽管英文文献中很少有文章描述 IPF/UIP 异质性的 CT 表现，但对反映纤维化异质性分布的 HRCT 表现的研究仍是必需的[23]。可能提示异质性的有价值的影像学表现包括：异常阴影的明显偏侧性、晚期纤维化（如蜂窝影）与正常肺实质共存于一个非常小的区域内，以及胸膜下网状阴影和（或）蜂窝肺内保留了正常表现的区域[24-25]。

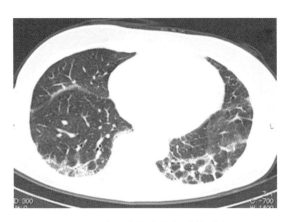

图 6.9　皮肌炎患者的间质性肺炎
支气管血管束周围分布为主。高分辨 CT（HRCT）显示支气管血管束周围实变，提示急性肺损伤（机化性肺炎）

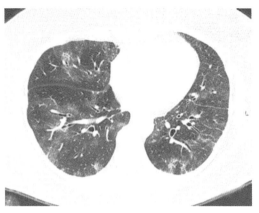

图 6.10　细胞型非特异性间质性肺炎（NSIP）和明显的磨玻璃影（GGO）
高分辨 CT（HRCT）显示广泛的 GGO 无结构扭曲，提示细胞型 NSIP

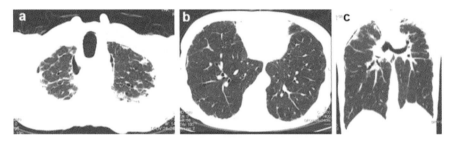

图 6.11　特发性肺胸膜纤维弹性组织增生症（PPFE）
（a）肺尖段高分辨 CT（HRCT）显示胸膜下肺膨胀不全性纤维化。（b）肺底 HRCT 显示胸膜下纤维化，提示普通型间质性肺炎（UIP）。（c）重建冠状位 CT 显示双侧上叶体积明显缩小，肺门抬高

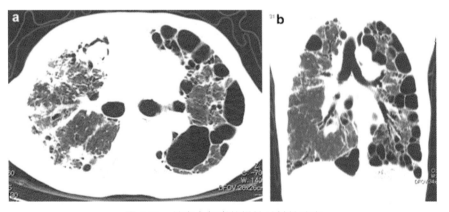

图 6.12　具有大气囊的慢性过敏性肺炎
（a）高分辨 CT（HRCT）图像显示多个大的胸膜下气囊。在右肺野可见曲菌球。（b）重建冠状位图像显示胸膜下区域有多个大气囊

　　大约 1/3 的 VATS 确定的 IPF/UIP 在影像学表现上类似 NSIP 或其他非典型 CT 表现（可能代表继发性 UIP），这可能是因为近来对表现为典型 IPF 影像（典型 UIP）的 IPF/UIP 病例多不进行外科活检[18]。然而，HRCT 上表现为典型和不典型 UIP 的 IPF 的预后是相似的[19]。

图 6.13 呼吸性细支气管炎-间质性肺病（RB-ILD）的大量微结节。高分辨 CT（HRCT）显示明显的小叶中心结节

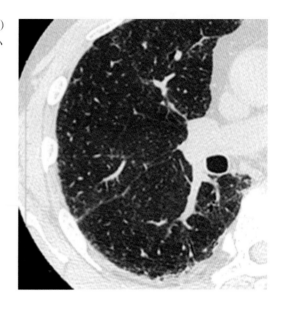

6.3.2.3   蜂窝肺在 IPF/UIP 诊断中的应用（表 6.1，图 6.14）

蜂窝肺是 IPF/UIP 最重要的影像学改变之一[16, 26-29]，而且能作为诊断的关键依据[1]。当 HRCT 表现为典型 UIP 影像改变时，无需外科活检即可明确诊断 IPF/UIP。但当影像学结果属于"可能的 UIP"或者"不符合 UIP"时，则必须进行活检。蜂窝影是"典型 UIP"和"可能的 UIP"的影像改变之间唯一的不同，而且即使是经验丰富的胸部放射科医师有

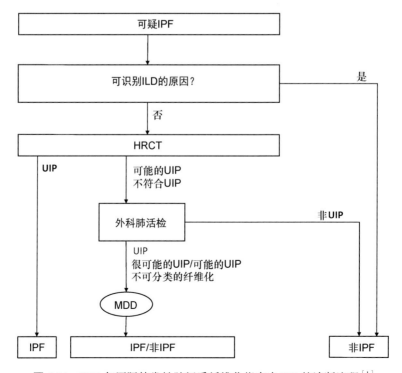

图 6.14 2011 年国际特发性肺间质纤维化指南中 IPF 的诊断流程[1]

时也难以辨别这些影像学检查结果[5]，这时也需要进行外科肺活检。因此，过度依赖对蜂窝影的观察来确诊 IPF/UIP 可能是有问题的。

6.3.2.4　IPF/UIP 早期阶段的诊断

最近新发明的药物被用来治疗 IPF/UIP，并且在 IPF 早期，即蜂窝影出现之前，进行药物干预可能更有效。IPF/UIP 的病理表现提示，HRCT 的诊断标准应纳入小叶周围和腺泡周围纤维化以及时间、空间异质性。病程中早期识别这些特征可以优化治疗策略。

6.4　IPF/UIP 的鉴别诊断

6.4.1　非特异性间质性肺炎

利用 HRCT 有效鉴别特发性间质性肺炎亚型已被广泛报道[30]。非特异性间质性肺炎（NSIP）是 IPF/UIP 最重要的鉴别诊断之一[31-32]。NSIP 的 HRCT 特征主要为沿支气管血管周围分布的或斑片状的磨玻璃影。病灶小叶内网状影、GGO 内牵拉性支气管扩张和蜂窝肺提示纤维化进展，预后更差（图 6.15）[17, 33-41]。Sumikawa 等的研究显示，IPF/UIP 比 fNSIP 表现出更广泛的蜂窝影[12]。

大约 1/3 的 VATS 确定的 IPF/UIP 的 HRCT 表现不典型，但具有典型影像学特征的 IPF/UIP 和需要外科肺活检的非典型影像学特征的 IPF/UIP，预后相似[19]。

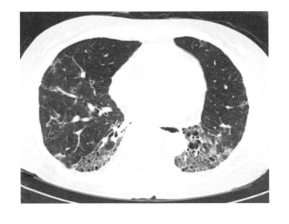

图 6.15　纤维化非特异性间质性肺炎（fNSIP）高分辨 CT（HRCT）显示双肺下叶体积明显缩小。在双肺下叶中可见网状影和牵拉性支气管扩张

6.4.2　脱屑性间质性肺炎

脱屑性间质性肺炎（DIP）的 HRCT 表现包括胸膜下或斑片状小叶性磨玻璃影。通常网状影较不明显，无蜂窝肺。在 GGO 区域内可见多囊性改变，特别是在 GGO 经治疗消失后[42]。在长期随访研究中，蜂窝影可变得明显[43]。

6.4.3　呼吸性细支气管炎伴间质性肺病（图 6.13）

呼吸性细支气管炎伴间质性肺病（RB-ILD）是与吸烟密切相关的一种特发性间质性肺炎[44]。其在 HRCT 上的主要特征是反映呼吸性细支气管炎的小叶中心结节增多；其他表现包括斑片状磨玻璃影和网状影[45-46]。

6.4.4　结节病

肺结节病 HRCT 表现可能与 IPF 相似[47]。大量微结节伴淋巴管周围分布提示结节病的诊断。

6.4.5　慢性过敏性肺炎（图 6.16）

慢性过敏性肺炎是一种继发性间质性肺炎，在病理标本上表现为 UIP 或 NSIP 模式[48]。其影像学特征最常表现为 UIP 模式，但是分布特征为上叶分布为主或从上至下广泛分布，上肺大量小叶中心微结节提示支气管中心纤维化，连接小叶中心和小叶周围区域的桥接纤维化，上肺囊肿形成，肺膨胀不全性硬结和（或）明显的磨玻璃影[49]。

一些 CHP 病例表现类似 IPF/UIP，缺乏任何不符合 UIP 的影像学表现，因此 CHP 的诊断需要专家之间的多学科讨论[50-51]。

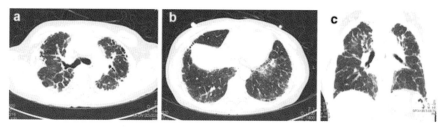

图 6.16　慢性过敏性肺炎（CHP）

（**a**）肺尖部高分辨 CT（HRCT）显示邻近胸壁的多个胸膜下区域的肺膨胀不全性硬结。（**b**）下肺 HRCT 显示呈 UIP 型的间质性肺炎。（**c**）冠状位重建图像显示网状影局限于胸膜下

6.4.6　胶原血管病（CVD）（图 6.17）

胶原血管病（CVD）患者的最常见肺间质性病变类型为 NSIP 型，但也可见 UIP 型，尤其是类风湿关节炎患者[52-54]。CVD 伴发的普通间质性肺炎（CVD-UIP）的特征与 IPF/UIP 相比有些不典型，除了提示为 UIP 和 NSIP 型的胸膜下网状影和（或）蜂窝影外，还伴有支气管血管周围的异常影。另外，Assayag 等发现类风湿关节炎并发 UIP 的 HRCT 表现与 IPF/UIP 没有区别[55]。

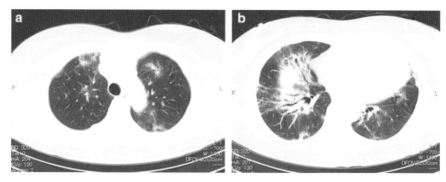

图 6.17　胶原血管病伴间质性肺炎（CVD-IP）（纤维化非特异性间质性肺炎）
（a，b）高分辨 CT（HRCT）显示异常影（支气管血管周围磨玻璃影和实变影、牵拉性支气管扩张）主要位于肺底

　　由于 NSIP 在 CVD 患者中经常并发，Kinder 等认为 NSIP 可能是未分类的结缔组织病（UCTD）患者的肺部并发症[56]。尽管 UCTD 患者与普通的 NSIP 患者的预后有明显不同[57]，但 HRCT 结果没有差异。

　　主要累及肺的结缔组织病（lung-dominant connective tissue disease，LD-CTD）[58] 和具有自身免疫特征的肺间质性疾病（autoimmune-featured interstitial lung disease，AFILD）[59] 指不符合特定胶原病的诊断标准的间质性肺炎，但临床和（或）病理结果提示为 CVD。

　　虽然 CVDs 常并发 NSIP，但大约一半的 AFILD 为 UIP 型。某些 LD-CTD/AFILD 的 HRCT 表现为混合型（UIP 和 NSIP 混合）或 UIP 型。

6.4.7　尘肺

　　石棉沉着病是由石棉纤维（≥ 2 个石棉体 /cm² 的组织学切片）引起的支气管中心纤维化。支气管中心纤维化延伸至小叶周围区域，可能表现为 UIP 型纤维化[60-62]。

　　石棉沉着病的影像学表现因病程而异。早期表现为反映支气管中心纤维化的小叶中心微结节影、小叶内间质增厚、小叶间隔增厚、反映支气管中心纤维化的胸膜下线、胸壁下楔形影和空气潴留征[63]。晚期石棉沉着病表现为蜂窝肺和肺膨胀不全性纤维化[64-66]。

　　虽然石棉沉着病的纤维化可表现为 UIP 型[67]，但其典型的 HRCT 图像表现为小叶中心结节、胸膜下线、跨肺带状影，与 IPF/UIP 相比，石棉沉着病的空气潴留征明显，蜂窝肺和牵拉性支气管扩张较 IPF/UIP 少见[68]。

　　胸部 X 线片（CXR）和 CT 上的胸膜斑块和石棉暴露病史也有助于诊断石棉沉着病。粉尘性尘肺合并重金属肺也可能表现为 UIP 型[69]。

6.4.8　肺纤维化合并肺气肿及吸烟相关肺纤维化（图 6.18）

　　在日常临床工作中经常会遇到肺纤维化合并肺气肿。自从 Cottin 提出肺纤维化合并肺气肿（combined pulmonary fibrosis and emphysema，CPFE）这一术语来描述符合临床和影

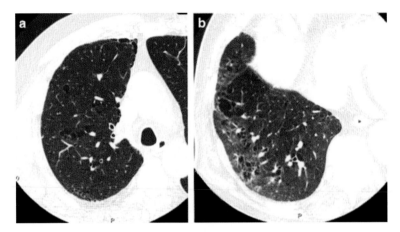

图 6.18 肺纤维化合并肺气肿（CPFE）

（**a**）上肺的高分辨 CT（HRCT）显示小叶中心性肺气肿。（**b**）下肺的 HRCT 显示由网状影和磨玻璃影包围的小叶中心气囊，这种表现明显不同于普通型间质性肺炎（UIP）

像学特征的上肺肺气肿和下肺纤维化以来，关于间质性肺炎合并肺气肿的发病机制就一直存在很多争议[70-71]。

2013 年 ATS/ERS 特发性间质性肺炎共识指南[2] 将 CPFE 定义为一种状态，而不是一种疾病。可以认为 CPFE 包括了与吸烟引起的肺纤维化共存的肺气肿和间质性肺炎。CPFE 可能无法根据影像学表现与特发性间质性肺炎相鉴别，但也可出现如大囊肿等破坏性改变。CPFE 被认为包含了一系列同时患有肺气肿和特发性间质性肺炎并伴吸烟所致肺纤维化的异质性疾病[72-76]。

活检证实的伴肺气肿的 NSIP 因为先前就有的肺气肿，可以在 HRCT 上表现为类似于 UIP 型[22]。

6.5 IPF/UIP 并发症的影像学特征

6.5.1 急性加重（图 6.19）

不明原因的急性加重是 IPF/UIP 最严重的并发症之一，也是日本 IPF 患者最常见的死亡原因之一。大约 40% 的 IPF/UIP 患者会发生这种并发症，这可能与病毒感染有关[77-80]。外科手术、药物毒性和放射线照射可加重病情[81-84]。手术切除后急性呼吸衰竭可能与亚临床型间质性肺炎急性加重有关[85-86]（图 6.20）。药物毒性引起的加重被认为是药物性肺损伤。

急性加重的病理表现为弥漫性肺泡损伤（DAD）或机化性肺炎（OP）。IPF/UIP 急性加重的影像学特征包括广泛的磨玻璃影或实变[85-86]。

影像学表现有助于预测急性加重期的预后。新出现的 GGO 或实变的分布分为弥漫型、斑片型或外周型。外周型预后较其他两型好[87]。越广泛的磨玻璃影以及牵拉性支气管扩张和蜂窝影提示预后越差[88]。

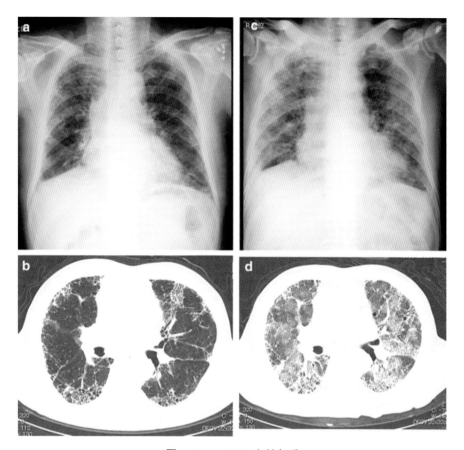

图 6.19　IPF/UIP 急性加重

（**a**）胸部 X 线片显示双侧肺体积缩小伴网状影。（**b**）高分辨 CT（HRCT）显示网状影主要位于肺底胸膜下区域。（**c**）急性加重期胸部 X 线片显示在原有的间质性网状影上广泛重叠的磨玻璃影。（**d**）HRCT 显示广泛的磨玻璃影与原有的间质性肺炎相重叠

IPF/UIP 急性加重的鉴别诊断包括各种感染、心力衰竭引起的肺水肿和非感染性疾病以及其他类型的慢性纤维化性间质性肺炎的急性加重，包括急性间质性肺炎（AIP）、隐源性机化性肺炎（COP）、急性嗜酸性粒细胞性肺炎、弥漫性肺泡出血和急性呼吸窘迫综合征（ARDS）。

6.5.2　肺癌（图 6.21）

肺癌在 IPF/UIP 患者中更常见，这些患者的危险因素包括年龄较大、男性和吸烟史[89-91]。肺癌组织学亚型在 IPF/UIP 患者和无 IPF 患者之间没有差异[89-91]。多发性肺癌在并发 IPF/UIP 的癌症中并不少见[92]。

伴有 IPF/UIP 的肺癌多发于纤维化区域[93-95]、邻近囊肿区域或纤维化与相对正常肺组织之间的界面[93]。IPF 患者的肺癌即使在疾病早期也表现为实性病灶影，而早期肺癌由于其体积小、形状不规则，与局限性纤维化阴影难以区分。

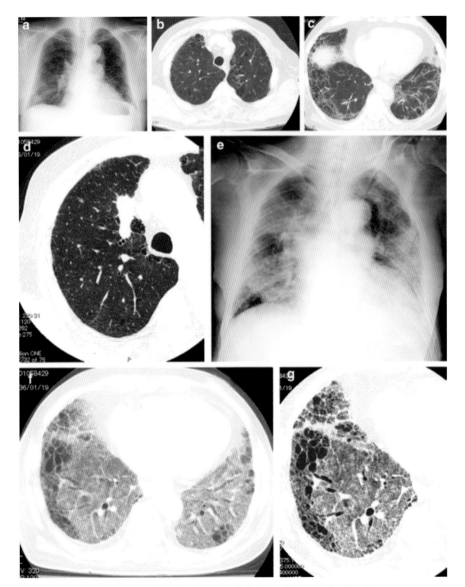

图 6.20 　肺癌患者，慢性纤维化性间质性肺炎术后加重

（**a**）术前胸部 X 线片显示网状影主要位于双侧下肺。肿块与右肺门上部重叠。（**b**）上肺 CT 显示轻度肺气肿。（**c**）肺底部 CT 显示胸膜下网状影和蜂窝肺。（**d**）右肺上叶高分辨 CT（HRCT）显示结节影，经支气管镜检查确诊为肺癌。（**e**）右肺上叶切除术后 4 天胸部 X 线片显示双肺广泛磨玻璃影（GGO）和实变。（**f**）下肺 CT 显示肺部弥漫性 GGO。（**g**）右肺下叶 HRCT 显示弥漫性 GGO 重叠在原有间质性肺炎上

6.5.3 　感染（图 6.12 和图 6.22）

　　肺炎是 IPF 急性加重最重要的鉴别诊断之一。虽然感染性肺炎通常表现为节段性或肺叶性分布，但非细菌性感染如肺孢子菌肺炎也可表现为类似 IPF 急性加重的融合性磨玻璃影。

　　IPF 并发结核分枝杆菌感染在 CT 上的表现不典型，更多表现为肺叶或节段性实变，而不是类似细菌性或真菌性肺炎那样的小叶中心结节影和树芽征[96-97]（图 6.23）。

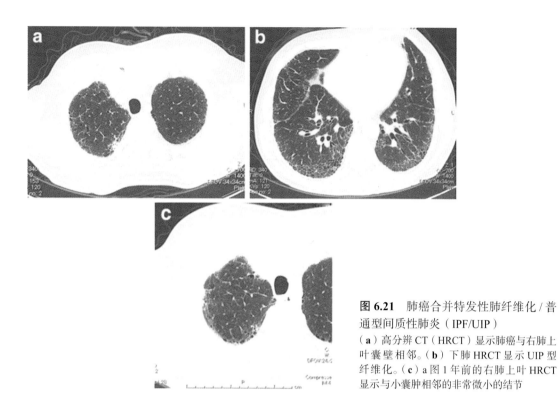

图 6.21　肺癌合并特发性肺纤维化 / 普通型间质性肺炎（IPF/UIP）
（**a**）高分辨 CT（HRCT）显示肺癌与右肺上叶囊壁相邻。（**b**）下肺 HRCT 显示 UIP 型纤维化。（**c**）a 图 1 年前的右肺上叶 HRCT 显示与小囊肿相邻的非常微小的结节

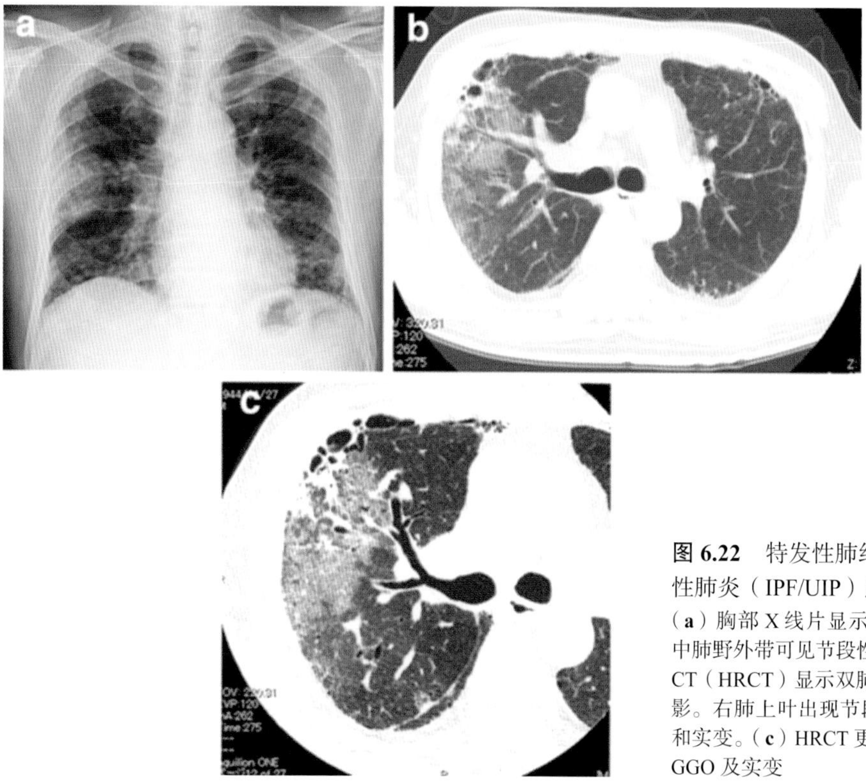

图 6.22　特发性肺纤维化 / 普通型间质性肺炎（IPF/UIP）患者合并肺炎
（**a**）胸部 X 线片显示双侧下肺网状影，右中肺野外带可见节段性实变影。（**b**）高分辨 CT（HRCT）显示双肺散在的网状影和蜂窝影。右肺上叶出现节段性磨玻璃影（GGO）和实变。（**c**）HRCT 更清楚地显示右肺上叶 GGO 及实变

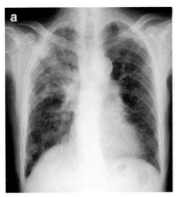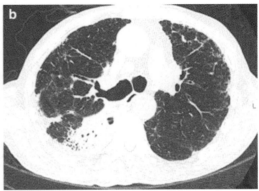

图 6.23 特发性肺纤维化 / 普通型间质性肺炎（IPF/UIP）患者合并肺结核
（**a**）胸部 X 线片显示网状影主要位于下肺野。（**b**）高分辨 CT（HRCT）显示间质性肺炎，左肺呈 UIP 型，右肺实变提示肺炎。痰检示抗酸杆菌阳性

参考文献

1. Raghu G, Collard HR, Egan JJ, Martinez FJ, Behr J, Brown KK, Colby TV, Cordier JF, Flaherty KR, Lasky JA, et al. ATS/ERS/JRS/ALAT Committee on idiopathic pulmonary fibrosis. An official ATS/ERS/JRS/ALAT statement: idiopathic pulmonary fibrosis: evidence-based guidelines for diagnosis and management. Am J Respir Crit Care Med. 2011;183:788–824.
2. Travis WD, Costabel U, Hansell DM, King Jr TE, Lynch DA, Nicholson AG, Ryerson CJ, Ryu JH, Selman M, Wells AU, Behr J, Bouros D, Brown KK, Colby TV, Collard HR, Cordeiro CR, Cottin V, Crestani B, Drent M, Dudden RF, Egan J, Flaherty K, Hogaboam C, Inoue Y, Johkoh T, Kim DS, Kitaichi M, Loyd J, Martinez FJ, Myers J, Protzko S, Raghu G, Richeldi L, Sverzellati N, Swigris J, Valeyre D. ATS/ERS Committee on idiopathic interstitial pneumonias. An official American Thoracic Society/European Respiratory Society statement: update of the international multidisciplinary classification of the idiopathic interstitial pneumonias. Am J Respir Crit Care Med. 2013;188:733–48.
3. Arakawa H, Honma K. Honeycomb lung: history and current concepts. AJR Am J Roentgenol. 2011;196:773–82.
4. Hansell DM, Bankier AA, MacMahon H, McLoud TC, Müller NL, Remy J. Fleischner society: glossary of terms for thoracic imaging. Radiology. 2008;246:697–722.
5. Watadani T, Sakai F, Johkoh T, Noma S, Akira M, Fujimoto K, Bankier AA, Lee KS, Müller NL, Song JW, Park JS, Lynch DA, Hansell DM, Remy-Jardin M, Franquet T, Sugiyama Y. Interobserver variability in the CT assessment of honeycombing in the lungs. Radiology. 2013;266:936–44.
6. Katzenstein AL, Myers JL. Idiopathic pulmonary fibrosis: clinical relevance of pathologic classification. Am J Respir Crit Care Med. 1998;157:1301–15.
7. Webb WR, Müller NL, Naidich DP. High-resolution CT of the lung. 4th ed. Philadelphia: Lippincott Williams & Wilkins; 2009. p. 179–89, a Wolters Kluwer business.
8. Hansell DM, Lynch DA, McAdams HP, Bankier AA, editors. Imaging of diseases of the chest. 5th ed. Philadelphia: Mosby Elsevier; 2010. p. 564–72.
9. Elicker BM, Webb WR. Fundamentals of high-resolution lung CT: common findings, common patterns, common diseases, and differential diagnosis. Philadelphia: Lippincott Williams & Wilkins; 2013. p. 150–9, a Wolters Kluwer business.

10. Kazerooni EA, Martinez FJ, Flint A, et al. Thin-section CT obtained at 10-mm increments versus limited three-level thin-section CT for idiopathic pulmonary fibrosis: correlation with pathologic scoring. AJR Am J Roentgenol. 1997;169:977–83.

11. Nishimura K, Kitaichi M, Izumi T, Nagai S, Kanaoka M, Itoh H. Usual interstitial pneumonia: histologic correlation with high-resolution CT. Radiology. 1992;182:337–42.

12. Sumikawa H, Johkoh T, Ichikado K, Taniguchi H, Kondoh Y, Fujimoto K, Tateishi U, Hiramatsu T, Inoue A, Natsag J, Ikemoto M, Mihara N, Honda O, Tomiyama N, Hamada S, Nakamura H, Müller NL. Usual interstitial pneumonia and chronic idiopathic interstitial pneumonia: analysis of CT appearance in 92 patients. Radiology. 2006;241:258–66.

13. Chan TY, Hansell DM, Rubens MB, du Bois RM, Wells AU. Cryptogenic fibrosing alveolitis and the fibrosing alveolitis of systemic sclerosis: morphological differences on computed tomographic scans. Thorax. 1997;52:265–70.

14. Müller NL, Miller RR, Webb WR, Evans KG, Ostrow DN. Fibrosing alveolitis: CT-pathologic correlation. Radiology. 1986;160:585–8.

15. Tung KT, Wells AU, Rubens MB, Kirk JM, du Bois RM, Hansell DM. Accuracy of the typical computed tomographic appearances of fibrosing alveolitis. Thorax. 1993;48:334–8.

16. Lynch DA, Godwin JD, Safrin S, Starko KM, Hormel P, Brown KK, Raghu G, King Jr TE, Bradford WZ, Schwartz DA, Richard WW, Idiopathic Pulmonary Fibrosis Study Group. High-resolution computed tomography in idiopathic pulmonary fibrosis: diagnosis and prognosis. Am J Respir Crit Care Med. 2005;172:488–93.

17. Elliot TL, Lynch DA, Newell Jr JD, et al. High-resolution computed tomography features of nonspecific interstitial pneumonia and usual interstitial pneumonia. J Comput Assist Tomogr. 2005;29:339–45.

18. Sverzellati N, Wells AU, Tomassetti S, et al. Biopsy-proved idiopathic pulmonary fibrosis: spectrum of nondiagnostic thin-section CT diagnoses. Radiology. 2010;254:957–64.

19. Sumikawa H, Johkoh T, Colby TV, Ichikado K, Suga M, Taniguchi H, Kondoh Y, Ogura T, Arakawa H, Fujimoto K, Inoue A, Mihara N, Honda O, Tomiyama N, Nakamura H, Müller NL. Computed tomography findings in pathological usual interstitial pneumonia: relationship to survival. Am J Respir Crit Care Med. 2008;177:433–9.

20. Silva CI, Müller NL, Hansell DM, Lee KS, Nicholson AG, Wells AU. Nonspecific interstitial pneumonia and idiopathic pulmonary fibrosis: changes in pattern and distribution of disease over time. Radiology. 2008;247:251–9.

21. Flaherty KR, Travis WD, Colby TV, Toews GB, Kazerooni EA, Gross BH, Jain A, Strawderman RL, Flint A, Lynch JP, Martinez FJ. Histopathologic variability in usual and nonspecific interstitial pneumonias. Am J Respir Crit Care Med. 2001;164:1722–7.

22. Akira M, Inoue Y, Kitaichi M, Yamamoto S, Arai T, Toyokawa K. Usual interstitial pneumonia and nonspecific interstitial pneumonia with and without concurrent emphysema: thin-section CT findings. Radiology. 2009;251:271–9.

23. Gruden JF, Panse PM, Leslie KO, Tazelaar HD, Colby TV. UIP diagnosed at surgical lung biopsy, 2000–2009: HRCT patterns and proposed classification system. AJR Am J Roentgenol. 2013;200:W458–67.

24. Johkoh T, Sakai F, Ogura T, et al. Idiopathic pulmonary fibrosis (IPF)/usual interstitial pneumonia (UIP) without honeycombing on CT: CT findings in 30 patients diagnosed by surgical lung biopsy. RSNA. 2014;CHS 257.

25. Johkoh T, Sumikawa H, Fukuoka J, et al. Do you really know precise radiologic-pathologic correlation of usual interstitial pneumonia? Eur J Radiol. 2014;83:20–6.

26. Hartman TE, Primack SL, Kang EY, et al. Disease progression in usual interstitial pneumonia compared with desquamative interstitial pneumonia. Assessment with serial CT. Chest. 1996;110:378–82.

27. Mino M, Noma S, Kobashi Y, Iwata T. Serial changes of cystic air spaces in fibrosing alveolitis: a CT-pathological study. Clin Radiol. 1995;50:357–63.

28. Wells AU, Rubens MB, du Bois RM, Hansell DM. Serial CT in fibrosing alveolitis: prognostic significance of the initial pattern. AJR Am J Roentgenol. 1993;161:1159–65.

29. Akira M, Sakatani M, Ueda E. Idiopathic pulmonary fibrosis: progression of honeycombing at thin-section CT. Radiology. 1993;189:687–91.

30. Johkoh T, Müller NL, Cartier Y, Kavanagh PV, Hartman TE, Akira M, Ichikado K, Ando M, Nakamura H. Idiopathic interstitial pneumonias: diagnostic accuracy of thin-section CT in 129 patients. Radiology. 1999;211:555–60.

31. Katzenstein AL, Fiorelli RF. Nonspecific interstitial pneumonia/fibrosis. Histologic features and clinical significance. Am J Surg Pathol. 1994;18:136–47.

32. MacDonald SL, Rubens MB, Hansell DM, Copley SJ, Desai SR, du Bois RM, Nicholson AG, Colby TV, Wells AU. Nonspecific interstitial pneumonia and usual interstitial pneumonia: comparative appearances at and diagnostic accuracy of thin-section CT. Radiology. 2001;221:600–5.

33. Flaherty KR, Thwaite EL, Kazerooni EA, Gross BH, Toews GB, Colby TV, Travis WD, Mumford JA, Murray S, Flint A, Lynch 3rd JP, Martinez FJ. Radiological versus histological diagnosis in UIP and NSIP: survival implications. Thorax. 2003;58:143–8.

34. Hartman TE, Swensen SJ, Hansell DM, Colby TV, Myers JL, Tazelaar HD, Nicholson AG, Wells AU, Ryu JH, Midthun DE, du Bois RM, Müller NL. Nonspecific interstitial pneumonia: variable appearance at high-resolution chest CT. Radiology. 2000;217:701–5.

35. Park JS, Lee KS, Kim JS, Park CS, Suh YL, Choi DL, Kim KJ. Nonspecific interstitial pneumonia with fibrosis: radiographic and CT findings in seven patients. Radiology. 1995;195:645–8.

36. Cottin V, Donsbeck AV, Revel D, Loire R, Cordier JF. Nonspecific interstitial pneumonia. Individualization of a clinicopathologic entity in a series of 12 patients. Am J Respir Crit Care Med. 1998;158:1286–93.

37. Nagai S, Kitaichi M, Itoh H, Nishimura K, Izumi T, Colby TV. Idiopathic nonspecific interstitial pneumonia/fibrosis: comparison with idiopathic pulmonary fibrosis and BOOP. Eur Respir J. 1998;12:1010–19.

38. Johkoh T, Müller NL, Colby TV, Ichikado K, Taniguchi H, Kondoh Y, Fujimoto K, Kinoshita M, Arakawa H, Yamada H, et al. Nonspecific interstitial pneumonia: correlation between thin-section CT findings and pathologic subgroups in 55 patients. Radiology. 2002;225:199–204.

39. Nishiyama O, Kondoh Y, Taniguchi H, Yamaki K, Suzuki R, Yokoi T, Takagi K. Serial high resolution CT findings in nonspecific interstitial pneumonia/fibrosis. J Comput Assist Tomogr. 2000;24:41–6.

40. Akira M, Inoue Y, Arai T, Okuma T, Kawata Y. Long-term follow-up high-resolution CT findings in non-specific interstitial pneumonia. Thorax. 2011;66:61–5.

41. Tsubamoto M, Müller NL, Johkoh T, Ichikado K, Taniguchi H, Kondoh Y, Fujimoto K, Arakawa H, Koyama M, Kozuka T, et al. Pathologic subgroups of nonspecific interstitial pneumonia: differential diagnosis from other idiopathic interstitial pneumonias on high-resolution computed tomography. J Comput Assist Tomogr. 2005;29:793–800.

42. Hartman TE, Primack SL, Swensen SJ, Hansell D, McGuinness G, Müller NL. Desquamative interstitial pneumonia: thin-section CT findings in 22 patients. Radiology. 1993;187:787–90.

43. Kawabata Y, Takemura T, Hebisawa A, Sugita Y, Ogura T, Nagai S, Sakai F, Kanauchi T, Colby TV, Desquamative Interstitial Pneumonia Study Group. Desquamative interstitial pneumonia may progress to lung fibrosis as characterized radiologically. Respirology. 2012;17:1214–21.

44. Craig PJ, Wells AU, Doffman S, et al. Desquamative interstitial pneumonia, respiratory bronchiolitis and their relationship to smoking. Histopathology. 2004;45:275–82.

45. Remy-Jardin M, Remy J, Gosselin B, Becette V, Edme JL. Lung parenchymal changes secondary to cigarette smoking: pathologic-CT correlations. Radiology. 1993;186:643–51.

46. Holt RM, Schmidt RA, Godwin JD, Raghu G. High resolution CT in respiratory bronchiolitis-associated interstitial lung disease. J Comput Assist Tomogr. 1993;17:46–50.

47. Padley SP, Padhani AR, Nicholson A, Hansell DM. Pulmonary sarcoidosis mimicking cryptogenic fibrosing alveolitis on CT. Clin Radiol. 1996;51:807–10.

48. Ohtani Y, Saiki S, Kitaichi M, et al. Chronic bird fancier's lung: histopathological and clinical correlation. An application of the 2002 ATS/ERS consensus classification of the idiopathic interstitial pneumonias. Thorax. 2005;60:665–71.

49. Silva CI, Müller NL, Lynch DA, et al. Chronic hypersensitivity pneumonitis: differentiation from idiopathic pulmonary fibrosis and nonspecific interstitial pneumonia by using thin-section CT. Radiology. 2008;246:288–97.

50. Lynch DA, Newell JD, Logan PM, King Jr TE, Müller NL. Can CT distinguish hypersensitivity pneumonitis from idiopathic pulmonary fibrosis? AJR Am J Roentgenol. 1995;165:807–11.

51. Pérez-Padilla R, Salas J, Chapela R, et al. Mortality in Mexican patients with chronic pigeon breeder's lung compared with those with usual interstitial pneumonia. Am Rev Respir Dis. 1993;148:49–53.

52. Hwang JH, Misumi S, Sahin H, Brown KK, Newell JD, Lynch DA. Computed tomographic features of idiopathic fibrosing interstitial pneumonia: comparison with pulmonary fibrosis related to collagen vascular disease. J Comput Assist Tomogr. 2009;33:410–15.

53. Song JW, Do KH, Kim MY, Jang SJ, Colby TV, Kim DS. Pathologic and radiologic differences between idiopathic and collagen vascular disease-related usual interstitial pneumonia. Chest. 2009;136:23–30.

54. Corte TJ, Copley SJ, Desai SR, Zappala CJ, Hansell DM, Nicholson AG, Colby TV, Renzoni E, Maher TM, Wells AU. Significance of connective tissue disease features in idiopathic interstitial pneumonia. Eur Respir J. 2012;39:661–8.

55. Assayag D, Elicker BM, Urbania TH, et al. Rheumatoid arthritis-associated interstitial lung disease: radiologic identification of usual interstitial pneumonia pattern. Radiology. 2014;270:583–8.

56. Kinder BW, Collard HR, Koth L, Daikh DI, Wolters PJ, Elicker B, Jones KD, King Jr TE. Idiopathic nonspecific interstitial pneumonia: lung manifestation of undifferentiated connective tissue disease? Am J Respir Crit Care Med. 2007;176:691–7.

57. Suda T, Kono M, Nakamura Y, et al. Distinct prognosis of idiopathic nonspecific interstitial pneumonia (NSIP) fulfilling criteria for undifferentiated connective tissue disease (UCTD). Respir Med. 2010;104:1527–34.

58. Fischer A, West SG, Swigris JJ, Brown KK, duBois RM. Connective tissue disease-associated interstitial lung disease: a call for clarification. Chest. 2010;138:251–6.

59. Vij R, Noth I, Strek ME, et al. Autoimmune-featured interstitial lung disease: a distinct entity. Chest. 2011;140:1292–9.

60. Tossavainen A. Asbestos, asbestosis, and cancer: the Helsinki criteria for diagnosis and attribution. Scand J Work Environ Health. 1997;23:311–6.

61. American Thoracic Society. Diagnosis and initial management of nonmalignant diseases related to asbestos. Am J Respir Crit Care Med. 2004;170:691–715.

62. Roggli VL, Gibbs AR, Attanoos R, Churg A, Popper H, Cagle P, Corrin B, Franks TJ, Galateau-Salle F, Galvin J, Hasleton PS, Henderson DW, Honma K. Pathology of asbestosis – an update of the diagnostic criteria: report of the asbestosis committee of the College of American Pathologists and Pulmonary Pathology Society. Arch Pathol Lab Med. 2010;134:462–80.

63. Akira M, Yokoyama K, Yamamoto S, et al. Early asbestosis: evaluation with high-resolution CT. Radiology. 1991;178:409–16.

64. Akira M, Yamamoto S, Yokoyama K, et al. Asbestosis: high-resolution CT-pathologic correlation. Radiology. 1990;176:389–94.

65. Aberle DR, Gamsu G, Ray CS, Feuerstein IM. Asbestos-related pleural and parenchymal fibrosis: detection with high-resolution CT. Radiology. 1988;166:729–34.

66. al-Jarad N, Strickland B, Pearson HC, Rubens MB, Rudd RM. High resolution computed tomographic assessment of asbestosis and cryptogenic fibrosing alveolitis: a comparative study. Thorax. 1992;47:645–50.

67. Copley SJ, Wells AU, Sivakumaran P, et al. Asbestosis and idiopathic pulmonary fibrosis: comparison of thin-section CT features. Radiology. 2003;229:731–6.

68. Akira M, Yamamoto S, Inoue Y, Sakatani M. High-resolution CT of asbestosis and idiopathic pulmonary fibrosis. AJR Am J Roentgenol. 2003;181:163–9.

69. Arakawa H, Johkoh T, Honma K, et al. Chronic interstitial pneumonia in silicosis and mix-dust pneumoconiosis: its prevalence and comparison of CT findings with idiopathic pulmonary fibrosis. Chest. 2007;131:1870–6.

70. Cottin V, Cordier JF. The syndrome of combined pulmonary fibrosis and emphysema. Chest. 2009;136:1–2.

71. Cottin V, Nunes H, Brillet PY, Delaval P, Devouassoux G, Tillie-Leblond I, Israel-Biet D, Court-Fortune I, Valeyre D, Cordier JF. Groupe d'Etude et de Recherche sur les Maladies Orphelines Pulmonaires (GERM O P). Combined pulmonary fibrosis and emphysema: a distinct underrecognised entity. Eur Respir J. 2005;26:586–93.

72. Kawabata Y, Hoshi E, Murai K, et al. Smoking-related changes in the background lung of specimens resected for lung cancer: a semiquantitative study with correlation to postoperative course. Histopathology. 2008;53:707–14.

73. Churg A, Hall R, Bilawich A. Respiratory bronchiolitis with fibrosis-interstitial lung disease: a new form of smoking-induced interstitial lung disease. Arch Pathol Lab Med. 2015;139 (4):437–40.

74. Reddy TL, Mayo J, Churg A. Respiratory bronchiolitis with fibrosis. High-resolution computed tomography findings and correlation with pathology. Ann Am Thorac Soc. 2013;10:590–601.

75. Katzenstein AL. Smoking-related interstitial fibrosis (SRIF): pathologic findings and distinction from other chronic fibrosing lung diseases. J Clin Pathol. 2013;66:882–7.

76. Katzenstein AL. Smoking-related interstitial fibrosis (SRIF), pathogenesis and treatment of usual interstitial pneumonia (UIP), and transbronchial biopsy in UIP. Mod Pathol. 2012;25 Suppl 1:S68–78.

77. Kondoh Y, Taniguchi H, Kawabata Y, Yokoi T, Suzuki K, Takagi K. Acute exacerbation in idiopathic pulmonary fibrosis. Analysis of clinical and pathologic findings in three cases. Chest. 1993;103:1808–12.

78. Collard HR, Moore BB, Flaherty KR, et al. Idiopathic Pulmonary Fibrosis Clinical Research Investigators. Acute exacerbation of idiopathic pulmonary fibrosis. Am J Respir Crit Care Med. 2007;176:636–43.

79. Kondoh Y, Taniguchi H, Katsuta T, et al. Risk factors of acute exacerbation of idiopathic pulmonary fibrosis. Sarcoidosis Vasc Diffuse Lung Dis. 2010;27:103–10.

80. Song JW, Hong SB, Lim CM, Koh Y, Kim DS. Acute exacerbation of idiopathic pulmonary fibrosis: incidence, risk factors and outcome. Eur Respir J. 2011;37:356–63.

81. Sato T, Kondo H, Watanabe A, Nakajima J, Niwa H, Horio H, Okami J, Okumura N, Sugio K, Teramukai S, Kishi K, Ebina M, Sugiyama Y, Kondo T, Date H. A simple risk scoring system for predicting acute exacerbation of interstitial pneumonia after pulmonary resection in lung cancer patients. Gen Thorac Cardiovasc Surg. 2014;63:164–72.

82. Sato T, Teramukai S, Kondo H, Watanabe A, Ebina M, Kishi K, Fujii Y, Mitsudomi T, Yoshimura M, Maniwa T, Suzuki K, Kataoka K, Sugiyama Y, Kondo T. Date H; Japanese Association for Chest Surgery. Impact and predictors of acute exacerbation of interstitial lung diseases after pulmonary resection for lung cancer. J Thorac Cardiovasc Surg. 2014;147:1604–11.

83. Chida M, Kobayashi S, Karube Y, Hayama M, Tamura M, Ishihama H, Oyaizu T. Incidence of acute exacerbation of interstitial pneumonia in operated lung cancer: institutional report and review. Ann Thorac Cardiovasc Surg. 2012;18:314–17.
84. Sugiura H, Takeda A, Hoshi T, Kawabata Y, Sayama K, Jinzaki M, Kuribayashi S. Acute exacerbation of usual interstitial pneumonia after resection of lung cancer. Ann Thorac Surg. 2012;93:937–43.
85. Saito H, Minamiya Y, Nanjo H, Ito M, Ono T, Motoyama S, Hashimoto M, Ogawa J. Pathological finding of subclinical interstitial pneumonia as a predictor of postoperative acute respiratory distress syndrome after pulmonary resection. Eur J Cardiothorac Surg. 2011;39:190–4.
86. Chida M, Ono S, Hoshikawa Y, Kondo T. Subclinical idiopathic pulmonary fibrosis is also a risk factor of postoperative acute respiratory distress syndrome following thoracic surgery. Eur J Cardiothorac Surg. 2008;34:878–81.
87. Akira M, Kozuka T, Yamamoto S, Sakatani M. Computed tomography findings in acute exacerbation of idiopathic pulmonary fibrosis. Am J Respir Crit Care Med. 2008;178:372–8.
88. Fujimoto K, Taniguchi H, Johkoh T, et al. Acute exacerbation of idiopathic pulmonary fibrosis: high-resolution CT scores predict mortality. Eur Radiol. 2012;22:83–92.
89. Mizushima Y, Kobayashi M. Clinical characteristics of synchronous multiple lung cancer associated with idiopathic pulmonary fibrosis. A review of Japanese cases. Chest. 1995;108:1272–7.
90. Park J, Kim DS, Shim TS, et al. Lung cancer in patients with idiopathic pulmonary fibrosis. Eur Respir J. 2001;17:1216–19.
91. Nagai A, Chiyotani A, Nakadate T, Konno K. Lung cancer in patients with idiopathic pulmonary fibrosis. Tohoku J Exp Med. 1992;167:231–7.
92. Sakai S, Ono M, Nishio T, Kawarada Y, Nagashima A, Toyoshima S. Lung cancer associated with diffuse pulmonary fibrosis: CT-pathologic correlation. J Thorac Imaging. 2003;18:67–71.
93. Kishi K, Homma S, Kurosaki A, Motoi N, Yoshimura K. High-resolution computed tomography findings of lung cancer associated with idiopathic pulmonary fibrosis. J Comput Assist Tomogr. 2006;30:95–9.
94. Yoshida R, Arakawa H, Kaji Y. Lung cancer in chronic interstitial pneumonia: early manifestation from serial CT observations. AJR Am J Roentgenol. 2012;199:85–90.
95. Matsushita H, Tanaka S, Saiki Y, et al. Lung cancer associated with usual interstitial pneumonia. Pathol Int. 1995;45:925–32.
96. Park SW, Song JW, Shim TS, et al. Mycobacterial pulmonary infections in patients with idiopathic pulmonary fibrosis. J Korean Med Sci. 2012;27:896–900.
97. Hwang HJ, Kim MY, Shim TS, Kim DS. Nontuberculous mycobacterial pulmonary infection in patients with idiopathic interstitial pneumonias: comparison with patients without idiopathic interstitial pneumonias. J Comput Assist Tomogr. 2014;38:972–8.

第7章
IPF 的病理

为什么病理学家对特发性间质性肺炎（IIPs）的病理分类存在不同意见？

著　Yoshinori Kawabata

译　贺一峻　秦　岭　胡永斌　邓征浩

摘要： 普通型间质性肺炎（UIP）是病理特征以外周小叶分布为主、时间和空间分布具有异质性的慢性间质性肺炎。根据现有研究，UIP 的自然病程仍不清楚，部分患者会发生急性和亚急性加重。UIP 的主要鉴别诊断是非特异性间质性肺炎（NSIP）、脱屑性间质性肺炎（DIP）和伴纤维化的气腔扩张。在相当多病例中，分析病理资料只能得出慢性间质性肺炎的诊断而不是其他特定诊断（未分类间质性肺炎的重要组成部分）。很多疾病和因素导致普通型间质性肺炎，包括特发性肺纤维化、胶原血管病；慢性过敏性肺炎；职业性暴露，特别是石棉接触；以及某些药物的使用。病理学家主要是作出 UIP 诊断或其他病理诊断，并寻找可能的病因，如上皮样肉芽肿和石棉小体。在这一章中，我们对 UIP 的最新病理进展进行客观探讨，并分析病理学家们对 IIPs 的病理分类存在不同意见的原因。

关键词： 普通型间质性肺炎；慢性间质性肺炎；外科肺活检；病理；自然病程

7.1　简介

2002 年，特发性间质性肺炎（IIPs）的组织学分类分为普通型间质性肺炎（UIP）、非特异性间质性肺炎（NSIP）、闭塞性细支气管炎 / 机化性肺炎（BOOP/OP）、弥漫性肺泡损伤（DAD）、呼吸性细支气管炎（RB）、脱屑性间质性肺炎（DIP）和淋巴细胞性间质性肺炎[1]。在我看来，DAD、NSIP、UIP 和 DIP 构成主要的特发性和继发性间质性肺炎。因为其他

Y. Kawabata (✉)
Division of Diagnostic Pathology, Saitama Cardiovascular and Respiratory Center, Itai 1696, Kumagaya City, Saitama 360-0105, Japan
e-mail: kawabata.yoshinori@pref.saitama.lg.jp

© Springer Japan 2016
H. Nakamura, K. Aoshiba (eds.), *Idiopathic Pulmonary Fibrosis*,
DOI 10.1007/978-4-431-55582-7_7

病理类型（BO）OP 主要为肺泡性肺炎[2]，而 RB 及 RB 相关间质性肺疾病（RB-ILD）是吸烟导致的，并没有表现出通常的间质性肺炎的组织学特征。Katzenstein 等将 IIPs 分成 4 种组织病理学类型（UIP、DIP/RB-ILD、NSIP 和 DAD[3]），他们同样因为肺泡内炎症的病理特征将 OP 排除在 IIPs 之外。近期，ATS/ERS 将 IIPs 分为三组，分别为：急性和亚急性（DAD，OP）、吸烟相关性（DIP，RB）和慢性（UIP，NSIP）[4]。

在这一章节，主要讨论 UIP 的各种特点和鉴别诊断；UIP 仅仅是针对病理类型的术语，并不特指某种疾病。

7.2 既往对 UIP 的理解和现今的组织学诊断标准

7.2.1 既往认知

Liebow 等报道 UIP 以肺的蜂窝化和肌肉组织增生为特征，这一特征可出现在 1/5 的慢性间质性肺炎中；并且认为 DAD 是 UIP 发生的第一步[5-6]。DAD 和 UIP 的重叠在尸检中也被证实，因此 DAD 和 UIP 的病理特征有可能同时存在，DAD 也被认为是 UIP 的早期病理表现。1978 年，Carrington 等首次通过开胸肺活检确立了现代 UIP 的组织学特征[7]，明确其为一种高度混合性的病理改变，但他没有提到成纤维细胞灶（fibroblastic focus，FF）的存在。1988 年，Myers 等首先报道在 UIP 致密纤维化的顶部存在成纤维细胞灶[8]，同年，Katzenstein 等在 Carrington 的定义基础上，强调成纤维细胞灶（FF）是诊断 UIP 的必要条件[3]。

7.2.2 近期 UIP 的组织学诊断标准

最近，特发性肺纤维化（IPF）和 UIP 已经被重新定义[1, 4, 9-10]。除了结构 / 空间上的异质性（从正常肺组织到结构重塑的致密纤维化病变）以外，还包括：①时间上的异质性（成纤维细胞灶的出现）；②分布在周边肺小叶；③除外其他疾病（图 7.1）。Katzenstein 等认为不需要"分布在周边肺小叶"这一标准[11-12]。我个人倾向于 Katzenstein 的观点，但在这里我遵从 UIP 的官方定义[1, 4, 9-10]。

直到 2011 年，学者们认为不明原因的 UIP［HRCT 和（或）病理］就是 IPF[10]。2000 年 IPF 的诊断标准：①不明原因；②肺功能异常［用力肺活量下降和（或）气体交换功能受损］和弥散功能下降；③外科肺活检（SLB）证实为 UIP 并且常规肺部影像或 HRCT 异常（在 HRCT 上表现为双侧肺基底部网格影伴轻微磨玻璃样密度增高影）[9]。未做外科肺活检的 IPF 诊断标准被单独定义。最近，典型的 HRCT 表现（蜂窝影）已经进一步得到重视（以前的标准[9]包含呼吸困难和肺功能的异常，已经被删除），当 HRCT 表现不典型时，推荐行外科肺活检（SLB）[10]。在之后的案例中，HRCT 和 SLB 的复杂组合可以用来诊断 IPF、可能的 IPF 以及非 IPF[10]。UIP 的组织病理学标准分为：①确诊（满足 4 条标准：以外周肺为主的显著纤维化伴肺结构重构，病变不均一，成纤维细胞灶，排除其

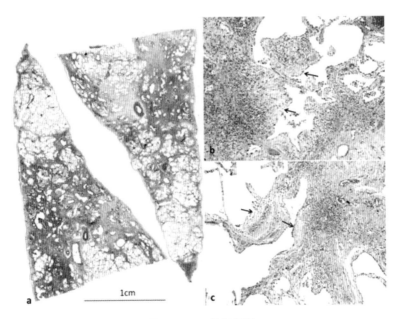

图 7.1　UIP 的组织学

（a）HE 染色整体观察。不均一的和以周边小叶为主的致密纤维化伴肺结构重构。（b、c）致密纤维化中成纤维细胞聚集（箭头所指）。HE 染色 ×10

他诊断）；②很可能（显著纤维化但缺乏不均一性或成纤维细胞灶，排除其他诊断）；③可能（显著纤维化并排除其他诊断）；④非 UIP。

　　非 UIP 包含以下 6 条标准中的任意 1 条：①透明膜；②机化性肺炎；③肉芽肿；④远离蜂窝区有显著的炎症细胞浸润；⑤气道中心性改变为主；⑥支持其他疾病的特征。支持其他疾病的诊断包括硅结节、石棉小体、大量无机粉尘沉积和显著的嗜酸性粒细胞浸润[1]。

7.3　UIP 的自然病程，并强调早期和急性加重

　　UIP 的自然病程如图 7.2 所示，并将在下文中加以解释。简而言之，UIP 持续渐进性进展和急性或亚急性加重可发生在疾病的任何时期。临床 IPF 是其终末期。

7.3.1　IPF 的定义

　　我不清楚无呼吸困难的 IPF 是否被纳入到新分类中[10]，尽管许多日本专家认为应该如此。为了避免困惑，对于原因不明的 UIP，我将用亚临床 IPF（无临床症状但 HRCT 诊断依据充分）和临床 IPF（有症状，通常意义上的 IPF）两个术语。

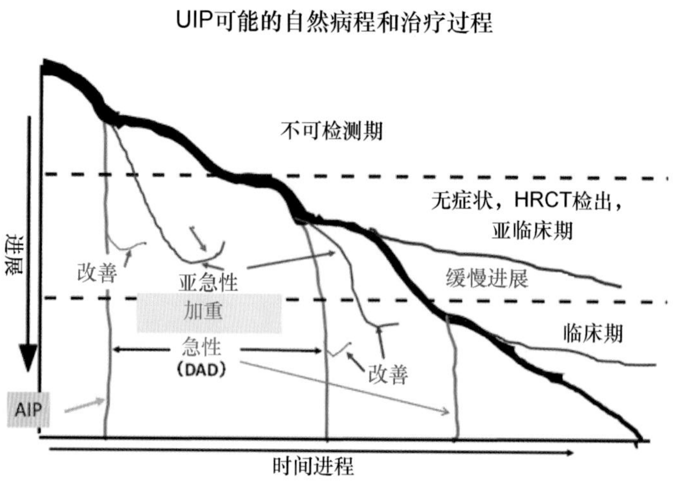

图 7.2　UIP 可能的自然病程和治疗过程

UIP 的自然病程（粗黑线）被划分为 3 期：①不可检测期；②无症状期，HRCT 能检出，亚临床期；③症状期，临床期。可以看到急性加重期（蓝线）可以发生在任何时期，且有些病例对激素治疗有反应（红色箭头）。当急性加重未被发现时，导致急性间质性肺炎或特发性弥漫性肺损伤（DAD）（黄色箭头）。亚急性加重（紫线）可以发生在疾病任何时期而且大部分病例对激素治疗有反应（红色箭头）。亦可看到比预期更慢的缓慢进展期（蓝黑线）（授权修改自 Modern Physician[38]、Internal Medicine[43] 和 Kokyu[49]）

7.3.2　UIP 的自然病程

7.3.2.1　分期

　　我猜想 UIP 最初源于胸膜下的肺下叶基底部的微小致密纤维化伴成纤维细胞灶形成（图 7.3a、b）。渐渐地，这些微小纤维化逐渐地向上扩展到内侧肺野，形成连续或间断的纤维化，至一定程度可被 HRCT 发现（图 7.3c、d）。

　　我个人将 UIP 定义为以下几期：①微观期，大体检查不能发现；②轻微的宏观期，肉眼可见到累及深度达胸膜下 1 cm；③广泛的宏观期，肉眼可见活检的肺组织病变累及深度超过胸膜下 1 cm[13-15]。当存在模糊或清晰的足够诊断的网状阴影和（或）蜂窝影，轻微的宏观期与 HRCT 可检测期大致吻合。当双肺下叶网格影或蜂窝影可以清晰地在胸膜下 1 cm 内看到时，称之为亚临床 IPF。广泛的宏观期大致相当于临床 IPF。

7.3.2.2　发病率和时间进程

　　目前还不清楚从发病到轻微宏观期需要多少年，我的看法是可能为 10 ～ 20 年。肺癌患者在切除肺叶后，轻微宏观期和广泛期 UIP 的发病率在中度以上吸烟者中要超过 20%，在非吸烟者中为 3.5%[14]。轻微宏观期 UIP 的发病率会随着年龄而增长（0%，＜ 40 岁；3%，50 ～ 60 岁；14.1%，70 ～ 80 岁；28%，＞ 80 岁）[13]。轻微宏观期 UIP 可能开始于 40 多岁。日本亚临床间质性肺炎（主要是亚临床 IPF）的比例是 9.7%[16]。另外，无症状吸烟者的 HRCT 显示双肺下叶网格影的比例是 8%[17]。我认为这 8% 的人群中包含了各种各样的间质性肺炎和伴纤维化的气腔扩大性病变。至于病情进程，Nagai 等报道常规胸

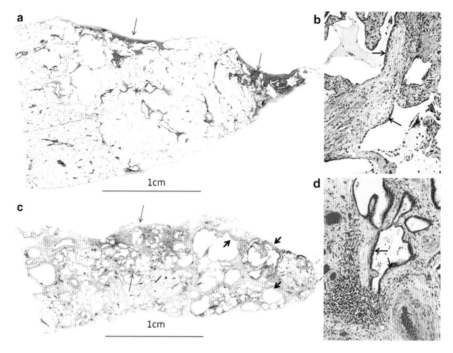

图 7.3　早期 UIP 组织学

a、c，右侧肋膈角边缘。（**a**）显微镜下 UIP 展现致密的纤维化伴或不伴结构重构（箭头）的 HE 染色全景。（**b**）致密纤维化基础上的成纤维细胞聚集（箭头），HE 染色 ×10。（**c**）轻度 UIP 在低倍显微镜下组织学发现胸膜下 4.5 mm 厚的致密纤维化（箭头之间）伴有蜂窝形成（粗箭头）。HE 染色全景。（**d**）致密纤维化基础上的成纤维细胞聚集（箭头），HE 染色 ×10

部 X 线筛查发现，病理确诊为 UIP 的患者在 1000 天后出现症状[18]。Fukushima 等随访了 127 例微观期和轻微宏观期的 UIP 的病例 4 年，其中 4% 出现了急性加重，而 6% 出现慢性进展[19]。很有必要去随访这种在 HRCT 发现网格影和肺叶切除术后肉眼发现 UIP 病变的病例，以确定到底需要多少年进展为临床 IPF。

7.3.3　UIP 的急性加重

7.3.3.1　组织学

UIP 基础上合并 DAD 在临床上称为急性加重[20-30]，不论 UIP 是特发性还是继发性。Liebow 首次报道 IPF 急性加重[5]。由于 DAD 是 UIP 的常见并发症，根据 Liebow 的观点，1976 年日本将特发性间质性肺炎分为急性型（特发性 DAD）和慢性型（IPF）。1984 年，Yoshimura 等首次提出 IPF 急性加重[20]。37 例患者发生了 43 次急性加重事件，且 97.1% 的患者死于急性加重后 1 个月。Yoshimura 等提出了急性加重的诊断标准。1989 年，Kondo 和 Saiki 首次发表英文论文[21]：①临床研究［155 例 IPF 患者，89 例（57%）出现急性加重］；②病理研究［22 例 SLB 确诊 IPF 患者，4 例发生急性加重，4 例病理学表现均为 UIP 基础上透明膜形成（其中 1 例表现为 DAD）］。

7.3.3.2　常见危险因素和发病率

关于急性加重的论文报道主要来自亚洲东北部，发病率各有不同，每年发生率大致在 10%[20, 22-25]。危险因素包括感染、糖皮质激素减量、各种手术和其他因素[15, 20-22, 25]。研究报道肺癌肺叶切除术后临床和亚临床 IPF 急性加重的发生率分别为 15%（来自 9 篇论文的综合数据）[26] 和 15.8%（来自 11 篇论文的数据）[27]。微观期、轻微宏观期和广泛期 UIP 病例肺叶切除术后急性加重的发生率分别为 1.6%、6% 和 10.6%[15]。在欧洲和美国报道的因 SLB 导致急性加重的发生率低[28-29]。

7.3.3.3　较轻病例的急性加重和死亡率

一般而言，急性加重的概念已用于临床 IPF。2001 年，我们报道[13] 了轻微宏观期 UIP 病例肺叶切除术后的急性加重，并在 2005 年[15] 再次报道，同年 Chida 等[30] 也报道了同样的病例，2011 年[31] 又报道了 1 例病例。我们同样报道过微观期 UIP 的急性加重病例[15, 32]。

急性加重期的死亡率变化大[20-22, 25, 27]，从 20% 到 100%。Kondoh 等报道了 3 例 SLB 后急性加重但均未导致死亡的病例[33]。

7.3.3.4　病理危险因素

急性加重的病理危险因素尚未清楚。Fukushima 等人比较了厚壁、小蜂窝（直径 4.3±0.5 mm）病例与薄壁、不同大小蜂窝（直径 10.0±1.6 mm）病例。前者显示更高的急性加重发病率，而且，女性、不吸烟和吸烟少的患者急性加重发病率亦较高[34]。我们在另外一项试验中也证实前者急性加重的发病率较高[15]。与急性加重相关的组织学因素是存在活动性的炎症改变：①致密纤维化伴不同程度的间质性炎症；②致密的纤维化中或旁边有一定数量的肉芽组织；③除了致密纤维化区域，还有大量的间质性炎症改变伴肉芽组织形成；④发生在肺叶切除 UIP 区域的急性间质性炎症改变伴纤维素渗出[35]。此外，只有在急性加重病例中才可见到伴有膜性机化的 DAD 类型，这将在下文进一步介绍[35]。

7.3.3.5　DAD 的两种组织学类型

根据我的经验，观察到两种 DAD 组织学类型。一种是在广泛的肺泡上皮损伤和透明膜形成基础上，随后在肺泡孔形成膜状或环状机化（由于成纤维细胞的激活，透明膜被肉芽组织取代）（图 7.4），另一种是上皮损伤和纤维蛋白大量渗出，随后是管腔闭塞合并机化（图 7.5）[36]。我分别在 1992 年和 1994 年将这两种类型命名为膜状机化型和腔内机化型（类似于 OP）[37-38]（图 7.6，经 Kokyu 和 Modern 医师授权使用）。

通常在肺活检中，我们可见两种类型混合的病理特征，特别是无突发急性加重的病例，腔内机化型比膜状机化型的出现时间更早。Kondoh 等报道的 DAD 病理是一种腔内机化型[33]。Mandal 等报道 DAD 伴有机化性肺炎患者比无机化性肺炎患者存活率更高（67% vs. 33%）[39]。腔内机化型和 DAD 伴机化性肺炎可能涉及相同的病理。Parambil 等报道 7 例

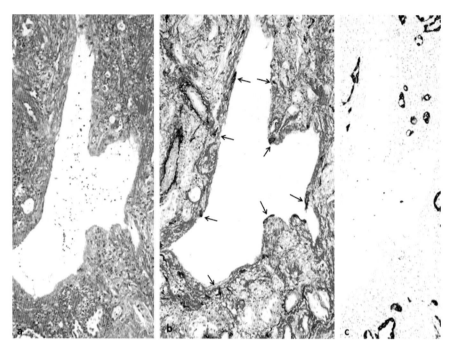

图 7.4　机化性 DAD，膜状机化。×10

（**a**）膜状或环状机化和扩大的腔隙。HE 染色。（**b**）嵌在膜状机化中的肺泡孔（箭头所指黑点位置）和肺泡腔明显塌陷。扩张的肺泡囊和肺泡管。Elastica-van Gieson 染色（EvG）。（**c**）保留细小的气腔（主要是坍塌的肺泡腔），但是没有肺泡管和肺泡囊上皮化。上皮细胞的 AE1/AE3 免疫染色

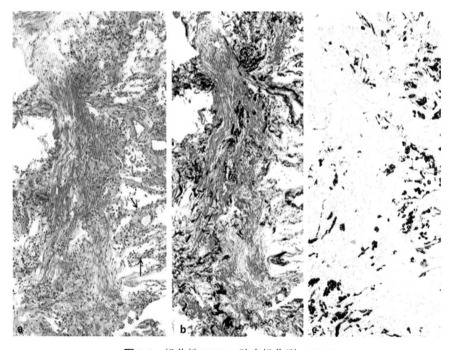

图 7.5　机化性 DAD，腔内机化型。×10

（**a**）中心有纵行机化，周围是增厚的肺泡壁伴立方上皮化生（箭头）。HE 染色。（**b**）机化组织中间可见大量塌陷、闭塞的肺泡（闭塞型机化）。EvG 染色。（**c**）机化组织内无肺泡上皮，周围肺组织有立方的肺泡上皮细胞。上皮细胞的 AE1/AE3 免疫染色。图 7.4 和图 7.5 是同一病例：66 岁老年女性，1 个月内出现呼吸困难伴弥漫性 GGO。经支气管镜活检提示腔内机化。尸检可见膜状机化和腔内机化同时存在。因此，DAD 类型可发生变化或进展

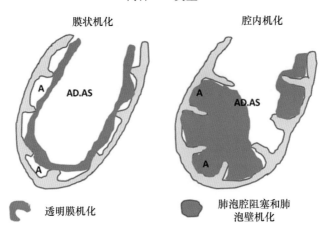

两种DAD类型

膜状机化　　　　　　　腔内机化

A. 肺泡腔；AD、AS. 肺泡管和肺泡囊

图 7.6　两种类型的 DAD

膜状机化从覆盖肺泡孔表面的透明膜形成开始，然后透明膜发生机化，形成膜状或环状机化。腔内机化始于大量的肺泡腔渗出、肺泡腔阻塞和肺泡壁机化

患者，显示 DAD（6 例）和 OP（1 例），死亡率 86%[40]。Churg 等报道 12 例病人中 4 例显示 DAD、5 例 OP 和 3 例巨大的成纤维细胞灶，10 例患者治疗后存活[41]。

7.3.3.6　急性加重的三种组织学特征及其组织学差异可能与预后相关

阐述急性加重的病理之前，我想先讨论一下急性肺损伤的模式（ALI/P）。ALI/P 是在 1997 年由 Katzenstein 提出的，包含 DAD 和 BOOP[42]。至少以我阅读英文文献的理解，机化性 DAD（腔内机化型）和 OP 之间的区别仍不是很清楚。在 DAD 中所见的腔内机化是闭塞性的并伴有肺泡壁结构不清，而在 OP 中所见的腔内机化主要是保留肺组织结构的息肉样改变。病理鉴别 DAD 和 OP 并不困难，但是存在介于 DAD 和 OP 之间的过渡阶段类型而给两者的鉴别增加了难度。我将这种 ALI/P 称为非特异类型（NOS）。Katou 等也同样报道了这种类型的急性加重[43]。表 7.1 介绍了 DAD 和 ALI/P NOS 这两种类型的病理特征和预后。目前，急性加重的病理特征分为以上三种。

如前所述，急性加重的死亡率介于 0% ～ 100%。这种死亡率的差异主要取决于不同的组织学类型，以及目前的先进治疗方案和其他因素。

7.3.4　UIP 亚急性加重

1995 年，于 NSIP 论文[45]发表后 1 年，我们报道了女性为主的亚急性间质性肺炎（SIP）[44]，表现为 1 ～ 6 个月内出现逐渐加重的呼吸困难，激素治疗后预后良好。病理上，SIP 类似于细胞性和纤维化性 NSIP（c-& f-NSIP）[45]，但是有别于机化性肺炎[2]。我想提出一个描述性的病理名称"机化性间质性肺炎"（机化性 IP；间质性肺炎伴多种类型

表 7.1 急性加重的组织学特征和预后

	早期，急性期	机化期	预后
DAD 膜性机化	透明膜形成为主	透明膜形成伴肺结构重构基础上的膜性/环状纤维化	差，大多致命性
	上皮剥脱	包含复层鳞状上皮的非典型上皮再生	
	纤维素渗出		
	出血		
DAD 腔内机化	纤维素渗出为主	闭塞，肺泡壁机化伴结构不清	通常预后良好
	上皮剥脱	非典型上皮再生	
	肺泡黏液性水肿		
ALI/P NOS	不清楚	各种类型和不同程度的机化伴肺结构不清或保留肺结构	良好
		弥漫性间质性炎症	
		上皮再生	

缩略词：DAD，弥漫性肺泡损伤；ALI/P NOS，非特异性急性肺损伤类型

和不同程度的腔内机化）来命名 SIP。此外，在同一切片中，SIP 和胸膜下 UIP 的病变并存比较常见（15 例，年龄 62.4±9.3 岁）（图 7.7），与单纯 SIP（35 例，年龄 58±11 岁）比较，即便两组临床和影像学无差异，前者预后也较差[46]。这就类似于 UIP 亚急性发作。也有报道非均一的 UIP，顾名思义，UIP 和 NSIP 发生于不同肺叶，预后同 IPF 类似而较单纯 NSIP 预后差[47-48]。

7.3.5 UIP 的自然病程概况

Katou 等和我分别在 1994 年和 1995 年提出 UIP 的自然病程概况，经参考文献的出版商[38, 43, 49]（Modern Physician，Internal Medicine，Kokyu）许可，我想修订现行 UIP 的自然病程和治疗过程（图 7.2）。如前所述，将 UIP 分为不可检测期、亚临床期和临床期。在任何时期均可发生急性加重。Araya 等报道急性加重具有致命性，但 Katou 等报道在不可检测期的急性加重可以被改善[44]。当急性加重发生在不可检测期，很难与特发性 DAD 鉴别（即急性间质性肺炎）。我们报道根据肺活检，在不可检测期发生急性加重的发病率为 1.6%[15]。我们猜想亚急性加重可发生在任何时期（图 7.7）。比预期病程进展更慢的也有发生。可能的基本发展模式见图 7.8，分别命名为慢性、亚急性、急性（已经 Modern Physician 授权使用[38]）。慢性进展包括 FF 和邻近致密纤维化的局部间质性肺炎伴机化。亚急性进展包括两种亚急性加重类型（c-& f-NSIP 和机化性 IP）和可能发生远离致密纤维化的细胞性 NSIP（c-NSIP）。

DAD 的两种类型并发症、AIP/P NOS、c-NSIP、c-& f-NSIP 和机化性 IP 可能是 UIP 不可分割的一部分［当仅有 UIP 时，即稳定期（或非活动期），而表现为 UIP＋其他间质

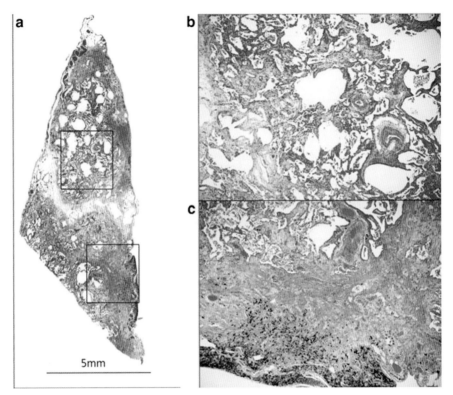

图 7.7   在一个 SLB 切片中同时存在纤维化性 IP 和 UIP
（**a**）肺组织弥漫性受累。HE 染色。（**b**）小叶间隔的机化和腔内机化导致肺泡壁炎性增厚（上框）。HE 染色 ×10。
（**c**）约 2 mm 厚，具有 UIP 特征：胸膜下致密纤维化（下框）。HE 染色 ×10

UIP的3种进展类型

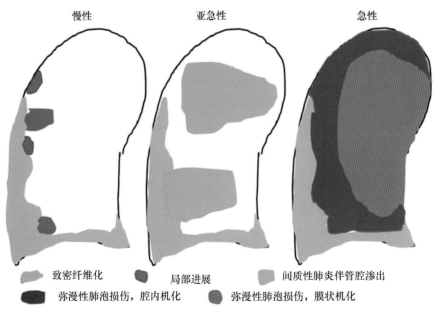

图 7.8   UIP 的 3 种进展模式
通常，UIP 进展缓慢，纤维化旁或肺小叶周围成纤维细胞灶和其他病变形成。有时出现亚急性进展，除了致密纤维化外，还有间质性肺炎伴腔内机化。急性加重表现为同时存在腔内机化和膜性机化的 DAD 或 ALI/P NOS。通常，首先出现腔内机化，而后出现膜性机化。在突发性病例中，常只有透明膜形成，而没有形成膜性机化就已死亡（经 *Modern Physician*[38] 授权使用）

性肺炎，即非稳定期（活动期）]。

7.3.6　UIP 的急性加重和早期治疗依赖于 HRCT 的早期诊断

IPF 的 CT 和 HRCT 影像特点早已有报道[50-51]。Johkoh 等最近报道没有蜂窝影的临床 IPF 的 HRCT 影像特征[52]。但是，我们并不知道亚临床 IPF 的 HRCT 特征。肺叶切除术后显示宏观轻微 UIP 或亚临床 IPF 的病理学和影像学的紧密联系是必不可少的。这也有益于理解亚临床 IPF 的 HRCT 特征，因此我们能对急性和亚急性加重有所准备，特别是在选择肺癌的治疗方法和合适的治疗时机时。我曾经向临床医师报道通过肺叶切除术前 1 周内检测 UIP 的活动性来判断是否存在急性加重风险，因为大多数急性加重发生在术后 1 周左右（未发表数据）。

正如之前讨论的，许多急性加重都可能始于 DAD 或 ALI/P NOS 的腔内机化；早期治疗是有效的。

7.4　通过组织学识别 UIP 的病因和鉴别诊断

7.4.1　间质性肺炎的分类

间质性肺炎的分类是人为的，把它们截然分开还是有困难的。因此我们想寻找更合适的分类方式以显示临床–影像–病理关联和指明治疗的持续效果。

Carrington 等证实了 UIP 和 DIP 在自然病程和治疗过程中的差异[7]。但是，1976 年 DIP 被认为是 IPF 的早期表现，而 UIP 是其晚期表现[53]，这一观点在 2002 被纠正[1]。

依我看来，各种病因所致间质性肺炎可被分为三种：病程 1 个月内的急性间质性肺炎（仅为病理诊断），病程在 1～6 个月内的 SIP，以及症状或影像学表现长于 6 个月的慢性间质性肺炎[37, 49, 54]。急性间质性肺炎组织学上可被分类为 DAD 及 ALI/P NOS 的膜性机化和腔性机化；SIP 组织学上可被分类为机化性 IP、c-NSIP 和 c-& f-NSIP（二者重叠）；慢性间质性肺炎组织学上可分类为 UIP、c-& f-NSIP、纤维化性 NSIP（f-NSIP）、DIP 和未分类型间质性肺炎。

许多 SIP 类型可被逆转。病理学家面临的挑战是慢性间质性肺炎；每种病理组织类型都有自己的病程和治疗反应。鉴别诊断对治疗的选择至关重要。

7.4.2　UIP 的组织学异质性和 SLB 的选择部位

7.4.2.1　组织学异质性

如前所述，Flaherty 等报道了 109 例患者（UIP 或 NSIP），多肺叶活检显示 UIP-UIP

占 47%，UIP-NSIP 占 26%，NSIP-NSIP 占 27%[47]。Monaghan 等报道在之前诊断 IPF 的 64 例患者中，有 12.5% 显示 UIP-NSIP，39.1% 显示 UIP-UIP，48.4% 显示 NSIP-NSIPS[48]。我想知道在一个视野中 UIP-NSIP 组是否表现为纯 UIP-NSIP 而不混有其他特征。在这两项研究中，UIP-NSIP 病例年龄介于 UIP-UIP 和 NSIP-NSIPS 之间。我们的 SIP + UIP 病例比只有 SIP 更年老（无统计学意义）。我猜想，在 UIP-NSIP 组，可能 UIP 存在宏观轻微浸润，而 NSIP 可能是复杂的，这也可以解释为什么这些患者会比 UIP-UIP 更年轻。Katzenstein 等也指出斑片状 NSIP 经常发生在 UIP 中[11-12]。数据表明，即便在一个疾病中，常有混杂的病理类型，混有 NSIP 可理解为 UIP 缓慢进展或逐渐加重或亚急性加重。

7.4.2.2　治疗效果

治疗也可影响组织学特征。Matsushima 报道经 SLB 证实，之前合并 DIP 的肺癌经治疗后肺活检显示为 NSIP[55]。一般而言，在疾病晚期，无论治疗与否，每种病理学类型都失去了特异性特征而变为非特异性。

7.4.2.3　活检部位的选择和管理

为了作出病理诊断，临床医师必须避开极晚期受累区域而应该选择轻度到中度受损区域，包括看起来正常或早期受累区域。如果可能，临床医师应该选择 HRCT 上表现不同的两个区域。另外，尽量避免中叶的顶端或舌叶，因为这个区域许多表现为非特异性改变。随后，应该去除 SLB 的订书钉缝合区域并且从此处注射甲醛溶液，直到胸膜表面变得光滑，以防止将甲醛溶液注射进纤维病变区和小叶间隔。

7.4.3　UIP 的鉴别诊断

吸烟可通过多种方式影响 UIP 的病理学特征。根据我们目前的理解，肺纤维化合并肺气肿就是受吸烟影响[56]。UIP 基础上的 AEF[14] 的复杂性有时使对 UIP 的解读相当困难[57]。吸烟可能影响蜂窝影的大小。如前所述，Fukushima 等将 UIP 分为厚壁小蜂窝组（4.5 mm）、薄壁大小不一蜂窝组（10.0 mm）。后者在吸烟所占比例和吸烟指数上明显高于前者[34]。Flaherty 等也开始寻找 SLB 样本中吸烟相关的改变[58]。

UIP 可并发其他病理改变，而吸烟更是增加和影响了 UIP 本身的组织学特点，所以有时鉴别诊断变得相当困难。

7.4.3.1　f-NSIP

NSIP 最先是由 Katzenstein 等报道的[45]，且并入 IIP 之列[1, 4]。目前 f-NSIP 的诊断标准包括间隔增厚，由均一时相的纤维化所致，通常保留正常肺组织结构，并有大量的细胞性炎症[4, 59]。Katzenstein 等强调少细胞性的纤维化伴随轻微或轻度炎症[11-12]，他们认为这比国际标准更先进[1, 4]。当时间和空间上的均一性受到干扰，要明确地区分 UIP 和

NSIP 几乎不可能，而归类为慢性未能分类的间质性肺炎可能是更好的选择。

当同一视野中出现 UIP 和 f-NSIP 混合时，鉴别几乎不可能，将病理表现为 UIP 和 f-NSIP 归类为慢性间质性肺炎更为合适。临床随访或能帮助判断，这是一种单纯的 UIP，也可能不是。

7.4.3.2 DIP

关于 DIP 的本质存在很多争议。Carrington 等指出 DIP 晚期可进展为蜂窝样肺纤维化，但比 UIP 有更好的预后（70% 存活率）[7]。Travis 等报道 10 年生存率达 100%[60]。DIP 的病理诊断标准如下：①肺实质均一受累；②显著的肺泡巨噬细胞聚集；③轻到中度的肺泡间隔纤维化性增厚；④轻微的间质慢性炎症伴淋巴细胞聚集[1]，DIP 同 RB 一样也被归类为吸烟相关的 IIPs[4]。Katzenstein 等也将 DIP 和 RB-ILD 归类为同一种类和局限于肺泡壁的轻度炎症和纤维化[11-12]。我们报道 DIP 是一种免疫学疾病，其特征是红细胞沉降率增快和血清免疫球蛋白增加，并有支气管肺泡灌洗液中嗜酸性粒细胞和中性粒细胞增加[61]。我们认为 DIP 与吸烟无关。Craig 等报道 DIP 患者的吸烟率在 60%[62]。DIP 和 RB 的病因和病理学特征如表 7.2。我们通过长时间的随访确认 DIP 的影像学可进展为蜂窝影[63]，与 Carrington 等报道的一样[7]。通过治疗和随着时间的推移，DIP 病理学变为非特异性[55, 62, 64]。早期 DIP 的诊断很容易，但是纤维化期 DIP 很难鉴别，尤其是难与 f-NSIP（图 7.9）和一些 UIP 鉴别（我们的经验）。

表 7.2 DIP 和 RB 的病因和病理学特征

	DIP	RB
病因	特发性，CVD，器官特异性自身免疫疾病，石棉肺，其他	仅吸烟
肺叶	下叶为主	上叶为主
分布	全小叶融合，弥漫性	小叶中心，气道中心
间质性炎症	浆细胞，淋巴细胞，嗜酸性粒细胞，淋巴滤泡。持续纤维化伴结构重构	少细胞且透明的 RB 和肺泡壁结构保存
肺泡上皮	弥漫的立方上皮化生	偶尔支气管上皮化生
肺泡腔	充满巨噬细胞伴少量嗜酸性粒细胞和中性粒细胞	只有巨噬细胞
巨噬细胞特点	大的嗜红的胞浆，囊泡状的细胞核和核仁	小的棕染的胞质，没有核仁的致密的细胞核

缩略词：DIP，脱屑性间质性肺炎；RB，呼吸性细支气管炎；CVD，胶原血管疾病

7.4.3.3 肺上叶纤维化、肺上叶为主的纤维化和肺胸膜实质纤维弹性组织增生症

1992 年，Amitani 等报道了 13 例特发性肺上叶纤维化（IPUF）（1 例尸检，3 例 SLB，5 例支气管肺活检），排除了陈旧性肺结核、陈旧性非结核分枝杆菌感染、强直性脊柱炎、结节病和其他存在肺上叶纤维化的疾病[65]。组织学与肺顶端的瘢痕完全一致。宏观特征

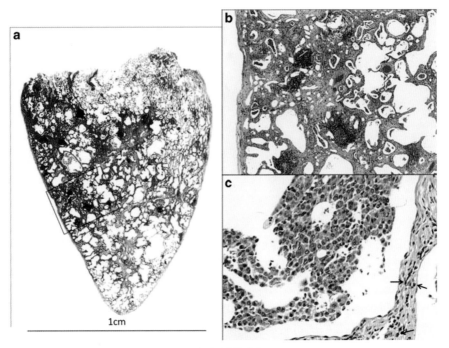

图 7.9　疑似纤维化期 DIP

一个 53 岁男性吸烟患者伴有弥漫性肺基底部磨玻璃影，支气管肺泡灌洗液中 26% 的嗜酸性粒细胞和 28% 的中性粒细胞。（**a**）SLB 样本。弥漫分布的间质纤维化和淋巴滤泡。标尺 1 cm。HE 染色。（**b**）腔内机化致肺结构破坏。框内 ×4 倍 HE 染色。（**c**）肺泡腔内巨噬细胞聚集和小叶间隔嗜酸性粒细胞浸润（箭头）。来自本病例的另外一个视野。×40 倍 HE 染色。病理上与 f-NSIP 鉴别几乎不可能。临床资料帮助获得最终诊断

包括：影像学上从肺上叶顶端开始出现胸膜下肺不张性硬化，组织学上表现为明显塌陷的纤维弹性组织增生症。这个标准非常严格，因为它排除了下叶同时存在间质性肺炎。临床上，这些患者既不年老也不瘦弱。1999 年，Shiota 等报道了 7 例病理确诊的肺上叶为主的纤维化同时允许合并下叶存在各种类型的间质性肺炎（主要是 UIP）[66]。5 年后，同样类型的病例再次被报道时命名为特发性肺胸膜实质纤维弹性组织增生症[67]。这个名称是不合适的，因为胸膜并不存在弹性组织变性和纤维化，只是一种相关的病变。此外，有些病例并不是特发性的。我们在想肺上叶纤维化或肺上叶为主的纤维化作为通用术语是否合适，然而 IPPF 已经被采纳[4]。作为一个日本人我感到很抱歉，因为 Amitani 等在综述中最早使用了这个概念，而 Shiota 等在原创论文中扩大了这个概念。组织学上，上叶（为主）纤维化显示胸膜下致密纤维化伴正常肺边缘成纤维细胞灶。然而，通过弹性染色，在致密纤维化中肺结构保存完好，除了部位不同外（前者肺上叶为主，后者下叶为主），这与 UIP 完全不同。

7.4.3.4　气腔扩大伴纤维化

2007 年，Yousem 重新评估了 f-NSIP 病例的 SLB 视野，从中选出了 9 例呼吸性细支气管炎相关的间质性肺疾病伴纤维化并将其作为一种疾病[68]。2008 年，我们在肺癌肺叶切除术后的肺组织检测中发现了 100 例 AEF 病变[14]。Katzenstein 等也报道了 9 例吸烟相关的肺纤维化病变，来自 23 例肺癌肺叶切除术后的肺组织检测[69]。Reddy 等报道了 7 例

命名为呼吸性细支气管炎伴纤维化的病例[70]。以上 4 篇论文报道的病理组织学特征都很相似，除了我们工作组报道的多薄壁囊腔。发现以下组织学特点：①间质纤维化（通常为玻璃样变性）伴肺结构重构；②肺气肿样改变；③通常有中心性支气管扩张；④一般无 FF。图 7.10a 示玻璃样纤维化病变，图 7.10b 示纤维性囊腔。Yamada 等报道蜂窝（2.1±0.3 mm）的壁要比 AEF 的囊腔壁（0.9±0.3 mm）厚[71]。

　　我们用了一个描述性的术语，因为非吸烟的职业病也有同样的病变，但是大多病变与吸烟相关。

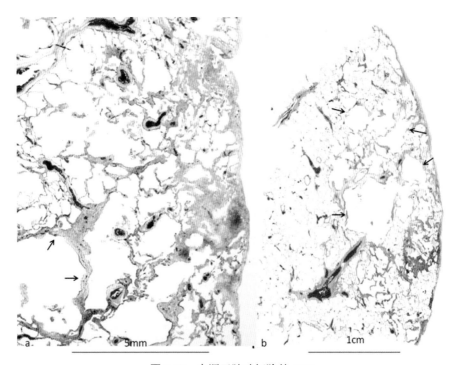

图 7.10　来源于肺叶切除的 AEF

（**a**）胸膜下间质纤维化伴玻璃样变，肺内轻度肺气肿改变和囊性改变（箭头）。HE 染色 ×1。（**b**）多个薄壁囊腔（箭头）。HE 染色

7.4.4　通过组织学寻找病因

　　通常，病理学家不能确定疾病或病因。胶原血管疾病（CVD）、慢性过敏性肺炎（CHP）和职业接触也可致 UIP。病理学家的职责仅仅是对继发性 UIP 作出最可能的建议。只有临床医师才可能确定诊断。

7.4.4.1　CVD 相关的 UIP

　　类风湿关节炎和舍格伦综合征及其他原因可导致 UIP。除了 UIP 特点外，纤维化病变区还存在浆细胞浸润，具有生发中心的淋巴滤泡，包括滤泡性细支气管炎在内的各种气道炎症、各种类型的胸膜炎、淋巴管的炎性增厚也常见到（图 7.11）。然而，仅存在上述特征并不意味着一定是 CVD 相关的 UIP。Song 等报道指出生发中心的评分是最好的鉴别

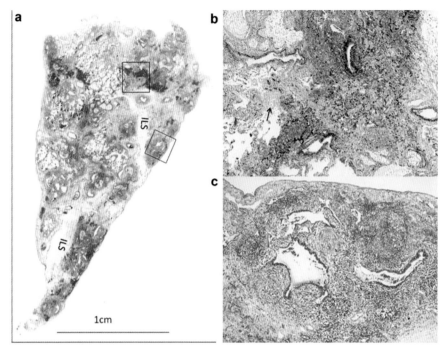

图 7.11 UIP 类型的 CVD 肺

一个 75 岁的 CREST 综合征女性患者，1 年内肺 CT 上出现蜂窝影和斑片状磨玻璃影，并且 GGO 或网格影不断增多。（**a**）SLB 样本。下叶的肋膈角边缘显示弥漫性受累。ILS（福尔马林固定后引起的小叶间隔扩张）。标尺：1 cm。HE 染色。（**b**）小叶旁致密的纤维化和小叶中心区腔内早期机化（箭头）。上框 ×4。EvG。（**c**）细支气管周围显著的炎症细胞浸润和淋巴滤泡形成。下框，HE 染色 ×5。组织学典型的 UIP 活动期显示对激素良好的治疗反应

特征，但同时也说自身抗体阳性的 IPF 和 CVD 存在病理学相似之处[72]。一些 IPF 病例和 ANCA 阳性的 UIP 同样有相似的特征。但病理学家看到这些特征时，他们可以建议临床医师去排查 CVD。

7.4.4.2 UIP 类型的 CHP

Churg 等报道大多数 UIP 类型的 CHP 的 SLB 样本比 IPF 表现出更多的细支气管周围纤维化且有 88% 出现巨细胞、肉芽肿或者 Schaumann 小体[73]。Takemura 等报道在 SLB 样本中，细支气管炎、小叶中心性纤维化、桥接纤维化、机化性肺炎、肉芽肿、巨细胞和淋巴性肺泡炎在临床确诊的 CHP 患者中比 IPF 更常见；然而，胸膜下的组织坍塌并不能鉴别 CHP 和 IPF[74]。此外，Akashi 等报道小叶中心性纤维化和桥接纤维化在临床确诊和治疗的 CHP 中比通过尸检的 IPF 中表现得更明显[75]。

一定程度的小叶中心性纤维化和桥接纤维化伴肉芽肿可以看成 UIP 类型的 CHP 的特征。当找到以上特征时，病理学家可以建议临床医师考虑 CHP。当找到致病性抗原时，对患者非常有益。图 7.12 显示的 CHP 中的 UIP 同 IPF 的表现一样。

7.4.4.3 职业暴露相关的 UIP

不同类型的轻度到中度职业暴露导致了相当比例的 UIP[76-78]。当找到硅肺病变时，可

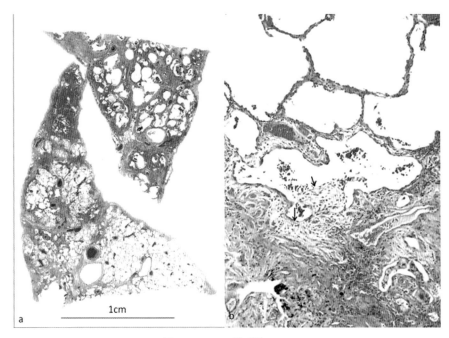

图 7.12　UIP 类型的 CHP

一个 65 岁男性因肺癌行肺叶切除术合并临床确诊饲鸟者肺。（**a**）肋膈角区显示蜂窝肺伴致密纤维化。标尺：1 cm。HE 染色。（**b**）在致密纤维化顶端的成纤维细胞聚集灶（箭头）。HE 染色 ×10。没有小叶中心性纤维化、桥接纤维化和上皮细胞样肉芽肿

以确定为尘肺相关的 UIP[76]。当发现石棉小体时（小于 2/cm²），就是石棉相关的 UIP[79]（图 7.13）。Yamamoto 报道当石棉沉着病没有胸膜纤维化和粘连时，很难与 IPF 鉴别[80]。因此，必须通过铁染色积极寻找石棉小体，即使只有轻度到中度职业相关的石棉接触史。当发现典型的异形巨细胞伸入肺泡，这可能是 UIP 类型的硬金属疾病[81]。需要用电子探针作微量分析来确定病因。

在 CHP 和职业接触中，均是中等水平的接触，且接触时间长。

7.4.4.4　非 UIP/P

非 UIP/P[10] 是一个有趣的概念，它不排除 UIP 甚至 IPF。透明膜形成意味着急性加重。而 OP 的出现指示亚急性加重。远离蜂窝区见显著的间质性炎症细胞可能提示亚急性加重或慢性加重，也可能是 UIP 类型的 CVD 或 CHP。肉芽肿也可在 IPF 中见到，但同时有小叶中心性纤维化和桥接纤维化时强烈提示 UIP 类型的 CHP。气道中心性改变为主可能是 UIP 类型的 CHP 或职业相关的 UIP。即使是小于 2/cm² 的石棉小体也意味着石棉相关的 UIP。我认为 UIP 只是一个病理学名词，而不是一种疾病（IPF）。

7.4.5　诊断困境

不幸的是，病理学诊断的类型和病因建议并不是非常科学，更像是一种艺术。其没有

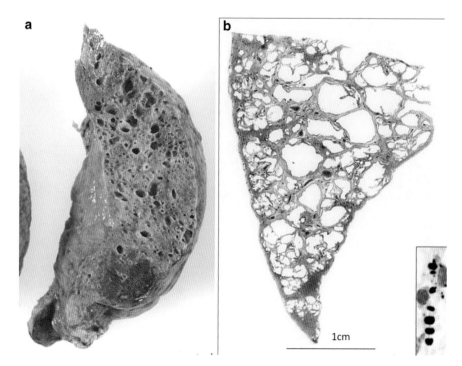

图 7.13　石棉相关的 UIP

一个 74 岁的男性患者，建筑工作 30 年，因肺癌行肺叶切除术可见胸膜斑。（**a**）下叶基底部显示弥漫的纤维化伴牵拉性扩张和蜂窝。大体特征。（**b**）肋膈角区显示典型的 UIP 合并斑片状浸润以及蜂窝影。标尺：1 cm。HE 染色。框内。铁染色显示典型的石棉小体。每个玻片中发现一个石棉小体，但仍未达到石棉沉着病的诊断标准

明确的界限，但是却在病理类型和病因研究中存在明显的重叠。观察者间，即便是专家之间，存在巨大的分歧与差异也显而易见[82-83]。当我们过于严格地遵循诊断标准时，很多病例可能无法分类，当过于宽松地应用诊断标准时，大多数病例可以被分类。

7.5　结论

　　在 UIP 的自然病程中，疾病进展是残酷的，包括急性、亚急性和慢性加重，UIP 的组织学并发症包括两种类型的 DAD、ALI/P NOS、机化性 IP 和各种 NSIPs。这些并发症使得 UIP 的诊断变得非常困难。不同病理学家间对于 IIPs 的病理分类的差异也是很难避免的。

参考文献

1. American Thoracic Society/European Respiratory Society International Multidisciplinary Consensus Classification of the Idiopathic Interstitial Pneumonias. This joint statement of the American Thoracic Society (ATS), and the European Respiratory Society (ERS) was adopted by the ATS board of directors, June 2001 and by the ERS Executive Committee, June 2001. Am J Respir Crit Care Med. 2002;165:277–304.

2. Epler GR, Colby TV, McLoud C, Carrington CB, Gaensler E. Bronchiolitis Obliterans Organizing Pneumonia. N Engl J Med. 1985;312:152–8.

3. Katzenstein AL, Myers JL. Idiopathic pulmonary fibrosis. Clinical relevance of pathologic classification. Am J Respir Crit Care Med. 1998;157:1301–15.

4. Travis WD, Costabel U, Hansell DM, King Jr TE, Lynch DA, Nicholson AG, et al. An official American Thoracic Society/European Respiratory Society statement: update of the international multidisciplinary classification of the idiopathic interstitial pneumonias. Am J Respir Crit Care Med. 2013;188:733–48.

5. Liebow AA, Carrington CB. The interstitial pneumonias. In: Simon M, Potchen EJ, LeMay M, editors. Frontiers of pulmonary radiology. New York: Grunn & Stratton; 1968. p. 102–41.

6. Liebow AA. Definition and classification of interstitial pneumonias in human pathology. In: Basset F, Georges R, editors. Alveolar interstitium of the lung. Progress in respiratory research, vol. 8. Basel: Karger; 1975. p. 1–33.

7. Carrington CB, Gaensler EA, Coutu RE, Gupta RG, FitzGerald MX. Natural history and treated course of usual and desquamative interstitial pneumonia. N Engl J Med. 1978;298:801–9.

8. Myers JL, Katzenstein AL. Epithelial necrosis and alveolar collapse in the pathogenesis of usual interstitial pneumonia. Chest. 1988;94:1309–11.

9. American Thoracic Society. Idiopathic pulmonary fibrosis: diagnosis and treatment. International consensus statement. Am J Respir Crit Care Med. 2000;161:646–64.

10. Raghu G, Collard HR, Egan JJ, Martinez FJ, Behr J, Brown KK, et al. An official ATS/ERS/JRS/ALAT statement: idiopathic pulmonary fibrosis: evidence-based guidelines for diagnosis and management. Am J Respir Crit Care Med. 2011;183:788–824.

11. Katzenstein AL, Mukhopadhyay S, Myers JL. Diagnosis of usual interstitial pneumonia and distinction from other fibrosing interstitial lung diseases. Hum Pathol. 2008;39:1275–94.

12. Myers JL, Katzenstein AL. Beyond a consensus classification for idiopathic interstitial pneumonias: progress and controversies. Histopathology. 2009;54:90–103.

13. Kawabata Y, Fukushima K, Uchiyama T, Sugita H, Kimura B. A focal usual interstitial pneumonia lesion: an important risk factor in diffuse alveolar damage—acute exacerbation of a focal usual interstitial pneumonia patient. Nihon Kokyuki Gakkai Zasshi. 2001;39:316–21 (with English abstract).

14. Kawabata Y, Hoshi E, Murai M, Ikeya K, Takahashi N, Saitou Y, et al. Smoking-related changes in the background lung of specimens resected for lung cancer: a semiquantitative study with correlation to post operative course. Histopathology. 2008;53:707–14.

15. Kawabata Y, Aoyama K, Hoshi H, Ubukata M, Takayanagi N, Sugita Y. Pathological study of usual interstitial pneumonia in patients with lung cancer resection: with special reference to its relationship to subsequent acute exacerbation. Jpn J Lung Cancer (Haigann). 2005;45:115–21 (with English abstract).

16. Saito H, Minamiya Y, Nanjo H, Ito M, Ono T, Motoyama S, et al. Pathological finding of subclinical interstitial pneumonia as a predictor of postoperative acute respiratory distress syndrome after pulmonary resection. Eur J Cardiothorac Surg. 2011;39:190–4.

17. Washko GR, Hunninghake GM, Fernandez IE, Nishino M, Okajima Y, Yamashiro T, et al. Lung volumes and emphysema in smokers with interstitial lung abnormalities. N Engl J Med. 2011;364:897–906.

18. Nagai S, Nagao T, Kitaichi M, et al. Clinical courses of asymptomatic cases with idiopathic pulmonary fibrosis and a histology of usual interstitial pneumonia [abstract]. Eur Respir J. 1998;11:131s.

19. Fukushima K, Kawabata Y, Uchiyama T, Nakajima Y. Prognosis of possible development into diffuse interstitial pneumonia for 127 patients with localized usual interstitial pneumonia. Nihon Kokyuki Gakkai Zasshi. 1999;37:177–82 (with English abstract).

20. Yoshimura K, Nakatani T, Nakamori Y, Chonabayashi N, Tachibana A, Nakata K, et al. Acute

exacerbation in idiopathic interstitial pneumonia. Nihon Kokyuki Gakkai Zasshi. 1984;22:1012–20 (with English abstract).

21. Kondo A, Saiki S. Acute exacerbation in idiopathic interstitial pneumonia (IIP). In: Harasawa M, Fukuchi Y, Morinari H, editors. Interstitial pneumonia of unknown etiology, Japan Intractable Diseases Research Foundation Publication no. 27. Tokyo: University of Tokyo Press; 1989. p. 33–42.

22. Kim DS, Park JH, Park BK, Lee JS, Nicholson AG, Colby T. Acute exacerbation of idiopathic pulmonary fibrosis: frequency and clinical features. Eur Respir J. 2006;27:143–50.

23. Kubo H, Nakayama K, Yanai M, Suzuki T, Yamaya M, Watanabe M, et al. Anticoagulant therapy for idiopathic pulmonary fibrosis. Chest. 2005;128:1475–82.

24. Azuma A, Nukiwa T, Tsuboi E, Suga M, Abe S, Nakata K, et al. Double-blind, placebo-controlled trial of pirfenidone in patients with idiopathic pulmonary fibrosis. Am J Respir Crit Care Med. 2005;171:1040–7.

25. Song JW, Hong SB, Lim CM, Koh Y, Kim DS. Acute exacerbation of idiopathic pulmonary fibrosis: incidence, risk factors and outcome. Eur Respir J. 2011;37:356–63.

26. Watanabe A, Kawaharada N, Higami T. Postoperative acute exacerbation of IPF after lung resection for primary lung cancer. Pulm Med. 2011;2011:960316. doi:10.1155/2011/960316.

27. Chida M, Kobayashi S, Karube Y, Hayama M, Tamura M, Ishihama H, et al. Incidence of acute exacerbation of interstitial pneumonia in operated lung cancer: institutional report and review. Ann Thorac Cardiovasc Surg. 2012;18:314–17.

28. Utz JP, Ryu JH, Douglas WW, Hartman TE, Tazelaar HD, Myers JL, et al. High short-term mortality following lung biopsy for usual interstitial pneumonia. Eur Respir J. 2001;17:175–9.

29. Plönes T, Osei-Agyemang T, Elze M, Palade E, Wagnetz D, Loop T, et al. Morbidity and mortality in patients with usual interstitial pneumonia (UIP) pattern undergoing surgery for lung biopsy. Respir Med. 2013;107:629–32.

30. Chida M, Takahashi H, Yamanaka H, Suda H, Maeda S, Kondo T. Analysis of acute exacerbation from focal usual interstitial pneumonia following to lung cancer resection. Kyobu Geka. 2005;58:22–5 (with English abstract).

31. Goto T, Maeshima A, Akanabe K, Oyamada Y, Kato R. Acute exacerbation of idiopathic pulmonary fibrosis of microscopic usual interstitial pneumonia pattern after lung cancer surgery. Ann Thorac Cardiovasc Surg. 2011;17:573–6.

32. Araya J, Kawabata Y, Jinho P, Sugita Y, Ogata H, Uchiyama T, et al. Clinically occult subpleural fibrosis with acute interstitial pneumonia (AIP), precursor to idiopathic pulmonary fibrosis? Respirology. 2008;13:408–12.

33. Kondoh Y, Taniguchi H, Kawabata Y, Yokoi T, Suzuki K, Takagi K. Acute exacerbation in idiopathic pulmonary fibrosis: analysis of clinical and pathologic findings in three cases. Chest. 1993;103:1808–12.

34. Fukushima K, Kawabata Y, Uchiyama T, Sugita H. Clinicopathologic study of 50 autopsy cases of idiopathic pulmonary fibrosis and non-diffuse usual interstitial pneumonia. Nihon Kokyuki Gakkai Zassi. 2005;43:569–77 (with English abstract).

35. Kawabata Y, Hoshi E, Ubukata M, Takayanagi N, Sugita Y, Aoyama K, et al. Histological changes are background factors in acute exacerbation of usual interstitial pneumonia pattern_lesions following lung resection. Jpn J Lung Cancer (Haigann). 2006;46:329–36 (with English abstract).

36. Travis WD, Colby TV, Koss MN, Rosaso-de-Christenson ML, Muller NL, King TE. Diffuse alveolar damage and acute interstitial pneumonia. In: Non-neoplastic disorders of the lower respiratory tract. Washington, DC: AFIP; 2002. p. 89–105.

37. Kawabata Y. How to think interstitial pneumonias and proposal of pathological reclassification. Kokyu. 1992;11:734–43 (in Japanese).

38. Kawabata Y. What is acute exacerbation of chronic interstitial pneumonia? Mod Physician. 1994;14:117–20 (in Japanese).

39. Mandal RV, Mark EJ, Kradin RL. Organizing pneumonia and pulmonary lymphatic architecture in diffuse alveolar damage. Hum Pathol. 2008;39:1234–8.

40. Parambil JG, Myers JL, Ryu JH. Histopathologic features and outcome of patients with acute exacerbation of idiopathic pulmonary fibrosis undergoing surgical lung biopsy. Chest. 2005;128:3310–15.

41. Churg A, Muller NL, Silva CI, Wright JL. Acute exacerbation (acute lung injury of unknown cause) in UIP and other forms of fibrotic interstitial pneumonias. Am J Surg Pathol. 2007;31:277–84.

42. Katzenstain AL. Acute lung injury patterns: DAD and BOOP. In: Katzenstain AL, editor. Katzenstein and Askin's surgical pathology of non-neoplastic lung disease. 3rd ed. Philadelphia: WB Saunders; 1997. p. 14–47.

43. Katou T, Ohishi T, Ikuta N, Kawabata Y, Takagi K, Hayakawa T. A rapidly progressed case of interstitial pneumonia. Intern Med. 1995;34:388–92.

44. Kawabata Y, Umino T, Taniguchi H, Takagi K, Mieno T, Yamaguchi T, et al. Clinical features of subacute interstitial pneumonia-clinico-pathological study based on open lung biopsy findings. Nihon Kyoub Sikkann Gakkai Zassi. 1995;33:705–14 (with English abstract).

45. Katzenstein AL, Fiorelli RF. Non-specific interstitial pneumonia/fibrosis, histologic features and clinical significance. Am J Surg Pathol. 1994;18:136–47.

46. Kawabata Y, Kanazawa M, Ogura T, Fujita J, Tada S, Mieno T, et al. Prognosis of subacutely progressive interstitial pneumonia depends on the presence of focal usual interstitial pneumonia. Nihon Kokyuki Gakkai Zasshi. 2001;39:82–8 (with English abstract).

47. Flaherty KR, Travis WD, Colby TV, Toews GB, Kazerooni EA, Gross BH, et al. Histopathologic variability in usual and nonspecific interstitial pneumonias. Am J Respir Crit Care Med. 2001;164:1722–7.

48. Monaghan H, Wells AU, Colby TV, du Bois RM, Hansell DM, Nicholson AG. Prognostic implications of histologic patterns in multiple surgical lung biopsies from patients with idiopathic interstitial pneumonias. Chest. 2004;125:522–6.

49. Kawabata Y. Classification of interstitial pneumonias following response to therapy. Chronic Kokyu. 1996;15:244–50.

50. Muller NL, Miller RR, Webb WR, Evans KG, Ostrow DN. Fibrosing alveolitis: CT pathologic correlation. Radiology. 1986;160:585–8.

51. Nishimura K, Kitaichi M, Izumi T, Nagai S, Kanaoka M, Itoh H. Usual interstitial pneumonia: histologic correlation with high-resolution CT. Radiology. 1992;182:337–42.

52. Johkoh T, Sumikawa H, Fukuoka J, Tanaka T, Fujimoto K, Takahashi M, et al. Do you really know precise radiologic-pathologic correlation of usual interstitial pneumonia? Eur J Radiol. 2014;83:20–6.

53. Crystal RG, Fulmer JD, Roberts WC, Moss ML, Line BR, Reynolds HY. Idiopathic pulmonary fibrosis. Clinical, histologic, radiographic, physiologic, scintigraphic, cytologic, and biochemical aspects. Ann Intern Med. 1976;85:769–88.

54. Kawabata Y. Classification of interstitial pneumonias following response to therapy, acute and subacute. Kokyu. 1996;15:132–7 (in Japanese).

55. Matsushima H, Takayanagi N, Sakamoto T, Kawata I, Motegi I, Ubukata M, et al. Pathologic findings both before and after steroid therapy in a case of desquamative interstitial pneumonia. Nihon Kokyuki Gakkai Zasshi. 2001;39:609–14 (with English abstract).

56. Cottin V, Hunes H, Brillet PY, Delaval P, Devouassoux G, Tillie-Leblond I, et al. Combined pulmonary fibrosis and emphysema: a distinct underrecognised entity. Eur Respir J. 2005;26:586–93.

57. Watanabe Y, Kawabata Y, Hoshi H, Kanauchi T, Kurashima K, Koyama K, et al. Multiple, thin-walled cysts are characteristic HRCT features of airspace enlargement with fibrosis. EJR 2015;54986–92.

58. Flaherty KR, Fell C, Aubry MC, Brown K, Colby T, Costabel U, et al. Smoking-related

idiopathic interstitial pneumonia. Eur Respir J. 2014;44:594–602.

59. Travis WD, Hunninghake G, King Jr TE, Lynch DA, Colby TV, Galvin JR, et al. Idiopathic nonspecific interstitial pneumonia: report of an American Thoracic Society project. Am J Respir Crit Care Med. 2008;177:1338–47.

60. Travis WD, Matsui K, Moss J, Ferrans VJ. Idiopathic nonspecific interstitial pneumonia: prognostic significance of cellular and fibrosing patterns: survival comparison with usual interstitial pneumonia and desquamative interstitial pneumonia. Am J Surg Pathol. 2000;24:19–33.

61. Kawabata Y, Takemura T, Hebisawa A, Ogura T, Yamaguchi T, Kuriyama T, et al. Increased eosinophils in bronchoalveolar lavage fluid and lobule-based histologic lesions are characteristic features of desquamative interstitial pneumonia. Histopathology. 2008;52:194–202.

62. Craig PJ, Wells AU, Doffman S, Rassl D, Colby TV, Hansell DM, et al. Desquamative interstitial pneumonia, respiratory bronchiolitis and their relationship to smoking. Histopathology. 2004;45:275–82.

63. Kawabata Y, Takemura T, Hebisawa A, Sugita Y, Takashi Ogura T, et al. Desquamative interstitial pneumonia progresses to lung fibrosis, radiologically. Respirology. 2012;17:1214–21.

64. Tazelaar HD, Wright JL, Churg A. Desquamative interstitial pneumonia. Histopathology. 2011;58:509–16.

65. Amitani R, Niimi A, Kuze F. Idiopathic pulmonary upper lobe fibrosis. Kokyu. 1992;11:693–9.

66. Shiota S, Shimizu K, Suzuki M, Nakatani Y, Sakamoto K, Iwase A, et al. Seven cases of marked pulmonary fibrosis in the upper lobe. Nihon Kokyuki Gakkai Zasshi. 1999;37:87–96.

67. Frankel SK, Cool CD, Lynch DA, Brown KK. Idiopathic pleuroparenchymal fibroelastosis. Description of a novel clinicopathologic Entity. Chest. 2004;126:2007–13.

68. Yousem SA. Respiratory bronchiolitis-associated interstitial lung disease with fibrosis is a lesion distinct from fibrotic nonspecific interstitial pneumonia: a proposal. Mod Pathol. 2006;19:1474–9.

69. Katzenstein AL, Mukhopadhyay S, Zanardi C, Dexter E. Clinically occult interstitial fibrosis in smokers: classification and significance of a surprisingly common finding in lobectomy specimens. Hum Pathol. 2010;41:316–25.

70. Reddy TL, Mayo J, Churg A. Respiratory bronchiolitis with fibrosis: high resolution CT findings and correlation with pathology. Ann Am Thorac Soc. 2013;10:590–601.

71. Yamada T, Nakanishi Y, Homma T, Uehara K, Mizutani T, Hoshi E, et al. Airspace enlargement with fibrosis shows characteristic histology and immunohistology different from usual interstitial pneumonia, nonspecific interstitial pneumonia, and centrilobular emphysema. Pathol Int. 2013;63:206–13.

72. Song JW, Do KH, Kim MY, Jang SJ, Colby TV, Kim DS. Pathologic and radiologic differences between idiopathic and collagen vascular disease-related usual interstitial pneumonia. Chest. 2009;136:23–30.

73. Churg A, Sin DD, Everett D, Brown K, Cool C. Pathologic patterns and survival in chronic hypersensitivity pneumonitis. Am J Surg Pathol. 2009;33:1765–70.

74. Takemura T, Akashi T, Kamiya H, Ikushima S, Ando T, Oritsu M, et al. Pathological differentiation of chronic hypersensitivity pneumonitis from idiopathic pulmonary fibrosis / usual interstitial pneumonia. Histopathology. 2012;61:1026–35.

75. Akashi T, Takemura T, Ando N, Eishi Y, Kitagawa Y, Takizawa T, et al. Histopathologic analysis of sixteen autopsy cases of chronic hypersensitivity pneumonitis and comparison with idiopathic pulmonary fibrosis / usual interstitial pneumonia. Am J Clin Pathol. 2009;131:405–15.

76. Honma K, Chiyotani K. Diffuse interstitial fibrosis in nonasbestos pneumoconiosis – a pathological study. Respiration. 1993;60:120–6.

77. Brichet A, Tonnel AB, Brambilla E, Devouassoux G, Rémy-Jardin M, Copin MC, et al. Chronic interstitial pneumonia with honeycombing in coal workers. Sarcoidosis Vasc Diffuse Lung Dis. 2002;19:211–19.

78. Arakawa H, Johkoh T, Honma K, Saito Y, Fukushima Y, Shida H, et al. Chronic interstitial pneumonia in silicosis and mix-dust pneumoconiosis: its prevalence and comparison of CT findings with idiopathic pulmonary fibrosis. Chest. 2007;131:1870–6.

79. Kawabata Y, Shimizu Y, Hoshi A, Murai K, Kanauchi T, Kurashima K, Sugita Y. Asbestos exposure increases the incidence of usual interstitial pneumonia. Histopathology (Accepted).

80. Yamamoto S. Histopathological features of pulmonary asbestosis with particular emphasis on the comparison with those of usual interstitial pneumonia. Osaka City Med J. 1997;43:225–42.

81. Tanaka J, Moriyama H, Terada M, Takada T, Suzuki E, Narita I, et al. An observational study of giant cell interstitial pneumonia and lung fibrosis in hard metal lung disease. BMJ Open. 2014;4(3), e004407.

82. Nicholson AG, Addis BJ, Bharucha H, Clelland CA, Corrin B, Gibbs AR, et al. Inter-observer variation between pathologists in diffuse parenchymal lung disease. Thorax. 2004;59:500–5.

83. Flaherty KR, Andrei AC, King Jr TE, Raghu G, Colby TV, Wells A, et al. Idiopathic interstitial pneumonia: do community and academic physicians agree on diagnosis? Am J Respir Crit Care Med. 2007;175:1054–60.

第 8 章
IPF 的鉴别诊断

在 IPF 的鉴别诊断中我们尤其需要注意什么？

著　Hidehiro Watanabe

译　贺一峻　秦　岭

摘要： IPF 的 2011 年 ATS/ERS/JRA/ALTA 诊治指南共包括 6 个部分。在第 2 部分要点中描述了 IPF 的诊断，要求 HRCT 和外科肺活检都符合 UIP 类型。指南中还列出了与 IPF 相关并对鉴别诊断重要的因素，主要包括 3 类病因和其他混杂因素。第 1 类包括环境因素所致的慢性过敏性肺炎（CHP）或羽绒被肺。第 2 类是以肺部病变为首发的具有自身免疫特征的间质性肺疾病（AIF-ILD）。第 3 类是分子靶向药物、抗心律失常药等药物治疗一段时间后出现的肺纤维化。其他还有持续性感染所致的肺纤维化。由于在相应事件发生之后很长时间（有时是数年），HRCT 和 SLB 才能表现出类似于 UIP 的表现，所以诊断肺纤维化后的鉴别诊断仍然比较困难。在鉴别肺纤维化时需考虑到许多可能致纤维化的病因，询问用药史和做一些特殊的检查（如淋巴细胞刺激试验、抗体检测、病毒 DNA 检测）是十分必要的。

关键词： 慢性过敏性肺炎（CHP）；羽绒被肺（feather duvet lung，FDL）；具自身免疫特征的间质性肺疾病；分子靶向药物；抗心律失常药物；持续性感染

8.1　简介

2002 年美国胸科学会 / 欧洲呼吸学会（ATS/ERS）提出了特发性间质性肺炎的首个国际多学科分类共识[1]。当未进行外科肺活检（SLB）时，诊断特发性肺纤维化（IPF）需要满足 4 个主要标准和 3 个次要标准。IPF 在特发性间质性肺炎（IIPs）中发病率最高，其主要表现为肺泡间隔的无菌性慢性炎症，而非肺泡炎。IPF 的肺纤维化过程呈现持续性

H. Watanabe (✉)

Department of Respiratory Medicine and Infection Control, Ibaraki Medical Center, Tokyo Medical University, 3-20-1 Chuo Amin, Inashiki, Ibaraki 300-0395, Japan

e-mail: hw-nabe4@tokyo-med.ac.jp

© Springer Japan 2016

H. Nakamura, K. Aoshiba (eds.), *Idiopathic Pulmonary Fibrosis*, DOI 10.1007/978-4-431-55582-7_8

进展，最终发展为不可逆性的蜂窝肺和肺毁损。IPF 的预后差，诊断后中位生存期为 3～5 年，在此期间患者因肺功能下降而出现生活质量下降。自从 2002 年 ATS/ERS 提出 IIPs 分类以来，药物相关的肺损伤、环境因素、胶原血管病等是主要的鉴别诊断。然而随着时间的推移，IPF 的诊断标准问题日渐凸显。比如"主要标准 2：肺功能""次要标准 2：缓慢进展""次要标准 3：病程"都是影响 IPF 预后的重要相关因素，但并不是 IPF 所特有的。有些 IPF 的病例报道通过 SLB 提示 UIP 类型的病理在进展，而肺功能却维持正常[2]。此外，有些因素（比如吸烟）可影响 IPF 的缓慢进展，而急性 IPF 却被次要标准 3 排除在外。在此背景下，2011 年 ATS/ERS/JRA/ALAT 的 IPF 指南归纳为 6 个部分[3-4]（表 8.1）。在第 2 部分中描述了 IPF 的诊断，要求 HRCT 及外科肺活检同时符合 UIP 类型。因此，2002 年的 ATS/ERS 共识中的主要和次要标准在 2011 年指南中被删除。

2011 年指南对于需高度怀疑 IPF 的因素和一些重要的鉴别诊断也做了梳理[5]，我们认为可将其分为 3 类病因和一些混杂疾病。第 1 类病因为环境因素，包括尘肺和石棉沉着病、慢性过敏性肺炎（如饲鸟者肺和农民肺）。第 2 类包括胶原血管病相关的肺疾病。第 3 类包含药物相关的肺损伤，比如抗心律失常药物、抗肿瘤药物、分子靶向药物等。其他混杂的环境因素包括微生物（如包括病毒在内的导致感染性肺部病变的特殊病原体）。当然，吸烟在影响间质性肺疾病（ILD）的表现中也扮演了重要角色，虽然具体机制并不清楚。近十年来的研究表明，吸烟除了参与慢性阻塞性肺疾病外，还影响 ILD 的临床表现[4, 6]。然而，针对肺癌的大规模 HRCT 临床筛查发现在一些无症状的吸烟人群中存在肺间质异常[7-9]。未来还需要更多的研究评估吸烟相关 ILD，如肺癌筛查试验。

要做出这些鉴别诊断，最重要的是首先询问患者的既往用药史并分析鉴别。在本章中

表 8.1　ATS/ERS/JRA/ALTA 声明

1		IPF 是一种原因不明、慢性、进展性纤维化性的间质性肺炎，主要发生在老年人，病变局限于肺，组织病理学和（或）影像学为 UIP 类型
2		IPF 的诊断
	（a）	排除其他已知的导致间质性肺疾病（ILD）的原因（如生活和职业环境暴露、结缔组织病、药物中毒）
	（b）	未行外科肺活检的患者 HRCT 表现为 UIP 类型
	（c）	行 SLB 患者中，HRCT 和外科肺活检均符合 UIP 特点
		2002 年的 ATS/ERS 共识中的主要和次要标准已被删除
3		在 ILD 诊断方面有经验的呼吸科医师、影像医师和病理医师多学科讨论有益于提高 IPF 诊断的准确性
4		IPF 是一种致死性疾病，自然病程变异性大且难以预测
	（a）	大多数 IPF 患者表现为多年来逐渐下降的肺功能；少数患者保持肺功能稳定或快速下降
	（b）	部分患者虽然前期病情稳定，但也可出现急性呼吸衰竭
5		疾病进展可表现为呼吸道症状加重、肺功能下降、HRCT 上的进展性纤维化、急性呼吸衰竭或死亡
6		IPF 患者可能存在亚临床或有症状的肺动脉高压、胃食管反流、阻塞性睡眠呼吸暂停综合征、肥胖和肺气肿。这些情况的存在对 IPF 患者预后的影响仍不清楚

IPF 循证诊疗指南要点总结 2011

我将总结一些 IPF 的鉴别诊断要点。

8.2　慢性过敏性肺炎（CHP）/ 羽绒被肺（FDL）

过敏性肺炎可分为急性、亚急性和慢性，但是因为"亚急性"很难定义[10]，现在分为急性和慢性。急性过敏性肺炎有特征性的病史、临床影像和病程，因此诊断也相对容易。但是，慢性过敏性肺炎（CHP）的临床影像和病程与 IPF 和纤维化性非特异性间质性肺炎（fNSIP）类似，诊断也相对困难。在 Morell F. 等的前瞻性病例对照研究中[11]，46例患者中 20 例（43%）初始考虑为 IPF，后来被诊断为 CHP。所有的病例都没有务农、蘑菇种植、绘画等职业暴露史，也与住宅潮湿或加湿器无关。有些患者只使用普通的羽绒床上用品，他们倾向于患羽绒被肺，这对于鉴别 FDL 和 IPF 非常重要。

羽毛与呼吸道病变之间的联系在 20 世纪 60 年代前后开始被报道，当时有报道称从事鸭和鹅羽毛加工的工人出现呼吸困难[12]。1992 年，Haitjema T. 等[13]报道 1 例 31 岁非吸烟女性患者因使用羽绒被 4 年而患 CHP，胸片提示双下肺的网格结节样阴影。在羽绒被广泛应用之后，FDL/CHP 的病理特点也比较清楚了。2003 年，Inase 等[14]报道了 1 例 73 岁女性 FDL/CHP 患者，患者 8 年前开始使用羽绒被，3 年前开始出现慢性呼吸道症状。HRCT表现为散在的实变、微结节和支气管周围磨玻璃影。2008 年，Morell F. 等[15]分析了 86 例饲鸟者的肺，其中 17% 为慢性类型，3 例为 FDL/CHP。2010 年，Koschel D. 等[16]分析了13 例 FDL 病例，发现只有 1 例使用羽绒枕，有 12 例患者要么使用羽绒被，要么同时使用羽绒被和羽绒枕。他们的分析结果显示："所有的患者均有鹅和（或）鸭羽毛的特异性 IgG抗体阳性，肺功能提示中到重度弥散功能障碍、轻度限制性功能障碍"。在 11 例患者中有6 例的 HRCT 显示肺纤维化，9 例 SLB 患者中有 1 例提示 UIP 类型。根据这些报道，诊断IPF 的病例可能包括一定数量的 FDL/CHP 病例。FDL/CHP 呈现慢性病程和缓慢进展，因此很难与 IPF 鉴别，但基于 HRCT 和 SLB 的诊断模式给鉴别诊断指明了方向。

Akashi T. 等[17]评估了 16 例 CHP 患者尸检病例并报道：类似 IPF/UIP 主要以下肺为主的蜂窝改变，但是上肺为主的蜂窝影和非对称性蜂窝病变在 CHP 中更常见。他们的报道也指出当在 UIP 中发现小叶中心性纤维化时，进一步全面调查是否存在抗原暴露是非常重要的。Takemura T. 等[18]比较了 22 例 CHP 伴 UIP 的患者和 13 例 SLB 确诊的 IPF/UIP，发现"细支气管炎、小叶中心性纤维化、桥接纤维化、机化性肺炎、肉芽肿、巨细胞和淋巴细胞性肺泡炎在 CHP 中比 IPF 更常见（$P < 0.01$）"。Silva C. I. 等[19]描述了 CHP 的HRCT 影像特点，指出"最好的鉴别 CHP 的 CT 影像特征是肺叶区域性的密度减低和多血管、小叶中心性结节和缺乏下叶为主的异常影"。

生物标志物 KL-6 和 SPD 水平在 FDL 中均较高且提示疾病活动性，但并不具有 FDL 特异性。然而，Ohnishi H. 等[20]报道饲鸟相关的 HP（近似 FDL）中 KL-6 水平在冬季很高，KL-6 水平的季节性波动是诊断的有效依据。鹅羽毛特异性 IgG 抗体阳性对于 FDL 的诊断非常有用[21]，但是对于慢性类型的评估非常困难。在 FDL 的患者中，抗原诱导的外周血或支气管肺泡灌洗液中淋巴细胞增殖实验阳性，该检测特异性高，对于诊断非常有用[22]。

Cordeiro C. R. 等[23]报道了 1 例很难与 IPF 鉴别的 CHF 患者，因为患者的临床症状包括呼吸困难（这在 IPF 中很常见）、鹦鹉特异性抗体阴性，SLB 病理又提示 UIP 类型。在这些病例中病理诊断或特异性抗体未见明显差异。即使如此，患者"有规律地暴露于鹦鹉和家禽"和"胸部影像提示胸膜下囊性病变和牵拉性支气管扩张主要集中在右肺和上肺"。当 SLB 样本的病理学和特异性抗体测试结果并不能提供明确诊断时，我们能做的就是仔细评估病史和检查结果。

8.3   先于胶原病表现的肺纤维化和胶原相关疾病

　　胶原相关疾病和肺纤维化先于胶原病使得鉴别诊断变得困难。疑似胶原病的间质性肺疾病一直是美国风湿病学会的争论点，迄今为止已经提出了三个概念：不符合现有的胶原病诊断标准的胶原病称之为未分类的结缔组织病（UCTD）[24-26]；除了肺部病变以外，系统性病变轻微的归类为以肺病变为主的结缔组织病（LD-CTD）[27-28]；具有一些自身免疫异常而不符合胶原病诊断标准的归类为具自身免疫特征的间质性肺疾病（AIF-ILD）[29]。在 UCTD 中有许多包含 NSIP 类型的肺部疾病，ILD 作为 LD-CTD 整体的一部分，AIF-ILD 病例中很多为 UIP 类型。因此，似乎很有必要去鉴别 AIF-ILD 和 IPF。2011 年，Vij 等[29] 做了一个比较研究，根据问卷调查和血清学检查，他们将 200 例 ILD 患者分为 3 组：AIF-ILD 组（63 例，32%），普通型 IPF 组（58 例，29%），胶原病相关肺病变（CTD-ILD）最后诊断为胶原病组（37 例，19%）。HRCT 发现 AIF-ILD 病例中有 62% 表现为 UIP 类型，其中有 81% 的病例进行了 SLB 并且表现为 UIP 类型。此外，AIF-ILD 病例与 IPF 病例有相同的预后。根据他们报道病例的 HRCT 和 SLB 结果来看，HRCT 和 SLB 是诊断的重要手段，鉴别 AIF-ILD 和 IPF 几乎不可能。鉴别 AIF-ILD 和 IPF 的要点可归纳如下：女性；临床表现方面存在干眼、胃食管反流（GERD）、足肿胀、关节痛和雷诺现象；实验室检查方面存在抗核抗体（ANA）和类风湿因子（RF）阳性。

　　Kono 等[30] 的一项针对 IPF 的研究随访了 111 例 IPF 患者，中位随访时间为 6.4 年。结果发现有 10 例（9%）患者诊断为胶原病，其中包括 4 例类风湿关节炎（RA）、4 例显微镜下多血管炎（MPA）、1 例系统性硬化症（SSc）。在诊断 IPF 时有 2 个重要因素来预测以后发生胶原病的风险：女性和活检组织标本中存在淋巴细胞生发中心。此外，合并胶原病的 IPF 患者的预后明显好于不伴胶原病的 IPF 患者。因此，在 IPF 患者中是否会出现胶原病成为与预后相关的因子。关于 RA 的研究，Lee 等[31] 评估了 18 例 ILD 伴 RA 的患者，在这 18 例患者中有 3 例首先发生肺部病变。这 3 例患者有 2 例表现为 UIP 病变，1 例表现为 NSIP 病变。肺部病变提前发生 1.6～7 年，比 Kono 等[30] 报道的早 1.1～4.3 年。因此，在他们确定诊断前多归类为 AIF-ILD。

8.4   药物诱导的肺纤维化

　　众所周知，抗肿瘤药物（如博来霉素）可导致药物诱导的肺纤维化。如果本身存在这一类疾病，必须使用可能导致肺纤维化的相关药物，当使用药物治疗后很快出现 ILD 时，需要考虑药物诱导的肺纤维化的可能。然而，各种各样的药物开发正在进行中，药物使用的状况也在改变。问题在于肺纤维化常发生在使用分子靶向药物、抗心律失常药物等后的一段时间内。

8.4.1　英夫利昔单抗（抗肿瘤坏死因子 – α 单克隆抗体）

Hagiwara 等[32] 报道的病例发现 ILD/IPF 发生在类风湿关节炎使用英夫利昔单抗治疗后 3 周～ 51 个月。所有 7 例患者在使用甲氨蝶呤维持剂量治疗时加用英夫利昔单抗均发生了 ILD，根据严格定义并非 IPF。在英夫利昔单抗治疗 3 个疗程后，ILD 的发病率开始增加[33-35]。

8.4.2　吉非替尼（表皮生长因子受体酪氨酸激酶抑制剂）

Ando 等[36] 报道观察到在 1976 例非小细胞肺癌且接受吉非替尼治疗患者中有 70 例出现了 ILD。虽然这些报道的 ILD 不符合严格意义上的 IPF，发生 ILD 的平均时间为接受吉非替尼治疗后 31 天（18 ～ 50 天），高危因素为男性、有吸烟史和已经存在 ILD。接受吉非替尼治疗后发生一过性 ILD 的比例在不同人种中不同，日本人的比例要明显高于美国人[37]。

8.4.3　胺碘酮（抗心律失常药物）

在一项使用胺碘酮抗心律失常的临床研究中，Emawati D. K. 等[38] 评估了 237 例胺碘酮肺损伤患者，年龄大于等于 60 岁、使用时间 6 ～ 12 个月以及累积剂量达 101 ～ 150 g 是发生肺损伤的高危因素。Kang I. S. 等[39] 观察了 34 例接受胺碘酮治疗的患者中有 7 例发生肺损伤，其中 6 例表现为肺纤维化。此外，导致肺损伤的累积剂量为 449.6±191.4 g，持续使用时间为 2206.7±1207.4 天。他们的结果显示出比 Emawati D. K. 等报道的更高的累积剂量和更长的使用时间[38]，他们认为对这类患者进行规律的 HRCT 检查随访对于发现肺纤维化很有必要。

以上都是针对一种潜在疾病的药物治疗，但吉非替尼除外，如果发病时间是治疗后数年，那么鉴别诊断并不容易。定期 HRCT 检查随访及治疗前 KL-6、SPD 水平基线观察，被认为是检测药物诱发性 PF 发生的有效手段[40-41]。

8.5　感染诱发的肺纤维化

病毒和其他病原体持续感染，特别是疱疹病毒感染，被认为是感染诱发 PF 的原因[42]。丙型肝炎病毒[43]、腺病毒[44]、人类巨细胞病毒（HCMV）[45] 和 EB 病毒（EBV）[46] 同

表8.2 IPF 的鉴别诊断

鉴别诊断	发病时间	特征	实验室检查	参考文献
CHP/FDL	3～8年	区域性密度减低影及血管增多，小叶中心性结节，缺乏下叶为主的病变	规律的HRCT检查；鹅羽毛特异性IgG抗体；抗原诱导的淋巴细胞增生试验	[11-22]
AIF-ILD	1～7年	女性，干眼，胃食管反流（GERD），足部肿胀，关节痛，雷诺现象，抗核抗体（ANA），类风湿因子（RF）	规律的HRCT检查，自身抗体检测；UIP（62%通过HRCT诊断；81%通过SLB诊断）	[29-31]
药物诱导的PF	分子靶向治疗（英夫利昔单抗）3周～51个月	吉非替尼	规律的HRCT，治疗前KL-6和SPD水平基线值	[32-37] [40.41]
	（吉非替尼）18～51天	3个疗程后，ILD（吉非替尼）		
	抗心律失常药（胺碘酮）6～12个月 vs. 2206.7±1207.4天	男性，吸烟，既往存在ILD；超过60岁，累积剂量101～150 g vs. 449.6±191.4 g		[38.39]
感染诱发的PF	持续的隐性感染，疱疹病毒，HCV，腺病毒，HCMV，EBV，肺炎支原体	慢性低水平的肺部炎症	规律的HRCT检查，病毒DNA拷贝数和病毒DNA检测	[42-51]

CHP/FDL: 慢性过敏性肺炎/羽绒被肺；AIF-ILD: 具自身免疫特征的间质性肺疾病；HCV: 丙肝病毒；HCMV: 人类巨细胞病毒；EBV: EB病毒；[ ]: 参考文献

样与肺纤维化（PF）的发生有关。这些病毒可以导致持续潜在的感染而不会产生明显的临床症状。Dworniczak S. 等[45] 比较了新诊断的 PF 患者和 16 名健康志愿者提供的肺泡灌洗液中的 HCMV DNA。两组均检测到 HCMV DNA 阳性，但是 PF 患者中 DNA 拷贝数较正常组明显升高。猜测持续感染会导致内质网（ER）应激增强并诱导肺泡上皮细胞凋亡[47]。Lawson 等[48] 发现用免疫染色方法检测 IPF 患者纤维化区域的内侧区上皮细胞的内质网应激的生物标志物升高。他们还在 ER 应激生物标志物表达升高区域发现三类疱疹病毒（EBV、CMV 或 HHV-8）的抗原蛋白。这些有意思的研究报道提示肺泡上皮细胞的凋亡可能参与 PF 的发病机制。也有报道在支原体性肺炎发病 1 年后，在 SLB 样本中发现肺纤维化[49]，也可能 PF 是由某种病原体引起的隐性感染导致的。当然，也有一些报道未能在 PF 的组织中发现疱疹病毒的抗原[50-51]。目前还不清楚病毒和其他病原体感染在 IPF 中扮演什么角色。在不久的将来可能阐述清楚潜伏感染（如病毒和其他病原体感染）与 IPF 的关系。

8.6　结论

我认为有三大类疾病加上感染需要与 IPF 相鉴别（表 8.2）。第一类是环境因素导致的 CHP/FDL。第二类是首先发生在肺部的 AIF-IDL。第三类是因接受分子靶向药物、抗心律失常药物等治疗后一段时间发生的 PF。最后就是持续性感染诱导的 PF。因为肺部 HRCT 和 SLB 发现 UIP 型常出现在相关事件发生后很长时间（有时是数年），所以即便是已经诊断的 PF，鉴别诊断仍非常困难。如果没有鉴别诊断倾向，特殊的检查也很难做出鉴别。当发生 PF 时，许多可能性均应该考虑到，除了做一些特殊检查（比如淋巴细胞刺激试验、抗体检测、病毒 DNA 检测）外，详细地询问既往病史也非常必要。

参考文献

1. American Thoracic Society; European Respiratory Society: American Thoracic Society/European Respiratory Society International Multidisciplinary Consensus Classification of the Idiopathic Interstitial Pneumonias. This joint statement of the American Thoracic Society (ATS), and the European Respiratory Society (ERS) was adopted by the ATS board of directors, June 2001 and by the ERS Executive Committee, June 2001. Am J Respir Crit Care Med. 2002;165(2):277–304.
2. Kondoh Y, Taniguchi H, Ogura T, Johkoh T, Fujimoto K, Sumikawa H, Kataoka K, Baba T, Colby TV, Kitaichi M. Disease progression in idiopathic pulmonary fibrosis without pulmonary function impairment. Respirology. 2013;18(5):820–6.
3. Raghu G, Collard HR, Egan JJ, Martinez FJ, Behr J, Brown KK, Colby TV, Cordier JF, Flaherty KR, Lasky JA, Lynch DA, Ryu JH, Swigris JJ, Wells AU, Ancochea J, Bouros D, Carvalho C, Costabel U, Ebina M, Hansell DM, Johkoh T, Kim DS, King Jr TE, Kondoh Y, Myers J, Müller NL, Nicholson AG, Richeldi L, Selman M, Dudden RF, Griss BS, Protzko SL, Schünemann HJ. ATS/ERS/JRS/ALAT committee on idiopathic pulmonary fibrosis: an official ATS/ERS/JRS/ALAT statement: idiopathic pulmonary fibrosis: evidence-based guidelines for diagnosis and management. Am J Respir Crit Care Med. 2011;183(6):788–824.

4. Travis WD, Costabel U, Hansell DM, King Jr TE, Lynch DA, Nicholson AG, Ryerson CJ, Ryu JH, Selman M, Wells AU, Behr J, Bouros D, Brown KK, Colby TV, Collard HR, Cordeiro CR, Cottin V, Crestani B, Drent M, Dudden RF, Egan J, Flaherty K, Hogaboam C, Inoue Y, Johkoh T, Kim DS, Kitaichi M, Loyd J, Martinez FJ, Myers J, Protzko S, Raghu G, Richeldi L, Sverzellati N, Swigris J, Valeyre D. ATS/ERS committee on idiopathic interstitial pneumonias: an official American thoracic society/European respiratory society statement: update of the international multidisciplinary classification of the idiopathic interstitial pneumonias. Am J Respir Crit Care Med. 2013;188(6):733–48.

5. Wuyts WA, Cavazza A, Rossi G, Bonella F, Sverzellati N, Spagnolo P. Differential diagnosis of usual interstitial pneumonia: when is it truly idiopathic? Eur Respir Rev. 2014; 23(133):308–19.

6. Margaritopoulos GA, Harari S, Caminati A, Antoniou KM. Smoking-related idiopathic interstitial pneumonia: A review. Respirology. 2015;2. doi:10.1111/resp.12576.

7. Sverzellati N, Guerci L, Giorgia R, Calabrò E, La Vecchia C, Marchianò A, Pesci A, Zompatori M, Pastorino U. Interstitial lung diseases in a lung cancer screening trial. Eur Respir J. 2011;38(2):392–400.

8. Washko GR, Hunninghake GM, Fernandez IE, Nishino M, Okajima Y, Yamashiro T, Ross JC, Estépar RS, Lynch DA, Brehm JM, Andriole KP, Diaz AA, Khorasani R, D'Aco K, Sciurba FC, Silverman EK, Hatabu H, Rosas IO, COPDGene Investigators. Lung volumes and emphysema in smokers with interstitial lung abnormalities. N Engl J Med. 2011; 364(10):897–906.

9. Jin GY, Lynch D, Chawla A, Garg K, Tammemagi MC, Sahin H, Misumi S, Kwon KS. Interstitial lung abnormalities in a CT lung cancer screening population: prevalence and progression rate. Radiology. 2013;268(2):563–71.

10. Lacasse Y, Selman M, Costabel U, Dalphin JC, Morell F, Erkinjuntti-Pekkanen R, Mueller NL, Colby TV, Schuyler M, Jomphe V, Cormier Y, HP Study Group. Classification of hypersensitivity pneumonitis: a hypothesis. Int Arch Allergy Immunol. 2009;149(2):161–6.

11. Morell F, Villar A, Montero MÁ, Muñoz X, Colby TV, Pipvath S, Cruz MJ, Raghu G. Chronic hypersensitivity pneumonitis in patients diagnosed with idiopathic pulmonary fibrosis: a prospective case-cohort study. Lancet Respir Med. 2013;1(9):685–94.

12. Plessner M. A disease of feather sorters: duck fever [Article in French]. Arch Mal Prof. 1960; 21:67–9.

13. Haitjema T, van Velzen-Blad H, van den Bosch JM. Extrinsic allergic alveolitis caused by goose feathers in a duvet. Thorax. 1992;47(11):990–1.

14. Inase N, Ohtani Y, Endo J, Miyake S, Yoshizawa Y. Feather duvet lung. Med Sci Monit. 2003; 9(5):CS37–40.

15. Morell F, Roger A, Reyes L, Cruz MJ, Murio C, Muñoz X. Bird fancier's lung: a series of 86 patients. Med (Baltimore). 2008;87(2):110–30.

16. Koschel D, Wittstruck H, Renck T, Müller-Wening D, Höffken G. Presenting features of feather duvet lung. Int Arch Allergy Immunol. 2010;152(3):264–70.

17. Akashi T, Takemura T, Ando N, Eishi Y, Kitagawa M, Takizawa T, Koike M, Ohtani Y, Miyazaki Y, Inase N, Yoshizawa Y. Histopathologic analysis of sixteen autopsy cases of chronic hypersensitivity pneumonitis and comparison with idiopathic pulmonary fibrosis/ usual interstitial pneumonia. Am J Clin Pathol. 2009;131(3):405–15.

18. Takemura T, Akashi T, Kamiya H, Ikushima S, Ando T, Oritsu M, Sawahata M, Ogura T. Pathological differentiation of chronic hypersensitivity pneumonitis from idiopathic pulmonary fibrosis/usual interstitial pneumonia. Histopathology. 2012;61(6):1026–35.

19. Silva CI, Müller NL, Lynch DA, Curran-Everett D, Brown KK, Lee KS, Chung MP, Churg A. Chronic hypersensitivity pneumonitis: differentiation from idiopathic pulmonary fibrosis and nonspecific interstitial pneumonia by using thin-section CT. Radiology. 2008;246(1):288–97.

20. Ohnishi H, Miyamoto S, Kawase S, Kubota T, Yokoyama A. Seasonal variation of serum KL-

6 concentrations is greater in patients with hypersensitivity pneumonitis. BMC Pulm Med. 2014;7(14):129.

21. Koschel D, Lützkendorf L, Wiedemann B, Höffken G. Antigen-specific IgG antibodies in feather duvet lung. Eur J Clin Invest. 2010;40(9):797–802.

22. Inase N, Ohtani Y, Sumi Y, Umino T, Usui Y, Miyake S, Yoshizawa Y. A clinical study of hypersensitivity pneumonitis presumably caused by feather duvets. Ann Allergy Asthma Immunol. 2006;96(1):98–104.

23. Cordeiro CR, Alfaro TM, Freitas S. Clinical case: differential diagnosis of idiopathic pulmonary fibrosis. BMC Res Notes. 2013;6(Suppl 1):S1.

24. Mosca M, Tavoni A, Neri R, Bencivelli W, Bombardieri S. Undifferentiated connective tissue diseases: the clinical and serological profiles of 91 patients followed for at least 1 year. Lupus. 1998;7(2):95–100.

25. Kinder BW, Collard HR, Koth L, Daikh DI, Wolters PJ, Elicker B, Jones KD, King Jr TE. Idiopathic nonspecific interstitial pneumonia: lung manifestation of undifferentiated connective tissue disease? Am J Respir Crit Care Med. 2007;176(7):691–7.

26. Corte TJ, Copley SJ, Desai SR, Zappala CJ, Hansell DM, Nicholson AG, Colby TV, Renzoni E, Maher TM, Wells AU. Significance of connective tissue disease features in idiopathic interstitial pneumonia. Eur Respir J. 2012;39(3):661–8.

27. Fischer A, West SG, Swigris JJ, Brown KK, du Bois RM. Connective tissue disease-associated interstitial lung disease: a call for clarification. Chest. 2010;138(2):251–6.

28. Alhamad EH, Al-Kassimi FA, Alboukai AA, Raddaoui E, Al-Hajjaj MS, Hajjar W, Shaik SA. Comparison of three groups of patients with usual interstitial pneumonia. Respir Med. 2012;106(11):1575–85.

29. Vij R, Noth I, Strek ME. Autoimmune-featured interstitial lung disease: a distinct entity. Chest. 2011;140(5):1292–9.

30. Kono M, Nakamura Y, Enomoto N, Hashimoto D, Fujisawa T, Inui N, Maekawa M, Suda T, Colby TV, Chida K. Usual interstitial pneumonia preceding collagen vascular disease: a retrospective case control study of patients initially diagnosed with idiopathic pulmonary fibrosis. PLoS One. 2014;9(4), e94775.

31. Lee HK, Kim DS, Yoo B, Seo JB, Rho JY, Colby TV, Kitaichi M. Histopathologic pattern and clinical features of rheumatoid arthritis-associated interstitial lung disease. Chest. 2005; 127(6):2019–27.

32. Hagiwara K, Sato T, Takagi-Kobayashi S, Hasegawa S, Shigihara N, Akiyama O. Acute exacerbation of preexisting interstitial lung disease after administration of etanercept for rheumatoid arthritis. J Rheumatol. 2007;34(5):1151–4.

33. Thavarajah K, Wu P, Rhew EJ, Yeldandi AK, Kamp DW. Pulmonary complications of tumor necrosis factor-targeted therapy. Respir Med. 2009;103(5):661–9.

34. Chatterjee S. Severe interstitial pneumonitis associated with infliximab therapy. Scand J Rheumatol. 2004;33(4):276–7.

35. Kramer N, Chuzhin Y, Kaufman LD, Ritter JM, Rosenstein ED. Methotrexate pneumonitis after initiation of infliximab therapy for rheumatoid arthritis. Arthritis Rheum. 2002; 47(6):670–1.

36. Ando M, Okamoto I, Yamamoto N, Takeda K, Tamura K, Seto T, Ariyoshi Y, Fukuoka M. Predictive factors for interstitial lung disease, antitumor response, and survival in non-small-cell lung cancer patients treated with gefitinib. J Clin Oncol. 2006;24(16):2549–56.

37. Cohen MH, Williams GA, Sridhara R, Chen G, Pazdur R. FDA drug approval summary: gefitinib (ZD1839) (Iressa) tablets. Oncologist. 2003;8(4):303–6.

38. Ernawati DK, Stafford L, Hughes JD. Amiodarone-induced pulmonary toxicity. Br J Clin Pharmacol. 2008;66(1):82–7.

39. Kang IS, Kim KJ, Kim Y, Park SH. The diagnostic utility of chest computed tomography scoring for the assessment of amiodarone-induced pulmonary toxicity. Korean J Intern Med.

2014;29(6):746–53.

40. Nakajima M, Kawahara Y, Yoshida K, Miyashita N, Niki Y, Matsushima T. Serum KL-6 as a possible marker for amiodarone-induced pulmonary toxicity. Intern Med. 2000;39(12): 1097–100.

41. Umetani K, Abe M, Kawabata K, Iida T, Kohno I, Sawanobori T, Kugiyama K. SP-D as a marker of amiodarone-induced pulmonary toxicity. Intern Med. 2002;41(9):709–12.

42. Naik PK, Moore BB. Viral infection and aging as cofactors for the development of pulmonary fibrosis. Expert Rev Respir Med. 2010;4(6):759–71.

43. Ueda T, Ohta K, Suzuki N, Yamaguchi M, Hirai K, Horiuchi T, Watanabe J, Miyamoto T, Ito K. Idiopathic pulmonary fibrosis and high prevalence of serum antibodies to hepatitis C virus. Am Rev Respir Dis. 1992;146(1):266–8.

44. Kuwano K, Nomoto Y, Kunitake R, Hagimoto N, Matsuba T, Nakanishi Y, Hara N. Detection of adenovirus E1A DNA in pulmonary fibrosis using nested polymerase chain reaction. Eur Respir J. 1997;10(7):1445–9.

45. Dworniczak S, Ziora D, Kapral M, Mazurek U, Niepsuj G, Rauer R, Wilczok T, Kozielski J. Human cytomegalovirus DNA level in patients with idiopathic pulmonary fibrosis. J Physiol Pharmacol. 2004;55 Suppl 3:67–75.

46. Tang YW, Johnson JE, Browning PJ, Cruz-Gervis RA, Davis A, Graham BS, Brigham KL, Oates Jr JA, Loyd JE, Stecenko AA. Herpesvirus DNA is consistently detected in lungs of patients with idiopathic pulmonary fibrosis. J Clin Microbiol. 2003;41(6):2633–40.

47. Thannickal VJ, Horowitz JC. Evolving concepts of apoptosis in idiopathic pulmonary fibrosis. Proc Am Thorac Soc. 2006;3(4):350–6.

48. Lawson WE, Crossno PF, Polosukhin VV, et al. Endoplasmic reticulum stress in alveolar epithelial cells is prominent in IPF: association with altered surfactant protein processing and herpesvirus infection. Am J Physiol Lung Cell Mol Physiol. 2008;294(6):L1119–26.

49. Tablan OC, Reyes MP. Chronic interstitial pulmonary fibrosis following Mycoplasma pneumoniae pneumonia. Am J Med. 1985;79(2):268–70.

50. Konishi K, Gibson KF, Lindell KO, et al. Gene expression profiles of acute exacerbations of idiopathic pulmonary fibrosis. Am J Respir Crit Care Med. 2009;180(2):167–75.

51. Zamo A, Poletti V, Reghellin D, et al. HHV-8 and EBV are not commonly found in idiopathic pulmonary fibrosis. Sarcoidosis Vasc Diffuse Lung Dis. 2005;22(2):123–8.

第三部分
管理与预后

第 9 章
IPF 的抗纤维化药物治疗

抗纤维化药物能否拯救 IPF 患者?

著　Tomohiro Handa，Arata Azuma
译　韩媛媛　秦　岭

　　摘要：吡非尼酮是一种多功能的抗纤维化药物，在四个 Ⅲ 期临床试验中有三个证实其对轻至中度特发性肺纤维化（IPF）患者的病情进展有抑制作用。此外，已有数据显示其能有效地提高 IPF 患者的生存率。另一种药物尼达尼布治疗 IPF 的疗效已被临床试验证实。这两种药物近年都已获得 FDA 批准。然而，这两种药物在重症 IPF 中的疗效和最佳治疗疗程尚不清楚。参考临床疗效、副作用、疾病严重程度本身和成本效益，这两种药物均未在国际指南中被强烈推荐。此外，吸入 N- 乙酰半胱氨酸（NAC）是一种具有成本效益的治疗方法，建议纳入优质的随机对照试验以评估其治疗 IPF 的有效性。由于有相当大比例的 IPF 患者死于急性加重或肺癌，因此对 IPF 的药物治疗不仅应着眼于减缓疾病进展，还应着眼于降低急性加重和肺癌的风险。所以，进一步研究联合治疗的疗效是很有必要的。

　　关键词：急性加重；肺癌；NAC；尼达尼布；吡非尼酮

9.1　简介

　　近年来的研究表明，特发性肺纤维化（IPF）的发病机制是由于反复刺激导致肺泡上皮细胞破坏和死亡，继之以异常的损伤修复和过度的纤维化。此外，遗传易感性加上环境因素使 IPF 更容易进展。自 2005 年以来进行了大量的大规模临床研究[1]，证实参与 IPF

T. Handa
Department of Respiratory Medicine, Graduate School of Medicine, Kyoto University Hospital,
54 kawaharacho Shogoin, Sakyo-ku, Kyoto 606-8507, Japan

A. Azuma (✉)
Department of Pulmonary Medicine and Oncology, Graduate School of Medicine,
Nippon Medical School, 1-1-5 Sendagi, Bunkyo, Tokyo 113-8603, Japan
e-mail: a-azuma@nms.ac.jp

© Springer Japan 2016
H. Nakamura, K. Aoshiba (eds.), *Idiopathic Pulmonary Fibrosis*,
DOI 10.1007/978-4-431-55582-7_9

发病机制的分子是药物治疗的潜在靶点。然而，大多数研究都未能证明被检测药物的有效性。迄今为止，只有吡非尼酮和尼达尼布（以前名为 BIBF1120）能够有效地减缓 IPF 进程。吡非尼酮是日本首个获批用于治疗 IPF 的药物，目前已在欧盟、韩国和加拿大等 30 多个国家获得批准[2]。基于包括 ASCEND 试验在内的大量的Ⅲ期临床试验的有效性结果[3]，吡非尼酮最近也获得了美国食品和药物管理局（FDA）的批准。尼达尼布在Ⅲ期临床试验[4]研究中取得了令人鼓舞的结果，并也获得 FDA 的批准。大量药物的出现将拓宽我们对 IPF 的药物治疗的选择。在本章中，我们将重点介绍有望在 IPF 的药物治疗中发挥核心作用的吡非尼酮和尼达尼布，回顾它们的作用机制以及临床试验结果，包括其疗效和副作用。本文还将讨论主要在日本使用的 N- 乙酰半胱氨酸（NAC）吸入治疗的潜在疗效。

9.2   IPF 的发病机制及潜在治疗靶点

IPF 的确切发病机制尚不清楚，但认为是存在个体差异的异质性过程。肺泡上皮细胞损伤和死亡是 IPF 进展的关键步骤，IPF 是由吸烟、病毒感染和胃酸反流等多种刺激引起的。机体对上皮细胞损伤的反应过程包括血管通透性增加、炎症细胞血管外渗漏和免疫激活。此外，Th1/Th2 的免疫平衡转为以 Th2 主导的免疫失衡环境状态，有可能会促进纤维化的进程。在 IPF 中，这些反应阻碍了损伤的完全愈合和再上皮化，导致肺纤维化和功能损害（图 9.1）[1]。参与这些疾病过程的分子是 IPF 治疗的理想潜在靶点。已经证明遗传易感性也可能参与 IPF 的发展。端粒长度与细胞生命周期有关，端粒缩短可能与 IPF 中上皮细胞损伤有关[5]。以往报告显示，控制端粒长度的基因如 TERT 和 TREC 突变与 IPF 发展的风险增加有关[6]。最近一项全基因组关联研究（GWAS）表明，MUC5B 基因的一种常见变异与 IPF 的易感性有关[7]，并在其他几个 IPF 研究中得到了同样的结果。此外，MUC5B 启动子基因的易感等位基因与其预后呈正相关，提示携带 MUC5B 易感等位基因

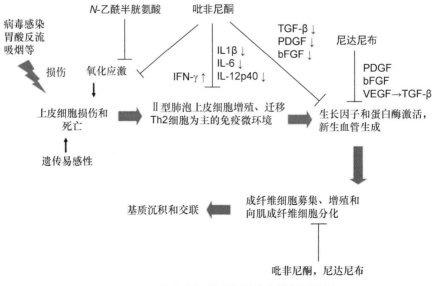

图 9.1   IPF 的发病机制及抗纤维化药作用机制

的 IPF 患者可能具有不同于其他 IPF 患者的发病机制[8]。虽然 *MUC5B* 的确切作用尚不清楚，但这种分子可能参与了 IPF 中的宿主防御机制。另一项近期研究也显示肺微生物组与 IPF 进展之间存在相关性[9]，提示宿主防御机制可能在 IPF 发病机制中发挥关键作用。对这一机制的进一步研究可能会促进治疗 IPF 新药的开发。

9.3　吡非尼酮

9.3.1　作用机制

动物研究表明吡非尼酮可抑制肺泡内炎症细胞的聚集、IL-1β、IL-6、TNFα 等炎性因子的产生以及生长因子［包括转化生长因子 β（TGF-β）、血小板源生长因子（PDGF）和碱性成纤维细胞生长因子（bFGF）］的激活。吡非尼酮也能抑制 γ- 干扰素（γ-IFN）减少，使免疫状态转为 Th2 主导[10]（图 9.1）。此外，吡非尼酮具有抗氧化性[11]，并抑制纤维细胞迁移[12]，最终产生抗纤维化活性。

9.3.2　随机对照试验的结果

根据 Raghu 等的公开研究[13]，一项在日本进行的双盲、Ⅱ期、安慰剂对照试验共招募了 107 名 IPF 患者，以评估吡非尼酮（最高 1800 mg/d）[14] 的疗效。这项研究招募的都是 IPF 诊断明确的患者，年龄为 20～75 岁，并且 $PaO_2 \geqslant 70$ mmHg，在跑步机上测试的 6 分钟步行试验中最低 $SpO_2 < 90\%$。在 6 分钟步行试验（6MET）中，主要观察终点是最低 SpO_2 水平的变化。根据前 6 个月吡非尼酮组急性加重频率降低的趋势，此研究在第 9 个月终止。第 9 个月主要观察结果无统计学差异。然而，本研究观测到在某一亚组中 80 名患者 6MET 试验中最低 SpO_2 水平有了显著提高，治疗组最低 $SpO_2 > 80\%$（6 个月 $P = 0.0069$，9 个月 $P = 0.0305$）。吡非尼酮组和安慰剂组的肺活量的下降有明显差异（0.03 L *vs.* 0.13 L，$P = 0.0366$）。此外，在这 9 个月的研究期间，吡非尼酮组和安慰剂组急性加重的频率也不同［0（0%）*vs.* 5/35（14%），$P = 0.0031$］。在吡非尼酮组中，有 43.8% 的患者存在光敏反应，约 30% 有胃肠道症状，但患者停药的原因与这些副作用无关。

在随后的一项日本的 Ⅲ 期研究中，267 名 IPF 患者接受吡非尼酮治疗 52 周[15]，患者年龄在 20～75 岁，静息 SpO_2 水平与 6 MET 最低 SpO_2 的血氧饱和度相差 5% 以上，最低 SpO_2 大于或等于 85%。患者按 2∶1∶2 比例分为高剂量组（1800 mg/d）、低剂量组（1200 mg/d）和安慰剂组。主要观测终点为第 52 周肺活量（VC）变化，高剂量组（−0.09 L）和低剂量组（−0.08 L）与安慰剂组（−0.16 L）比较差异有统计学意义（$P < 0.05$）。次要终点包括无进展生存期（PFS）和 6MET 期间的最小 SpO_2 水平。与安慰剂组对比，PFS 在高剂量组有明显延长（$P = 0.0280$），而低剂量组显示轻微延长（$P = 0.0655$）。吡非尼酮组与安慰剂组在 6MET 期间的最小动脉血氧饱和度（SpO_2）及急性加重频率无显著差异。高剂量组患者有 51% 出现光敏反应，低剂量组患者有 53% 出现光敏

反应，大多数病例的光敏反应程度较轻，仅有 3% 的患者因光过敏而停止研究。

CAPACITY 试验是一项多中心、随机对照试验，包括两项同时进行的研究（研究 004 和 006），招募来自澳大利亚、欧洲和北美的 IPF 患者；在第 72 周时，通过观察 FVC 下降水平来评价吡非尼酮（2403 mg/d 或 1197 mg/d）[16] 的疗效。在 004 研究中，接受 2403 mg/d 吡非尼酮的患者，从 24 周到 72 周 FVC 下降显著减慢，1197 mg/d 的吡非尼酮组 FVC 下降程度处于 2403 mg/d 吡非尼酮组和安慰剂组之间。然而，在 006 研究中，吡非尼酮组和安慰剂组在 72 周时的 FVC 下降没有显著差异，这促使美国监管当局要求进行补充试验，以获得 FDA 的批准。

ASCEND 试验在 9 个国家的 127 个地点进行，555 名患者被分配到口服吡非尼酮（2403 mg/d）或安慰剂组。纳入研究的患者必须满足以下所有标准：50% < FVC% < 90%；30% < DLCO% < 90%；FEV1/FVC > 0.8；6MWD > 150 m [3]。制订这些标准的目的是招募比 CAPACITY 006 试验病情进展更严重的患者，在 006 试验中，阴性结果可归因于安慰剂组病情进展减慢。这些标准也旨在排除气流受限的患者，如并发肺气肿患者。将两组的主要观察终点相比较，FVC% 从基线到第 52 周的变化有显著性差异（P < 0.001）。安慰剂组 FVC 变化为 -428 ml，吡非尼酮组 FVC 变化为 -235 ml。此外，对于次要终点，吡非尼酮治疗改善了 6MWD 和 PFS。进一步汇集分析三个 III 期临床研究数据（CAPACITY 中的 692 名患者和 ASCEND 试验中的 555 名患者），与安慰剂组相比，吡非尼酮组 1 年死亡率下降了 48%（P = 0.01），与 IPF 相关的死亡率下降了 68%（P = 0.006）。皮肤相关事件（吡非尼酮组 28.1%，安慰剂组 8.7%）和胃肠道事件在吡非尼酮组中更为常见，但两组患者均未出现 4 级以上副作用。

RECAP 是一项开放性的扩展研究，招募了之前在两项 CAPACITY 研究中被随机分入安慰剂组的患者。合适的患者口服吡非尼酮 2403 mg/d，评价肺功能及生存率。本研究纳入 178 例患者，与在 CAPACITY 试验 [17] 中使用吡非尼酮治疗的患者相比，他们的肺功能和生存率相似。本研究进一步证实了吡非尼酮治疗 IPF 的临床疗效。

9.3.3　吡非尼酮治疗后获益患者的特点

对上述的 III 期试验研究的汇总分析显示，吡非尼酮减缓了 VC 或 FVC 的下降，提高了 IPF 患者的生存率。然而，吡非尼酮治疗后获益的患者有哪些显著特征尚不清楚。日本 II 期试验 [14] 人群平均 VC% 为 80%，DLCO% 为 50% ~ 60%。在日本 III 期试验 [15] 中，研究人群 VC% 为 75% ~ 80%，DL_{CO}% 为 50% ~ 55%，说明这些研究是在 IPF 处于轻度至中度水平的患者中进行的。ASCEND 试验患者病情较重，FVC% 为 65% ~ 70%，DL_{CO}% 为 40% ~ 45%，其中 22% 的患者 DL_{CO} < 35%。在日本 [18] III 期试验的亚组中，根据患者在 6MET 期间的 VC%、动脉氧分压（PaO_2）和最小动脉血氧饱和度（SpO_2）水平进行分层。研究表明，吡非尼酮对 VC 的影响在 6MET 中 VC ≥ 70% 和 SpO_2 < 90% 的亚组患者中最为显著。然而，本研究中被划分为重度的患者数量较少，无法得出明确的结论。

Nagai 等的一项开放性研究 [19] 包括 8 例 IPF 患者和 2 例系统性硬化症相关 UIP 患者，他们的疾病较严重，平均 VC% 为 54.6%，其中部分患者吡非尼酮治疗后病情稳定。在另一项研究中，Okuda 等评估了吡非尼酮在包括 76 位重度 IPF 患者中的疗效，发现该药物对 11 例 VC% < 60% 的患者有显著疗效，他们的 FVC 从治疗之前的 -280 ml 到治疗 6 个月后变为 -80 ml（$P = 0.074$）[20]，也表明在治疗之后 FVC 进行性下降减缓与吡非尼酮治疗的积极反应有关。这些报告表明，可能有一些重症患者对吡非尼酮治疗有效。与此相反，Arai 等的研究表明，轻度病例（日本严重度 Ⅰ 级或 Ⅱ 级）和外科肺活检（SLB）诊断为 IPF 患者对吡非尼酮有积极的短期反应[21]。一些欧洲指南根据 CAPACITY 数据推荐吡非尼酮用于轻度至中度病例。为了阐明该药物对于重度 IPF 的疗效，进一步的研究是必要的。由于 ASCEND 试验排除了气流受限的患者，吡非尼酮在并发肺气肿患者中的疗效也应该被进一步验证。

9.3.4　吡非尼酮的副作用及处理

如前所述，吡非尼酮的两个主要副作用是光敏反应和胃肠道症状。在吡非尼酮上市后，监测日本 1370 名使用吡非尼酮的患者，最常见的副作用是食欲不振（27.9%），其次是光敏反应（14.4%）和恶心（7.9%）（Inoue Y，Azuma A，Ogura T，et al. All-case post-marketing surveillance（PMS）of pirfenidone in Japan：clinical characteristics，efficacy and safety profile in > 1300 patients with idiopathic pulmonary fibrosis（IPF）. 2013 ERS Annual Meeting，P3369，Barcelona.）。这些数据表明，通过教育患者避免紫外线照射和鼓励使用防晒霜，可以降低光敏反应的发生率。在日本，质子泵抑制剂（PPI）、西沙必利（cisapride）或六君子汤（一种中草药）被用来预防胃肠道症状，尽管它们的疗效常常不尽如人意。Arai 等的研究表明，PPI 对吡非尼酮治疗引起的胃肠道副作用的处理是有效的[21]，而其他研究也显示了六君子汤也有类似作用[22]。吡非尼酮不良反应的处理还需进一步研究，以确保其充分发挥作用。

9.3.5　吡非尼酮在其他临床应用中的潜在作用

除 IPF 外，吡非尼酮治疗间质性肺疾病的疗效数据有限。Miura 等将吡非尼酮用于未经治疗的系统性硬化症相关性间质性肺炎患者，所有患者 VC 均得到改善。Vos 等报道了一例吡非尼酮治疗肺移植后限制性同种异体移植物综合征（restrictive allograft syndrome，RAS），治疗期间肺功能及 HRCT 得到改善[24]。这一例患者肺组织学表现为弥漫性特发性肺胸膜纤维弹性组织增生症（PPFE）、肺泡纤维化和闭塞性细支气管炎。由于对气胸有潜在的不良影响，一些内科医生不愿在 PPFE 患者中使用吡非尼酮。然而，由于目前治疗本病的药物有限，吡非尼酮对 PPFE 的影响还需要进一步的研究。

日本回顾性资料显示吡非尼酮可能对特发性间质性肺炎（包括 IPF）患者的肺癌预防有效（Miura Y，Saito T，Tsunoda Y et al. Clinical effect on incidence of lung cancer of pirfenidone in idiopathic interstitial pneumonias. 2014 ERS Annual meeting，Munich），这需要在前瞻性研究中进一步确认。

吡非尼酮也用于预防术后急性加重。Iwata 等回顾性地分析了 IPF 伴肺癌患者围术期服用吡非尼酮对术后不良事件的影响，12 例患者服用吡非尼酮与 16 例未接受吡非尼酮治疗的患者相比较，结果显示在围术期使用吡非尼酮治疗患者未发生 IPF 相关的事件，而对照组 6 名患者发生急性加重（$P = 0.0167$）[25]。日本目前正在进行一项前瞻性临床研究，研究吡非尼酮对 IPF 伴肺癌患者术后的急性加重是否具有预防作用。

9.4　尼达尼布

9.4.1　作用机制

酪氨酸激酶受体在调节细胞增殖、迁移、代谢变化、分化和生存等方面发挥着重要作用。尼达尼布（原名 BIBF1120）是一种细胞内酪氨酸激酶抑制剂，可抑制多种酪氨酸激酶受体，包括血管内皮生长因子（VEGF）、成纤维细胞生长因子（FGF）和血小板源生长因子（PDGF）。尼达尼布用于多种恶性疾病，包括肺癌[26]。Chaudhary 等表明在间质性肺炎患者成纤维细胞中，BIBF 抑制 TGF-β2 诱导的 α-SMA 的表达，证明 VEGF、FGF、PDGF 参与肺纤维化的发病机制[27]。因此，该制剂有望成为 IPF 潜在的治疗药物。尼达尼布被认为是通过抑制肺泡内炎症细胞增多、成纤维细胞增殖和成纤维细胞向肌成纤维细胞转化而发挥其抗纤维化作用[28]。此外，PDGF 和 FGF 也参与了肺动脉高压（PAH）的发病机制[29]。因此，尼达尼布也可能使伴有肺动脉高压的 IPF 患者获益。

9.4.2　随机对照试验结果

对 432 例 IPF 患者进行 II 期研究，探讨尼达尼布治疗本病的疗效及最佳剂量[30]。主要观察终点是 FVC 的年下降率。患者被随机分为 5 组，其中 4 组接受不同剂量的尼达尼布（50 mg，每日 1 次；50 mg，每日 2 次；100 mg，每日 2 次；150 mg，每日 2 次）和安慰剂组。12 个月后，安慰剂组 FVC 下降了 0.19 L，而在 150 mg（每日 2 次）组 FVC 仅下降了 0.06 L（分层 $P = 0.01$；多重性校正 $P = 0.06$）。在这个剂量，尼达尼布降低了急性加重的频率（$P = 0.02$）和改善了 SGRQ（$P = 0.007$）。然而，与安慰剂组相比，尼达尼布组因胃肠道症状导致的肝酶升高和停止治疗的频率更高。接下来进行了 2 个重复的 III 期试验（INPULSIS-1 和 INPULSIS-2），评价 150 mg 尼达尼布每日 2 次的疗效和安全性[4]。在这些试验中，1066 名 IPF 患者以 3∶2 的比例被随机分配接受尼达尼布治疗或安慰剂。主要观察终点为 52 周时的 FVC 下降值，在 INPULSIS-1（−114.7 mL *vs.* −239.9 mL，$P < 0.001$）和 INPULSIS-2（−113.6 mL *vs.* −207.3 mL，$P < 0.001$）中，尼达尼布组均有改善。在 INPULSIS-2 中，尼达尼布也推迟了首次急性加重的时间（$P = 0.005$），但在 INPULSIS-1 中没有。这三个临床试验的汇总分析显示，尼达尼布对死亡率没有显著影响，但其对 IPF 首次急性加重的时间有显著的延迟作用。腹泻是最常见的不良反应，在这些研究中，尼达尼布组中腹泻发生率分别为 61.5% 和 63.2%。然而，只有不到 5% 的不良反应使得研究中止。

9.5　NAC

有报道称，IPF 的发病机制与氧化剂 / 抗氧化剂的平衡有关[31-32]。NAC 是主要抗氧化剂谷胱甘肽的前体，是治疗 IPF 的潜在药物。一项非随机对照试验显示，口服 NAC 治疗可提高肺泡谷胱甘肽水平，改善 IPF 和结缔组织疾病患者的肺功能[33]。基于此进行的双盲、安慰剂对照多中心研究（IFIGENIA）评价了在泼尼松龙和硫唑嘌呤（当时 IPF 的标准治疗药物）的基础治疗上口服 NAC 1800 mg/d 的疗效。NAC 组治疗 12 个月后 VC 和 DL_{CO} 较对照组明显改善。然而，这项研究并不包括纯安慰剂组。PANTHER 试验目的是评价单独使用 NAC 与三种药物联合方案（泼尼松龙、硫唑嘌呤、NAC）的疗效。纳入轻度至中度 IPF 患者，FVC% 为 > 50%，DL_{CO}% 为 > 30%，分为三药联合组、单纯 NAC 组和安慰剂组。由于三药联合方案组中死亡或疾病进展的频率增加，该研究被中止，并发布了临床警报[35]。在中止一段时间后，修改试验方案，招募单独服用 NAC 和安慰剂组，评估 60 周。主要观察终点（FVC 变化）无显著差异，但与安慰剂组相比，NAC 组 6MWD 和生活质量（QOL）有改善趋势。然而，与安慰剂组（1.5%）相比，NAC 组（6.8%）的心脏病发生率明显较高[36]。

在日本，无口服 NAC，但一些机构已经尝试了 NAC 吸入疗法。在日本进行了一项多中心、前瞻性、随机对照临床试验，包括 76 例轻度至中度 IPF 病例，这些患者运动后未发生血氧饱和度下降[37]。患者被分为两组，一组每天吸入 352.4 mg NAC，另一组为对照组。48 周后主要观察终点（FVC 变化）无显著性差异。然而，在一部分初始 FVC% < 95% 预计值（$n = 49$，$P = 0.02$）或 DL_{CO}% < 55% 预计值（$n = 21$，$P = 0.009$）的患者中，NAC 治疗后 FVC 更稳定。不良反应包括轻度到中度细菌性肺炎、咳嗽、咽喉痛和高胆固醇血症。据报道，NAC 吸入疗法在成本效益方面具有优势，但要确定吸入 NAC 在 IPF 患者中的疗效，还需要对更多患者进行进一步的观察。

9.6　其他药物

根据 IPF 的发病机制（图 9.1），目前正在评价几种靶向 Th1/Th2 平衡、细胞因子或趋化因子的新药。包括以下药物：波生坦、马西替坦、安贝生坦、干扰素、西地那非、TNF-α 抑制剂、甲磺酸伊马替尼、抗 CCL2 抗体、抗 IL-13 单克隆抗体等，不同的临床试验已对它们进行了疗效评估。然而，这些药物的试验均未显示出对 IPF 有显著疗效。正在进行中的临床试验包括 IL-13 单克隆抗体、整合素 avβ6 单克隆抗体、CTGF 抑制剂、溶血磷脂酸受体拮抗剂、LOXL2 单克隆抗体[1]。希望这些研究能有助于发现新的药物，拓宽我们治疗 IPF 的药物选择。

9.7　指南推荐

在 2011 年 ATS/ERS/JRS/ALAT 的 IPF 指南中[38]，综合考虑临床证据、疗效、成本和潜在的有害影响，不强烈推荐任何药物治疗。"强烈反对"许多已在临床实践中使用的药物，包括皮质类固醇激素单独或与免疫调节药物联合使用。对吡非尼酮、三药联合（泼尼松龙、硫唑嘌呤、NAC）、抗凝治疗均给予"弱不推荐"，这意味着这些药物可能不适用于大多数患者。然而，值得注意的是，大多数委员会成员投了吡非尼酮的票，因为他们参与了 CAPACITY 试验，而且委员会认为许多患者希望得到治疗[2, 38]。2011 年欧盟批准吡非尼酮后，欧洲国家对 IPF 指南进行了更新，许多国家建议给予轻度至中度 IPF 患者服用吡非尼酮[2]。例如，在英国，吡非尼酮推荐用于 FVC% 介于 50%～80% 的 IPF 患者；在法国，吡非尼酮推荐用于 FVC% 在 50%～80% 之间的 IPF 患者，DL_{CO}% < 35% 的 IPF 患者。目前三药联合[35]和抗凝治疗[39]已被证明无效甚至有害，吡非尼酮是本指南中唯一推荐的药物。在 ASCEND 试验结果公布后，吡非尼酮已获得 FDA 批准，ATS/ERS/JRS/ALAT 循证指南正在更新中，以便吡非尼酮和尼达尼布得到有条件的推荐。然而，在严重 IPF 病例或肺气肿患者中是否使用吡非尼酮仍不清楚。

9.8 联合治疗

由于出现了许多作用机制不同的药物，因此 IPF 的药物联合治疗是有望的。我们特别感兴趣的是，吡非尼酮和尼达尼布联合治疗是否比单独使用这两种药物更有效。虽然口服 NAC 联合免疫抑制剂的疗效尚不明显，但在抗纤维化药物中是否加入 NAC 还有待进一步研究。Sakamoto 等回顾性分析了吡非尼酮治疗 18 例进展期 IPF 患者，发现联合吸入 NAC 患者比单独使用吡非尼酮疗效更好，生存期更长[40]。在西班牙的 IPF 指南中，吡非尼酮被推荐为 FVC% > 50% 的 IPF 患者的一线治疗。在病情持续进展的患者中，可能可以制订吡非尼酮药物联合治疗方案[41]。目前 IPF 联合药物治疗的数据有限，需要进一步的研究。

9.9 结论

根据吡非尼酮在日本等其他获批国家的临床经验，从疗效和安全性两方面考虑，吡非尼酮是目前治疗轻、中度 IPF 最可靠的药物。然而，它对 IPF 的疗效远未达到"治愈"，而且目前尚不清楚的是在疾病的哪个阶段以及哪种类型的患者适宜使用它。在轻度 IPF 患者中，首先给予观察可能更适合。尼达尼布是另一种治疗 IPF 有效的药物，但还需要进一步了解其远期疗效和安全性。

虽然口服 NAC 在临床试验中并没有显示出显著的效果，但是对于轻度 IPF 患者的 NAC 吸入治疗效果还需要进一步研究。在日本，急性加重和肺癌分别占 IPF 死亡原因的 40% 和 11%，是影响预后的重要因素[42]。不幸的是，在评价吡非尼酮和尼达尼布的临床试验中，对急性加重的影响并没有得到一致的观察结果。由于急性加重的诊断并没有统一，我们首先需要规范 IPF 急性加重的诊断标准。由于随机对照试验中未给予明确答案，我们还需要进一步分析抗纤维化药物对急性加重和（或）整体生存的益处，以便对这些药物进行适当推荐。此外，肺动脉高压（PH）是 IPF 的另一个预后因素，抗纤维化药物对

PH 的影响也有待研究。需要进一步研究联合治疗的疗效，根据疾病严重程度、遗传背景和合并症制订个性化的治疗方案，以建立针对 IPF 的综合治疗策略。

参考文献

1. Ahluwalia N, Shea BS, Tager AM. New therapeutic targets in idiopathic pulmonary fibrosis: aiming to rein in runaway wound healing responses. Am J Respir Crit Care Med. 2014;190: 867–78.
2. Xaubet A, Behr J, Bendstrup E, et al. Review of IPF diagnosis and management recommendations in Europe. Sarcoidosis Vasc Diffuse Lung Dis. 2013;30:249–61.
3. King Jr TE, Bradford WZ, Castro-Bernardini S, et al. A phase 3 trial of pirfenidone in patients with idiopathic pulmonary fibrosis. N Engl J Med. 2014;370:2083–92.
4. Richeldi L, du Bois RM, Raghu G, et al. Efficacy and safety of nintedanib in idiopathic pulmonary fibrosis. N Engl J Med. 2014;370:2071–82.
5. Cronkhite JT, Xing C, Raghu G, et al. Telomere shortening in familial and sporadic pulmonary fibrosis. Am J Respir Crit Care Med. 2008;178:729–37.
6. Mushiroda T, Wattanapokayakit S, Takahashi A, et al. A genome-wide association study identifies an association of a common variant in TERT with susceptibility to idiopathic pulmonary fibrosis. J Med Genet. 2008;45:654–6.
7. Fingerlin TE, Murphy E, Zhang W, et al. Genome-wide association study identifies multiple susceptibility loci for pulmonary fibrosis. Nat Genet. 2013;45:613–20.
8. Peljto AL, Zhang Y, Fingerlin TE, et al. Association between the MUC5B promoter polymorphism and survival in patients with idiopathic pulmonary fibrosis. JAMA. 2013;309: 2232–9.
9. Molyneaux PL, Cox MJ, Willis-Owen SA, et al. The role of bacteria in the pathogenesis and progression of idiopathic pulmonary fibrosis. Am J Respir Crit Care Med. 2014;190:906–13.
10. Oku H, Shimizu T, Kawabata T, et al. Antifibrotic action of pirfenidone and prednisolone: different effects on pulmonary cytokines and growth factors in bleomycin-induced murine pulmonary fibrosis. Eur J Pharmacol. 2008;590:400–8.
11. Misra HP, Rabideau C. Pirfenidone inhibits NADPH-dependent microsomal lipid peroxidation and scavenges hydroxyl radicals. Mol Cell Biochem. 2000;204:119–26.
12. Inomata M, Kamio K, Azuma A, et al. Pirfenidone inhibits fibrocyte accumulation in the lungs in bleomycin-induced murine pulmonary fibrosis. Respir Res. 2014;15:16.
13. Raghu G, Johnson WC, Lockhart D, et al. Treatment of idiopathic pulmonary fibrosis with a new antifibrotic agent, pirfenidone: results of a prospective, open-label Phase II study. Am J Respir Crit Care Med. 1999;159:1061–9.
14. Azuma A, Nukiwa T, Tsuboi E, et al. Double-blind, placebo-controlled trial of pirfenidone in patients with idiopathic pulmonary fibrosis. Am J Respir Crit Care Med. 2005;171:1040–7.
15. Taniguchi H, Ebina M, Kondoh Y, et al. Pirfenidone in idiopathic pulmonary fibrosis. Eur Respir J. 2010;35:821–9.
16. Noble PW, Albera C, Bradford WZ, et al. Pirfenidone in patients with idiopathic pulmonary fibrosis (CAPACITY): two randomised trials. Lancet. 2011;377:1760–9.
17. Costabel U, Albera C, Bradford WZ, et al. Analysis of lung function and survival in RECAP: an open-label extension study of pirfenidonein patients with idiopathic pulmonary fibrosis. Sarcoidosis Vasc Diffuse Lung Dis. 2014;31:198–205.
18. Azuma A, Taguchi Y, Ogura T, et al. Exploratory analysis of a phase III trial of pirfenidone identifies a subpopulation of patients with idiopathic pulmonary fibrosis as benefiting from treatment. Respir Res. 2011;12:143.

19. Nagai S, Hamada K, Shigematsu M, et al. Open-label compassionate use one year-treatment with pirfenidone to patients with chronic pulmonary fibrosis. Intern Med. 2002;41:1118–23.

20. Okuda R, Hagiwara E, Baba T, et al. Safety and efficacy of pirfenidone in idiopathic pulmonary fibrosis in clinical practice. Respir Med. 2013;107:1431–7.

21. Arai T, Inoue Y, Sasaki Y, et al. Predictors of the clinical effects of pirfenidone on idiopathic pulmonary fibrosis. Respir Investig. 2014;52:136–43.

22. Shimizu Y, Shimoyama Y, Kawada A, et al. Gastrointestinal symptoms in idiopathic pulmonary fibrosis patients treated with pirfenidone and herbal medicine. J Biol Regul Homeost Agents. 2014;28:433–42.

23. Miura Y, Saito T, Fujita K, et al. Clinical experience with pirfenidone in five patients with scleroderma-related interstitial lung disease. Sarcoidosis Vasc Diffuse Lung Dis. 2014;31: 235–8.

24. Vos R, Verleden SE, Ruttens D, et al. Pirfenidone: a potential new therapy for restrictive allograft syndrome? Am J Transplant. 2013;13:3035–40.

25. Iwata T, Yoshida S, Nagato K, et al. Experience with perioperative pirfenidone for lung cancer surgery in patients with idiopathic pulmonary fibrosis. Surg Today. 2014. DOI:10.1007/s00595-014-1071-5

26. Reck M, Kaiser R, Mellemgaard A, et al. Docetaxel plus nintedanib versus docetaxel plus placebo in patients with previously treated non-small-cell lung cancer (LUME-Lung 1): a phase 3, double-blind, randomised controlled trial. Lancet Oncol. 2014;15:143–55.

27. Chaudhary NI, Roth GJ, Hilberg F, et al. Inhibition of PDGF, VEGF and FGF signalling attenuates fibrosis. Eur Respir J. 2007;29:976–85.

28. Wollin L, Maillet I, Quesniaux V, et al. Antifibrotic and anti-inflammatory activity of the tyrosine kinase inhibitor nintedanib in experimental models of lung fibrosis. J Pharmacol Exp Ther. 2014;349:209–20.

29. Montani D, Chaumais MC, Guignabert C, et al. Targeted therapies in pulmonary arterial hypertension. Pharmacol Ther. 2014;141:172–91.

30. Richeldi L, Costabel U, Selman M, et al. Efficacy of a tyrosine kinase inhibitor in idiopathic pulmonary fibrosis. N Engl J Med. 2011;365:1079–87.

31. Cantin AM, North SL, Fells GA, et al. Oxidant-mediated epithelial cell injury in idiopathic pulmonary fibrosis. J Clin Invest. 1987;79:1665–73.

32. Liu RM, Liu Y, Forman HJ, et al. Glutathione regulates transforming growth factor-beta-stimulated collagen production in fibroblasts. Am J Physiol Lung Cell Mol Physiol. 2004;286: L121–8.

33. Behr J, Maier K, Degenkolb B, et al. Antioxidative and clinical effects of high-dose N-acetylcysteine in fibrosing alveolitis. Adjunctive therapy to maintenance immunosuppression. Am J Respir Crit Care Med. 1997;156:1897–901.

34. Demedts M, Behr J, Buhl R, et al. High-dose acetylcysteine in idiopathic pulmonary fibrosis. N Engl J Med. 2005;353:2229–42.

35. Raghu G, Anstrom KJ, King Jr TE, et al. Prednisone, azathioprine, and N-acetylcysteine for pulmonary fibrosis. N Engl J Med. 2012;366:1968–77.

36. Martinez FJ, de Andrade JA, Anstrom KJ, et al. Randomized trial of acetylcysteine in idiopathic pulmonary fibrosis. N Engl J Med. 2014;370:2093–101.

37. Homma S, Azuma A, Taniguchi H, et al. Efficacy of inhaled N-acetylcysteine monotherapy in patients with early stage idiopathic pulmonary fibrosis. Respirology. 2012;17:467–77.

38. Raghu G, Collard HR, Egan JJ, et al. An official ATS/ERS/JRS/ALAT statement: idiopathic pulmonary fibrosis: evidence-based guidelines for diagnosis and management. Am J Respir Crit Care Med. 2011;183:788–824.

39. Noth I, Anstrom KJ, Calvert SB, et al. A placebo-controlled randomized trial of warfarin in idiopathic pulmonary fibrosis. Am J Respir Crit Care Med. 2012;186:88–95.

40. Sakamoto S, Itoh T, Muramatsu Y, et al. Efficacy of pirfenidone in patients with advanced-

stage idiopathic pulmonary fibrosis. Intern Med. 2013;52:2495–501.

41. Xaubet A, Ancochea J, Bollo E, et al. Sociedad Española de Neumología y Cirugía Torácica (SEPAR) research group on diffuse pulmonary diseases. Arch Bronconeumol. 2013;49: 343–53. [Article in English, Spanish]

42. Natsuizaka M, Chiba H, Kuronuma K, et al. Epidemiologic survey of Japanese patients with idiopathic pulmonary fibrosis and investigation of ethnic differences. Am J Respir Crit Care Med. 2014;190:773–9.

第 10 章
IPF 的药物治疗（糖皮质激素、免疫抑制剂等）

有效？无效？抑或有害？

著　Masashi Bando

译　韩媛媛　秦　岭

摘要：没有证据表明糖皮质激素和具有抗炎作用的免疫抑制剂对特发性肺纤维化（IPF）有治疗作用，而且这种治疗可能引起与剂量减少有关的急性加重以及并发感染等副作用。因此，在 ATS/ERS/JRS/ALAT 官方声明（以循证医学为指导的 IPF 诊断和治疗指南）中，不推荐在确诊 IPF 患者中使用糖皮质激素和免疫抑制剂进行治疗。

然而，小剂量糖皮质激素和免疫抑制剂或抗纤维化药物联合治疗是否有效尚不清楚。不能完全否认，这种联合治疗可能成为目前有条件推荐的治疗方法之一。

关键词：特发性肺纤维化；糖皮质激素；免疫抑制剂

10.1　简介

既往认为"肺泡间隔区的慢性炎症引起的肺损伤在纤维化形成过程中十分重要"，因此，长期以来特发性肺纤维化（IPF）的治疗策略主要是给予具有抗炎作用的糖皮质激素和免疫抑制剂[1-3]。

然而，在 2000 年以前进行的低级别证据研究[4-5]中，并非所有 IPF 患者都接受了糖皮质激素和免疫抑制剂的联合治疗。此外，以往的研究可能纳入了非特异性间质性肺炎（NSIP）或继发性间质性肺炎，而对此类患者给予糖皮质激素治疗是有效的。在 2000 年的 ATS/ERS 国际共识中[6]，提出联合使用小剂量糖皮质激素和免疫抑制剂治疗 IPF。此外，由于糖皮质激素与免疫抑制剂联合治疗比单药治疗更有效[7-8]，2004 年日本发表的特

M. Bando (✉)

Division of Pulmonary Medicine, Department of Medicine, Jichi Medical University, 3311-1 Yakushiji, Shimotsuke, Tochigi 329-0498, Japan

e-mail: bando034@jichi.ac.jp

© Springer Japan 2016

H. Nakamura, K. Aoshiba (eds.), *Idiopathic Pulmonary Fibrosis*, DOI 10.1007/978-4-431-55582-7_10

发性间质性肺炎（IIPs）的诊断和治疗指南推荐使用糖皮质激素和免疫抑制剂联合治疗。直到 2008 年修订的第 2 版指南[9]出版之前，免疫抑制剂和小剂量糖皮质激素 / 免疫抑制剂和糖皮质激素交替的联合治疗被作为 IPF 的一种特殊治疗方法。

近年来，认为 IPF 的发病机制为"反复的肺泡上皮细胞损伤和继发的异常损伤修复，诱导成纤维细胞的增殖和细胞外基质的沉积"，这被认为是糖皮质激素治疗 IPF 无效的主要原因。随着分子技术的发展并被用于 IPF 病理生理机制研究，抗纤维化治疗在 IPF 治疗中扮演了越来越重要的角色[10-12]。

本章根据最新证据，阐述了糖皮质激素和免疫抑制剂在特发性肺纤维化患者稳定期中的治疗作用。

10.2　IPF 最新指南中的糖皮质激素和免疫抑制剂治疗

2011 年 ATS/ERS/JRS/ALAT 的 IPF 诊断和治疗指南[13]根据以往的循证医学证据给出了 IPF 治疗建议。该指南不推荐 IPF 患者接受糖皮质激素、环孢素 A，或糖皮质激素与免疫抑制剂（硫唑嘌呤或环磷酰胺）联合治疗（强烈不推荐，证据质量很低）。糖皮质激素、硫唑嘌呤和口服 N- 乙酰半胱氨酸（NAC）三药联合治疗在大多数 IPF 患者中不推荐，但在少数患者中可能是合理的选择（推荐较弱，证据质量较低）（表 10.1）。根据一项糖皮质激素 / 硫唑嘌呤 / 口服 NAC 三药联合、NAC 单一疗法和安慰剂（PANTHER-IPF）临床试验的中期报告[14]：联合用药组死亡率和住院率以及急性加重增加，之前的指南被修订；在 2015 年指南中，强烈反对三种药物联合治疗。

总之，没有证据表明糖皮质激素和免疫抑制剂联合治疗 IPF 有效。考虑到这种疗法可能引起与剂量减少相关的急性加重以及在长期使用过程中出现复杂感染等并发症，在确诊 IPF 患者中不建议使用糖皮质激素和免疫抑制剂治疗。

表 10.1　基于循证医学的治疗

治疗	推荐	推荐强度	证据质量
药物治疗			
糖皮质激素单药	不推荐	强烈	⊕○○○
秋水仙素	不推荐	强烈	⊕○○○
环孢素 A	不推荐	强烈	⊕○○○
糖皮质激素＋免疫抑制剂	不推荐	强烈	⊕○○○
糖皮质激素＋硫唑嘌呤＋ N- 乙酰半胱氨酸	大部分不推荐	弱	⊕⊕○○○
	小部分是合理的选择		
2015 年指南	不推荐	强烈	

2011 年 IPF 诊断和治疗指南。ATS 口袋书出版（修订）

10.3　在临床实践中的 IPF 治疗

在日本，为了阐明 IPF 的诸多实际医疗实践问题，健康和劳动科学研究基金资助的题为"对弥漫性肺疾病的前瞻性调查研究"在互联网进行了注册，IPF 的前瞻性流行病学研究也同时进行[12]。从多个中心获得的信息，包括 IPF 在内的 IIPs 患者的治疗方案、临床特征和疾病过程都录入了互联网数据库。来自 19 个医疗机构的 321 名 IPF 患者的信息被录入该系统。从 IPF 患者的治疗药物及其方案来看（图 10.1），在 2008 年末吡非尼酮获批以前，大多数 IPF 患者并未接受药物治疗（78.7%），而在 2009—2013 年末期间，IPF 患者的未治疗率减少了 44.6%。在日本，以吡非尼酮为主的治疗被认为是 IPF 的主要治疗策略（总治疗率 32.9%，2009—2013 年），吡非尼酮单药治疗率为 17.4%。另一方面，对 IPF 患者的糖皮质激素单药治疗的使用率轻微增加，从 6.2% 增加到 7.5%；同样地，糖皮质激素和免疫抑制剂联合治疗的比例也稍增加，从 11.2% 增加到 13.1%。这些结果表明，在我们的医疗实践中，考虑到糖皮质激素和免疫抑制剂的副作用，联合治疗被有条件地用于 IPF 患者。

10.4　糖皮质激素和免疫抑制剂的疗效和副作用

10.4.1　糖皮质激素

糖皮质激素具有显著的抗炎作用，这是通过基因转录调控机制产生的药理效应。糖皮质激素在细胞质中与糖皮质激素受体（GCRs）形成复合物后，复合物进入细胞核，并与 DNA 中的糖皮质激素反应元件相结合。GCRs 进入细胞核，与负性糖皮质激素反应元件结合，各种炎症因子的 mRNA 转录被抑制。另一方面，当 GCRs 转移到细胞核并与正性糖皮质激素反应元件结合在 DNA 上时，抗炎蛋白的 mRNA 转录被上调，结合在 DNA 上的包括核因子 κB 和 AP-1 在内的转录因子被抑制，干扰了细胞因子的产生[16]。尽管存在个体差异，约 60 mg 泼尼松龙可使成人体内糖皮质激素受体达到饱和。然而，大剂量糖皮质激素治疗是通过非糖皮质激素受体介导的，即所谓的非基因组机制[17]，它与基因组机制完全不同，其起效时间在几秒钟到几分钟之间。虽然细节目前还不清楚，但有两种非基因组机制：直接作用于细胞膜流动性的非特异性效应和作用于特定受体的特异性效应。糖皮质激素冲击疗法可能具有更强的基因组和非基因组效应，并对炎症细胞、肺泡上皮细胞、T 淋巴细胞、血管内皮细胞等产生影响[18-19]。与此同时，在博来霉素所致的小鼠肺纤维化模型中，糖皮质激素不抑制碱性成纤维细胞生长因子和转化生长因子 β（TGF-β）的产生，因此该类药物没有抗纤维化的作用。糖皮质激素的副作用主要有：感染（尤其是结核病、真菌感染、巨细胞病毒感染、肺孢子菌肺炎等）、消化性溃疡、糖尿病、精神症状、高血压、继发性肾上腺皮质功能不全、骨质疏松、骨坏死、肌病、青光眼、白内障、血栓形成、内分泌异常等。由于上述主要副作用会影响疾病的预后，当出现这些副作用时，需要慎重考虑糖皮质激素治疗是否使患者获益，进而需要决定患者是否继续使用糖皮质激素，或减少其剂量，或终止治疗。长期应用糖皮质激素需要联合使用磺胺甲噁唑和甲

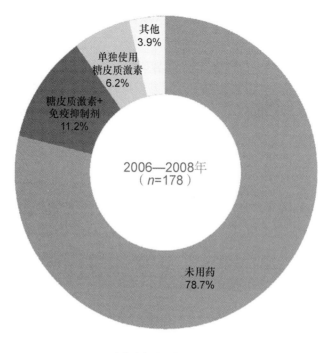

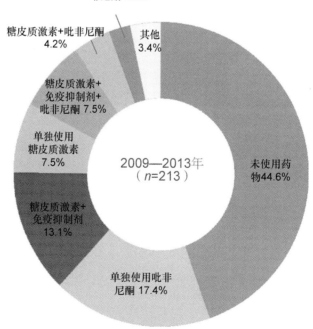

图 10.1　IPF 治疗选择及其改变

氧苄啶治疗，以预防肺孢子菌肺炎。由于绝经后妇女和老年人易患骨质疏松症和压缩性骨折，还需要服用双膦酸盐等药物。糖皮质激素的其他副作用包括多毛、痤疮、满月脸、皮下出血、紫癜等，这些副作用有时并不严重，医生可能不会因此减少剂量或停用药物。

10.4.2　免疫抑制剂

一般情况下，免疫抑制剂用于治疗除 IPF 外的各种间质性肺炎，适用于下列情况：糖皮质激素治疗无效的患者、使用糖皮质激素有严重副作用的患者、有产生糖皮质激素副作用高风险的患者。在美国和欧洲，环磷酰胺和硫唑嘌呤是常用的免疫抑制剂，日本还使用环孢素 A。

10.4.2.1　环磷酰胺

环磷酰胺是一种烷基化化合物，它能被肝微粒体酶激活并发挥药理作用。环磷酰胺以非特异性的方式作用于细胞周期，从而抑制 DNA 合成。环磷酰胺对 B 淋巴细胞的抑制作用强于 T 淋巴细胞。环磷酰胺的一般用量为 1.0 ～ 2.0 mg/（kg·d）（理想体重，最高剂量 150 mg/d）。该药物以 50 mg/d 开始，并根据需要每 7 ～ 14 天增加 25 mg。由于药物起效时间一般在用药后 3 个月以上，在无严重副作用的情况下，需要至少持续用药 6 个月以上。环磷酰胺的副作用是骨髓抑制、出血性膀胱炎、继发肿瘤、脱发、恶心、口炎、腹泻、与胆汁淤积有关的肝损伤。肺纤维化也有报道，但很罕见。当白细胞计数低于 4000/mm^3 或血小板计数低于 100 000/mm^3 时，应停止用药或剂量减半。患者应充分饮水以预防出血性膀胱炎，并每月进行尿检。出现出血性膀胱炎时，应停止用药。

10.4.2.2　硫唑嘌呤

硫唑嘌呤是一种抗代谢药物，在肝中转化为 6- 巯基嘌呤后药物活性被激活。硫唑嘌呤是一种特异性作用于细胞周期的药物，通过作用于 DNA 合成阶段来抑制嘌呤的合成。其免疫抑制作用主要是抑制 T 淋巴细胞的增殖。硫唑嘌呤的一般用量为 2.0 ～ 3.0 mg/（kg·d）（理想体重，最高剂量 150 mg/d）。起始剂量为 50 mg/d，根据需要每 7 ～ 14 天增加 25 mg，副作用是骨髓抑制、恶心、呕吐、消化道症状如腹泻、肝损伤。当白细胞计数低于 4000/mm^3，血小板计数低于 100 000/mm^3 时，应停药或剂量减半。患者应每月进行一次肝功能检查，当 AST、ALT 值达到正常值上限的 3 倍以上时停药或减量。

10.4.2.3　环孢素 A

环孢素 A 在细胞质中与亲环素结合，通过抑制 T 淋巴细胞的增殖和活化发挥作用[21-22]。此外，环孢素 A 通过抑制与耐药性有关的 p- 糖蛋白改善糖皮质激素抵抗。有报道称环孢素可抑制迟发性过敏反应、移植排斥反应和 T 淋巴细胞依赖性抗原抗体反应。研究报道，环孢素可诱导 TGF-β[23]。另一项新的研究表明环孢素抑制 TGF-β 分泌，并且有抗纤维化和肌成纤维细胞的作用[24-25]。由于环孢素发挥免疫抑制作用的临界区间与血药浓度的差异较小，因此需要通过监测环孢素在全血中的血药浓度来确定剂量。起始剂量为每天 2 次，每次 3.0 mg/kg，给药后 12 小时血药浓度为 100 ～ 150 ng/mL。有两个问题需要特别注意：一是口服吸收因人而异，二是与多种药物相互作用（钙通道阻滞、大环内酯类抗菌药物和抗真菌药物可提高血药浓度）。副作用包括肾衰竭（剂量依赖）、高血压、牙龈肥大、神经系统症状（头痛、震颤、感觉异常）、多毛等。环孢素治疗期间，需要定期监测肾功能。此外，虽然较少见，但需要特别注意病毒（巨细胞病毒、单纯疱疹病毒、水痘带状疱疹病毒、EB 病毒）、真菌等的感染。

10.5　未来的挑战

如前所述，没有证据表明糖皮质激素或免疫抑制剂对诊断明确的 IPF 有治疗作用[13, 26-27]。然而，IPF 往往难以与慢性过敏性肺炎、结缔组织疾病相关的间质性肺疾病等相鉴别。具体来说，在下列情况下可以考虑使用糖皮质激素和免疫抑制剂进行治疗（表 10.2）：①影像学表现和症状在数月内进展；②高分辨 CT 中无明显蜂窝影；③支气管肺泡灌洗液中淋巴细胞增加；④病理学诊断为其他 IIPs，如 NSIP 和隐源性机化性肺炎。然而，在糖皮质激素和免疫抑制剂的剂量和减量上也存在许多未解的问题。

不同于在日本所使用的方案，PANTHER 试验中的糖皮质激素治疗减量过快[14]，因此禁止使用该药物过于草率。自 2005 年以来，日本进行了一项新的前瞻性多中心的临床试验研究，在 IPF 中观察环孢素和糖皮质激素（10 ～ 20 mg）联合治疗组与环磷酰胺和糖皮质激素（10 ～ 20 mg）联合治疗组的疗效[28]。本研究显示，48 周后，联合治疗组用力肺活量下降量分别为 78 mL（环孢素和糖皮质激素）和 87 mL（环磷酰胺和糖皮质激素），差异无统计学意义；因此，环孢素的联合治疗是非劣势的。此外，在最近一项新的抗纤维化药物尼达尼布的临床试验[29]中，每组大约 20% 的患者同时服用少量糖皮质激素。

综上所述，目前少量糖皮质激素与免疫抑制剂或抗纤维化药物联合治疗是否有效尚不清楚。因此，不能完全确定这种联合治疗能否成为有条件推荐的选择之一。

表 10.2　在以下几种情况可以考虑使用糖皮质激素和免疫抑制剂

1	影像学表现和症状在数月内进展
2	高分辨 CT 中无明显蜂窝影
3	支气管肺泡灌洗液中淋巴细胞增加
4	病理学诊断为其他 IIPs，如 NSIP 和隐源性机化性肺炎

参考文献

1. Mapel DW, Samet JM, Coultas DB. Corticosteroids and the treatment of idiopathic pulmonary fibrosis. Past, present, and future. Chest. 1996;110:1058–67.
2. Mason RJ, Schwartz MI, Hunninghake GW, et al. Pharmacological therapy for idiopathic pulmonary fibrosis: past, present, and future. Am J Respir Crit Care Med. 1999;160:1771–7.
3. Gross TJ, Hunninghake GW. Idiopathic pulmonary fibrosis. N Engl J Med. 2001;345:517–25.
4. Turner-Warwick M, Burrows B, Johnson A. Cryptogenic fibrosing alveolitis: response to corticosteroid treatment and its effect on survival. Thorax. 1980;35:593–9.
5. Gay SE, Kazerooni EA, Toews GB, et al. Idiopathic pulmonary fibrosis: predicting response to

therapy and survival. Am J Respir Crit Care Med. 1998;157:1063–72.

6. American Thoracic Society, European Respiratory Society. Idiopathic pulmonary fibrosis: diagnosis and treatment: international consensus statement. Am J Respir Crit Care Med. 2000;161:646–64.

7. Johnson MA, Kwan S, Snell NJ, et al. Randomised controlled trial comparing prednisolone alone with cyclophosphamide and low dose prednisolone in combination in cryptogenic fibrosing alveolitis. Thorax. 1989;44:280–8.

8. Raghu G, Depaso WJ, Cain K, et al. Azathioprine combined with prednisone in the treatment of idiopathic pulmonary fibrosis: a prospective double-blind, randomized, placebo-controlled clinical trial. Am Rev Respir Dis. 1991;144:291–6.

9. Japanese Respiratory Society diffuse lung diseases diagnosis and treatment guidelines committee. Guidelines for diagnosis and treatment of idiopathic interstitial pneumonias. Revised 2nd ed. Tokyo: Nankodo; 2011.

10. Selman M, King Jr TE, Pardo A. Idiopathic pulmonary fibrosis: prevailing and evolving hypothesis about its pathogenesis and implications for therapy. Ann Intern Med. 2001;134:136–51.

11. King Jr TE, Pardo A, Selman M. Idiopathic pulmonary fibrosis. Lancet. 2011;378:1949.

12. Bando M, Sugiyama Y, Azuma A, et al. A prospective survey of idiopathic interstitial pneumonias in a web registry in Japan. Respir Investig. 2015;53:51–9.

13. Raghu G, Collard HR, Egan JJ, et al. An official ATS/ERS/JRS/ALAT statement: idiopathic pulmonary fibrosis: evidence-based guidelines for diagnosis and management. Am J Respir Crit Care Med. 2011;183:788–824.

14. Idiopathic Pulmonary Fibrosis Clinical Research Network, Raghu G, Anstrom KJ, King Jr TE, et al. Prednisone, azathioprine, and N-acetylcysteine for pulmonary fibrosis. N Engl J Med. 2012;366:1968–77.

15. Raghu G, Rochwerg B, Zhang Y, et al. An official ATS/ERS/JRS/ALST clinical practice guideline: treatment of idiopathic pulmonary fibrosis. Am J Respir Crit Care Med. 2015;192: e3–e19.

16. Jonat C, Rahmsdorf HJ, Park KK, et al. Antitumor promotion and antiinflammation: down-modulation of AP-1 (Fos/Jun) activity by glucocorticoid hormone. Cell. 1990;62:1189–204.

17. Falkenstein E, Tillmann HC, Christ M, et al. Multiple actions of steroid hormones-a focus on rapid, nongenomic effects. Pharmacol Rev. 2000;52:513–56.

18. Buttgereit F, Brand MD, Burmester GR. Equivalent doses and relative drug potencies for non-genomic glucocorticoid effects: a novel glucocorticoid hierarchy. Biochem Pharmacol. 1999;58:363–8.

19. Lipworth BJ. Therapeutic implications of non-genomic glucocorticoid activity. Lancet. 2000;356:87–9.

20. Oku H, Shimizu T, Kawabata T, et al. Antifibrotic action of pirfenidone and prednisolone: different effects on pulmonary cytokines and growth factors in bleomycin-induced murine pulmonary fibrosis. Eur J Pharmacol. 2008;590:400–8.

21. Ho S, Clipstone N, Timmermann L, et al. The mechanism of action of cyclosporine A and FK506. Clin Immunol Immunopathol. 1996;80:S40–5.

22. Ruhlmann A, Nordheim A. Effects of the immunosuppressive drugs CsA and FK506 on intracellular signaling and gene regulation. Immunobiology. 1997;198:192–206.

23. AKool e-S, Doller A, Babelova A, et al. Molecular mechanisms of TGF beta receptor-triggered signaling cascades rapidly induced by the calcineurin inhibitors cyclosporine A and FK506. J Immunol. 2008;181:2831–45.

24. Eickelberg O, Pansky A, Koehler E, et al. Molecular mechanisms of TGF-(beta) antagonism by interferon (gamma) and cyclosporine A in lung fibroblasts. FASEB J. 2001;15:797–806.

25. Nagano J, Iyonaga K, Kawamura K, et al. Use of tacrolimus, a potent antifibrotic agent, in bleomycin-induced lung fibrosis. Eur Respir J. 2006;27:460–9.

26. Richeldi L, Davies HR, Ferrara G, et al. Corticosteroids for idiopathic pulmonary fibrosis. Cochrane Database Syst Rev. 2003;3:CD002880.
27. Davies HR, Richeldi L, Walters EH. Immunomodulatory agents for idiopathic pulmonary fibrosis. Cochrane Database Syst Rev. 2003;3:CD003134.
28. Miyazaki A, Azuma N, Inase T, et al. A randomized, double-blind, multi-centered controlled trial of cyclosporine A vs. cyclophosphamide with corticosteroid in patients with idiopathic pulmonary fibrosis in Japan. Am Thorac Soc Int Conf 2011. In Denver, USA; 2011.
29. Richeldi L, du Bois RM, Raghu G, et al. Efficacy and safety of nintedanib in patients with idiopathic pulmonary fibrosis. N Engl J Med. 2014;370:2071–82.

第 11 章
IPF 的非药物治疗

呼吸照护真的有效吗？

著　Yukihiro Umeda，Tamotsu Ishizuka，Takeshi Ishizaki
译　范宇斌　袁湘宁

摘要：特发性肺纤维化（IPF）是一种慢性进行性的肺间质疾病，其特点为预后差，缺乏有效的治疗方法。IPF 的症状和并发症，如呼吸困难、运动不耐受和抑郁，严重地损害患者的生活质量（quality of life，QOL）以及减少社会参与。尽管肺康复治疗（pulmonary rehabilitation，PR）在 IPF 中有益的证据有限，但是最近有报道表明肺康复治疗能够改善呼吸困难和运动耐量。此外，运动训练和教育项目也能够有效改善一些 IPF 患者的情绪低落和抑郁。长期氧疗（long-term oxygen therapy，LTOT）也被认为能够提高IPF 患者的生活质量。虽然 LTOT 可能没有生存获益，但对于存在静息状态下低氧血症、肺动脉高压、运动诱发的低氧血症或夜间低氧血症的患者，应予以 LTOT 以提高生活质量。无创通气和鼻导管高流量氧疗已用于 IPF 合并急性呼吸衰竭的治疗。尽早使用这些技术有可能增加机会来避免气管插管以及降低 IPF 患者呼吸功能急性恶化导致的高死亡率。总而言之，为 IPF 管理策略提供信息的证据正在逐渐增加。PR 可能在提高 IPF 患者的生活质量方面起到了重要作用，但仍需进一步研究。

关键词：特发性肺纤维化；非药物治疗；肺康复治疗；长期氧疗；无创通气

11.1　简介

IPF 患者需要忍受不断进展的气促、咳嗽，并且诊断后的中位生存期不超过 3 年。最

Y. Umeda (✉) • T. Ishizuka
Third Department of Internal Medicine, Faculty of Medical Sciences, University of Fukui, 23-3
Matsuokashimoaizuki, Eiheiji-cho, Fukui 910-1193, Japan
e-mail: umeda@u-fukui.ac.jp

T. Ishizaki
Respiratory Diseases Center of Northern Noto Area, Ta-8 Kawashima, Anamizu-cho,
Ishikawa Prefecture 927-0027, Japan

© Springer Japan 2016
H. Nakamura, K. Aoshiba (eds.), *Idiopathic Pulmonary Fibrosis*,
DOI 10.1007/978-4-431-55582-7_11

近研究表明一些药物治疗可能在短期内阻断用力肺活量（FVC）的下降，但是目前没有特效的药物治疗能够持续逆转 IPF 中的这些改变，甚至没有药物能够持续阻断 IPF 的进展。由于 IPF 缺少有效的药物治疗，因此寻找其他方法来提高生活质量就很重要，如减少呼吸困难的症状、改善运动耐量、缓解情绪低落。呼吸困难、咳嗽、抑郁严重地损害 IPF 患者的生活质量，也减少社会参与。呼吸照护旨在改善运动耐量、情绪及生活质量。

IPF 的非药物治疗包括肺康复治疗、长期氧疗、无创通气（noninvasive ventilation，NIV）、临终关怀和肺移植。在这一章，我们将讨论 IPF 的病理生理学机制以及 PR、LTOT、NIV 改善 IPF 患者生活质量的证据。

11.2 特发性肺纤维化的运动病理生理

在慢性阻塞性肺疾病（chronic obstructive lung disease，COPD）中，运动受限是由通气受限、气体交换异常、外周肌肉功能障碍和心脏功能障碍导致的。IPF 患者的运动受限是因为肺容量减少、弥散障碍导致的气体交换异常、通气血流比值（ventilation-perfusion，V/Q）失衡、呼吸肌乏力、大部分骨骼肌退化以及心血管损害。

在 IPF 患者的每次呼吸运动中，肺弹性阻力增加，最大吸气量降低。潮气量的减少会增加生理性无效腔（无效腔容积 / 潮气量）。正常人运动时，随着潮气量的增加，生理性无效腔降低。然而，IPF 患者生理性无效腔不会降低，必须通过增加呼吸频率以达到氧耗增加需要的每分通气量。因此当 IPF 患者活动量增加时，呼吸会变得更浅快。

IPF 患者活动量增加时低氧血症通常会加重。能够引起运动诱导的 IPF 低氧血症的因素包括：在低 V/Q 和分流的情况下，运动导致肺泡毛细血管募集不良、红细胞通过肺气体交换表面的时间增加、混合性静脉氧分压（PvO_2）降低[1]。由于运动时肺血流量增加，肺泡气体和毛细血管红细胞之间的正常接触时间（休息状态下大约是 0.75 秒）会减少到大约 0.25 秒。如果氧弥散功能受损，在红细胞离开肺毛细血管前，动脉氧分压（PaO_2）可能达不到肺泡氧分压（图 11.1）[2]。因此，运动时 IPF 患者的肺泡动脉血氧梯度（alveolar-arterial oxygen gradient A-aDO_2）会增加。大多数 IPF 患者的 PvO_2 在休息状态下可能是正常的，但是在运动时可能会因为肌肉氧供减少而降低：PvO_2 的降低会进一步升高 A-aDO_2，导致运动中的低氧血症。

11.3 IPF 的症状及并发症

11.3.1 呼吸困难

呼吸困难在 IPF 中很常见，并且是导致 QOL 损害和抑郁症状的主要原因[3-5]。肺功能、外周肌肉乏力、日常生活活动能力（activities of daily living，ADL）评分与呼吸困难的程度密切相关[6]。在 IPF 患者中，运动诱发的低氧血症对呼吸困难的影响比其在 COPD 中更大：6 分钟步行试验中氧饱和度（oxygen desaturation during the 6-min walk test，6 MWT

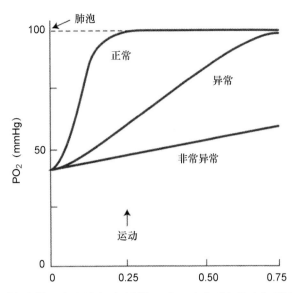

图 11.1　肺毛细血管分别在弥散正常和异常时（例如，由于疾病引起的血气屏障增厚）的氧合时间进程（转载已经过 Wolters Kluwer Health/Lippincott Williams & Wilkins，West 许可）[2]）

nadir SpO₂）降低能独立预测呼吸困难，据报道在 IPF 患者中 6 MWT nadir SpO₂ 比在 COPD 中更严重[7]。因此，患者无法参加体力活动，需要经常休息，并且在活动后需要更长的时间恢复。控制呼吸困难是改善 IPF 患者生活质量的重要手段。

11.3.2　运动不耐受

肺容量减少和气体交换异常可能引起 IPF 患者呼吸困难和腿部疲劳，从而导致运动不耐受。此外，毛细血管血容量减少和低氧性肺血管收缩引起肺动脉高压和右心衰竭，也可能导致运动不耐受。

在 COPD 中，已经表明外周肌肉功能障碍也是决定运动不耐受的因素。同样，IPF 患者的股四头肌肌力降低，并且与运动结束时的呼吸困难和运动能力相关[8]。虽然最近 IPF 循证指南不建议使用糖皮质激素治疗，但是糖皮质激素或免疫抑制剂经常用于治疗难治性咳嗽和快速进展的病例。据报道，激素诱导的肌病会损害这些患者的外周肌肉功能，因此糖皮质激素治疗实际上可能导致运动耐量进一步恶化[9]。能提高运动耐力的肺康复治疗方案有许多，包括外周肌肉训练，尤其是腿部肌肉训练。

11.3.3　情绪紊乱和抑郁

特发性肺纤维化是一种终生疾病，会导致较高的致残率和病死率。呼吸困难限制了患者的活动能力并削弱了其参与体力活动的能力，呼吸困难评分高于平均值的患者中，超过 40% 会出现具有临床意义的抑郁症状[10]。间质性肺疾病（ILD）患者抑郁症状的患病率高于正常老年人（23% ～ 27% *vs.* 9.8%）[3, 10-11]。IPF 患者应常规进行抑郁筛查，可能需要同时进行抑郁症治疗和呼吸困难治疗，以改善生活质量。

11.4　肺康复治疗

美国胸科学会-欧洲呼吸学会共识声明将 PR 定义为"基于患者全面评估的综合干预以及针对患者定制的治疗，包括但不限于运动训练、教育和行为改变，以提高慢性呼吸系统疾病患者的身心状况，并鼓励患者长期坚持健康行为"[12]。肺康复是 COPD 的既定治疗干预措施，可提高运动耐量和生活质量，并减少住院率。虽然 IPF 中呼吸限制的机制与 COPD 不同，但临床结局（呼吸困难、运动不耐受、疲劳和抑郁）之间的相似性表明 PR 也可能使 IPF 患者受益。

虽然与 COPD 相比，PR 对 IPF 有益的证据有限，但最近有报道 PR 可能对 ILD 患者产生短期益处[12]。最近修订的美国胸科学会-欧洲呼吸学会-日本呼吸学会-拉丁美洲胸科协会 IPF 循证指南建议大多数患者使用 PR（弱推荐，低质量证据）[13]。因此，PR 在 IPF 非药物治疗中变得越来越重要。

11.4.1　肺康复治疗对运动耐量的益处

肺康复治疗方案通常包括 5 ～ 12 周的门诊方案，然后进行家庭康复治疗。主要内容是运动训练，以提高力量和耐力。耐力训练可以简单地通过步行来实现，也可以使用跑步机或固定脚踏车。而对于力量训练方案，不同机构之间在锻炼技术、持续时间和强度方面存在很大差异。

有研究表明，经过 6 ～ 12 周的 PR 方案后，6 分钟步行试验（6 MWT）评估的运动耐量或耐力时间得到改善[9, 14-20]（表 11.1）。最近的一项荟萃分析显示，与非 PR 组相比，IPF 患者 PR 组 6 MWT 距离平均增加了 35.63 m[21]，高于预期的最小重要差异（MID，28 m）[22]。

在 IPF 患者中，运动诱发的低氧血症是运动不耐受的主要原因，并且限制了 PR 期间力量和耐力的改善。氧疗可以通过增加慢性低氧性肺病患者的心输出量和动脉氧含量，从而显著改善运动能力[23]。Hallstrand 等报道，静息周围血氧饱和度＞ 88% 的 IPF 患者在测试期间给予氧疗时，定时步行测试距离从 271.2 m 增加到 345.6 m[24]。虽然最近的一项指南表明，LTOT 对 IPF 有利的证据质量非常低，但在 PR 期间氧疗的益处似乎是无可争辩的。

运动诱发的低氧血症也可能导致外周肌肉代谢性酸中毒。肺康复治疗能够改善 IPF 患者的持续次最大运动耐量和无氧阈值，据报道，PR 可减少运动诱发的乳酸性酸中毒，并增加外周肌肉的氧化酶活性[15]。

IPF 患者的股四头肌肌力（运动能力的一种预测因子）也会下降[8]。据报道，周围肌肉训练（特别是下肢的训练）作为 PR 的一部分可以显著提高运动耐量（平均 10%）[15]，尽管在 COPD 中改善更为显著（23%）[9]。研究表明，作为 PR 的一部分，运动训练可降

表 11.1　关于"肺康复治疗在特发性肺纤维化中作用"的研究要点和结果

研究	研究设计	样本量	肺功能	PR 时间，次数	结果
Vainshelboim 等[14]	RCT，PR vs. 对照组	$n=32$	FVC（66.1±14.8）% 预计值 DL$_{CO}$（48.6±17.2）% 预计值	12 周，24 次	**PR 组** 6 MWT：70.4±77.0 m（＋14.9%）† VO$_2$ 峰：2.1±2.3 ml/（kg·min）（＋15.4%）† 无氧阈：2.4±2.4 ml/（kg·min）† mMRC：−0.73±0.8† SGRQ 总分：−6.9±6.5 分 **对照组** 6 MWT 距离：−10.6±35.4 m VO$_2$ 峰：−0.5±2 ml/（kg·min） 无氧阈：−0.72±1.8 ml/（kg·min） mMRC：−0.35±0.7 SGRQ 总分：−2.8±3.6 分
Arizono 等[15]	前瞻性、非随机、观察性研究设计：拒绝参加该研究的患者为对照组	$n=53$	VC（70.8±18.1）% 预计值	10 周，20 次	**PR 组** 无氧阈：105.7 ml/min（＋22%）** 股四头肌力量：8.9 N（＋10.7%）** 耐受时间：9.3 min（＋163%）** **对照组** 6 MWT 距离：−20.6 m（−4.1%） 工作峰值率：−3.5 W（−5.3%） 无氧阈：−93.3 ml/min（−15.2%） 股四头肌力量：3.3 N（＋4.0%） 耐受时间：−1.1 min（−16.9%）

（续表）

研究	研究设计	样本量	肺功能	PR 时间、次数	结果
Jackson 等[16]	RCT, PR vs. 对照	n = 21	FVC（60±11）% 预计值	12 周, 24 次	PR 组
Holland 等[17]	前瞻性、非随机、对照研究: 对照组为非IPF肺间质病患者	n = 25 IPF 患者	FVC（76.4±20.3）% 预计值 DLco（48.5±19.1）% 预计值	8 周, 16 次	6 MWT 距离: 21±58 m（+5.7%）* CRDQ 呼吸困难评分: 2.7±5.6分（+17.6%）*
Kozu 等[18]	前瞻性、非随机、无对照研究	n = 65	FVC（% 预计值） MRC 2级: 83±11 MRC 3级: 67±13 MRC 4级: 60±16 MRC 5级: 51±11 DLco（% 预计值） MRC 2级: 58±20 MRC 3级: 35±10 MRC 4级: 28±12 MRC 5级: 21±8	8 周, 16 次	6 MWT 距离 MRC 2级: 31 m（+7%）** MRC 3级: 19 m（+5%）* MRC 4级: 9 m（+3%） MRC 5级: 0 m（-1%） SF-36 量表心理健康评分 MRC 2级: 6.9分（+11.0%）** MRC 3级: 8.5分（+19.8%）* MRC 4级: 2.4分（+5.7%） MRC 5级: -2.7分（-7.7%）
Kozu 等[9]	IPF 的 RCT, PR vs. 与 MRC 等级相匹配的 COPD	n = 45 IPF 患者	FVC（68.6±16）% 预计值 DLco（38.8±20）% 预计值	8 周, 16 次	6 MWT 距离: 16.2（7.1~25.4）m（+5.0%）** 股四头肌肌力量: 2.0（0.9~3.1）kg（+9.8%）** ADL 得分: 1.1（0.8~1.3）（+29.7%）** MRC 等级: -0.4（-0.6~-0.3）（-13.3%）**
Swigris 等[19]	前瞻性、非随机、对照研究: 既往研究COPD患者作为对照组	n = 21 IPF 患者	FVC（73±2）% 预计值 DLco（38±13）% 预计值	6~8 周, 18 次	6 MWT 距离: 61.6±41.1 m（+22.3%）* 疲乏严重程度: -1.5±0.5（-35.7%）*

（续表）

研究	研究设计	样本量	肺功能	PR 时间，次数	结果
Nishiyama 等[20]	RCT，PR vs. 对照组	n = 30	FVC（66.1±13.2）% 预计值 DL$_{CO}$（59.4±16.7）% 预计值	10 周，20 次	*PR组* 6 MWT 距离：42 m（+10.9%）* SGRQ 总分：−2.9 分（−5.8%）* *对照组* 6 MWT 距离：−4 m（−0.8%） SGRQ 总分：3.1 分（+8.2%）

缩略词：PR，pulmonary rehabilitation，肺康复治疗；RCT，randomized controlled trial，随机对照试验；FVC，forced vital capacity，用力肺活量；pred.，predicted，预测值；6 MWT 距离，6-min walk test distance，6分钟非行试验距离；VO$_2$，oxygen consumption，耗氧量；SGRQ St. George's Respiratory Questionnaire，SGRQ 圣乔治呼吸问卷；DL$_{CO}$ diffusing capacity of the lung for carbon monoxide，肺部一氧化碳弥散能力；IPF，idiopathic pulmonary fibrosis，特发性肺纤维化；ILD，interstitial lung disease，间质性肺病；mMRC，modified Medical Research Council，改良的医学研究委员会；CRDQ，chronic respiratory disease questionnaire，慢性呼吸系统疾病问卷；COPD，chronic obstructive pulmonary disease，慢性阻塞性肺疾病；ADL，activities of daily living，日常生活活动。* 与基线相比 P < 0.05。** 与基线相比 P < 0.01。† 与对照组相比 P < 0.05。†† 与对照组相比 P < 0.01

低最大运动负荷量时的心率，提示心血管对训练的适应是可以实现的[25]，但尚不清楚运动训练是否能改善 IPF 的耗氧量峰值[14-15]。由于在许多 IPF 患者中运动耐量受到呼吸困难和运动诱发的低氧血症的限制，中度或重度患者的运动强度可能达不到耗氧量峰值。

IPF 的肺康复治疗似乎在疗程完成后可立即改善运动耐量、肌肉力量、运动诱导的外周肌肉乳酸性酸中毒的程度以及心血管适应性。

11.4.2　肺康复治疗对呼吸困难的益处

呼吸困难在 IPF 中是常见的，并且是该疾病中最严重的致残症状之一。大多数评估 PR 对 IPF 呼吸困难影响的研究都是基于问卷调查进行的，包括医学研究委员会（Medical Research Council，MRC）呼吸困难分级、慢性呼吸疾病问卷（chronic respiratory disease questionnaire，CRDQ）或马勒过渡性呼吸困难指数。

一些研究报道在进行 PR 6 ～ 12 周后患者的呼吸困难得到改善[9, 14, 17, 26]，但也有一项随机试验发现 PR 并未改善呼吸困难[20]。Holland 等报道，经过 8 周的 PR 后，经 CRDQ 评估，患者的呼吸困难立即得到改善[17]，并且改善程度（2.7 分）超过了预期的 MID（2.5 分）[27]。最近的一项荟萃分析发现，与非 PR 组相比，IPF 患者 PR 组的呼吸困难评分改变为 -0.68（95% 置信区间［CI］≤ -1.12 ～ -0.25）[21]。基于这些发现，PR 似乎确实有可能减轻 IPF 患者的呼吸困难。

11.4.3　肺康复治疗对生活质量的益处

一项随机对照试验研究了 PR 对 IPF 患者生活质量的影响：使用圣乔治呼吸问卷评估，QOL 在接受 PR 治疗的患者中有所改善[20]。最近的一项荟萃分析也提供了中等强度证据，表明 PR 可改善 IPF 患者的生活质量（标准化均值差为 0.59，95%CI 0.14 ～ 1.03）[21]。

11.4.4　肺康复治疗对焦虑和抑郁的益处

在 PR 后，随着焦虑和抑郁症状的减轻以及患者对疾病的良性预后认知的提高，COPD 患者的呼吸症状得到改善。与之相比，PR 对于 IPF 患者抑郁的益处却鲜为人知。Swigris 等提出，PR 可以通过阻断一些导致不良后遗症或合并症的途径使 IPF 患者获益（图 11.2）。长期患病可能还会导致包括恐惧、焦虑在内的各种情绪健康问题和生活质量受损。因此，在 PR 后步行距离和呼吸困难的改善，也可以通过减轻气促、焦虑和恐惧使 IPF 患者获益[28]。包括呼吸技巧、应对策略、步行和管理日常生活活动能力在内的患者教育，也是 PR 的重要组成部分[29]。这些策略可以增加患者的自我认可、社交价值感和积极情绪。有两项研究表明 ILD 患者在进行包括教育在内的 PR 后，其抑郁评分或心理健康评分得到改善[30-31]。与之相比，Kozu 等报道，在呼吸困难症状 MRC 2 级的 IPF 患者中，

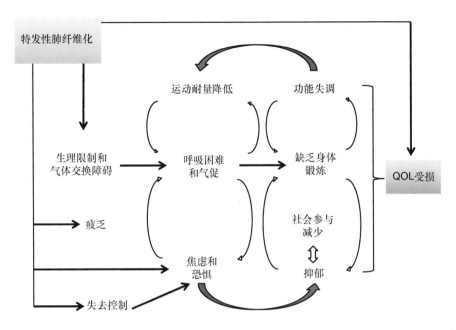

图 **11.2**　特发性肺纤维化后遗症或合并症发生的途径（转载经 Elsevier、Swigris 等人的许可[28]）

PR 只能改善 SF-36 量表心理健康评分[18]。由此看来，PR 项目中的锻炼和教育部分有效地缓解了 IPF 患者的情绪低落和抑郁。

11.4.5　肺康复治疗阳性反应的预测

目前没有指南建议何时对 IPF 患者提供 PR。虽然一些研究已经检验了 IPF 疾病基线严重程度与 PR 后运动耐量改善之间的关系，但其结果不一致。疾病程度较轻的患者可能会从 PR 中获得更大的益处，因为严重的呼吸困难、咳嗽和运动诱发的低氧血症可能会阻止患者充分参与体育锻炼。此外，有严重呼吸困难的患者接受糖皮质激素治疗的比例更高[18]，训练方案的效果可能由于糖皮质激素诱导的肌肉功能障碍而下降。Kozu 等报告，入选时呼吸困难 MRC 2 级或 3 级的患者在 PR 后 6 MWT 距离和健康状况（由 SF-36 量表测量）显著改善，但呼吸困难 MRC 4 级或 5 级的患者很少或没有改善[18]。此外，Holland 等报道，IPF 患者 PR 后 6 MWT 距离的较大改善，与更高的基线用力肺活量、较少的运动诱导的血氧饱和度和较低的右心室收缩压有关[17]。

三项研究报告表明，覆盖基线最短距离的患者在 PR 后，6 MWT 距离得到最大改善[26, 30-31]，这表明有最严重呼吸障碍的患者可能从 PR 中获益更多。然而，这些研究有一些局限性。首先，各种 ILD 患者均被纳入研究，只有一项研究的结果不受 ILD 亚型（IPF 或非 IPF）的影响[30]。其次，两项是回顾性队列研究[26, 31]，急性发作后不久入组可能影响了更严重患者的改善程度。在一项前瞻性研究中使用了意向依从分析，因而研究结果可能不能充分推广到呼吸功能障碍更严重的患者[30]。

总之，这些研究的结果表明为了最大化 IPF 患者的获益，早期开始 PR 方案是必要的，并且强化监督的 PR 方案可能更适合身体功能严重受损的患者。

11.4.6   肺康复治疗的长期益处

COPD 患者 PR 后功能改善可持续超过 6 个月。相比之下，PR 对于 IPF 患者的长期益处鲜为人知：由于呼吸衰竭在 IPF 中持续地进展，这些患者可能难以得到长期获益[9, 25]。Kozu 等报道，虽然在 PR 后立即观察到 IPF 患者的呼吸困难、肌力、运动能力和 ADL 评分显著改善，但 6 个月后仅 ADL 评分的改善明显[9]。然而，最近的一份报告表明，尽管有 28% 的患者失访，但 IPF 或非 IPF ILD 患者在 PR 6 个月后仍然可以观察到 6 MWT 距离、身体活动、生活质量和抑郁的长期改善[30]。因此，需要进行对照研究以全面评估此问题。

为了保持 IPF 的长期改善，医疗机构应为每位患者量身定制 PR。例如，PR 项目的持续时间可能起着重要作用，尽管对 PR 项目应该持续多长时间没有达成共识[12]。Salhi 等报告，完成了为期 24 周的 PR 计划的 29 例限制性肺病患者（包括 11 例 ILD 患者），在 12 周和 24 周后 6 MWT 距离和呼吸困难有显著改善（PR 开始前 6 MWT 距离为 321±155 m，12 周时 400±184 m，24 周时 428±211 m）[32]。由于更长的项目时间可能会产生更大的获益且获益维持时间更长，因此 PR 的最佳持续时间是患者能承受的最长时间[12]。此外，更好的依从性和社会支持以及对潜在疾病和合并症的控制也可能是维持获益的重要因素。

11.5   长期氧疗

几乎没有证据表明 LTOT 对 IPF 患者生存有益。一项针对 IPF 患者的回顾性队列研究显示，在调整年龄、性别、肺—氧化碳弥散能力、肺容积和疾病进展程度后，LTOT 没有使生存获益[33]。然而，由于其在 COPD 患者的生存获益中得到了证实[34-35]，最近的 IPF 指南基于 COPD 患者的间接证据，建议"静息低氧血症的 IPF 患者应该接受 LTOT 治疗（强烈推荐，证据质量很低）"[13]。

运动诱导的低氧血症是限制 IPF 运动耐量的主要因素，并且即使在静息时没有低氧血症的患者中，吸氧也可以显著改善运动能力[24]。此外，据报道，夜间低氧血症在 IPF 患者中很常见并且会损害日间的 QOL[36]。近期的一项研究表明，没有夜间氧疗的患者日间平均毛细血管氧分压为 69.8 mmHg。对于没有日间低氧血症的患者，夜间氧疗可能是解决夜间低氧血症的最佳方法。

IPF 患者的肺动脉高压（PH）患病率为 32%～84%。导致 PH 的因素包括：血管阻塞、肺实质纤维化引起的破坏、肺部缺氧性血管收缩以及细胞因子和生长因子过度表达引起的血管重塑[37]。目前观点认为低氧性血管收缩是导致 IPF 中 PH 最重要的原因之一，因此纠正低氧血症是唯一推荐的策略[38]；然而，没有证据表明 LTOT 能使有 PH 的 IPF 患者得到生存获益。应该注意的是，即使静息时肺血流动力学状态正常，IPF 患者在运动期间也可能出现显著的 PH[39-40]。据报道，氧疗不会影响 IPF 患者运动诱发的 PH，这提示缺氧性血管收缩可能不是运动时肺动脉压急剧增加的主要原因[40]。运动期间肺泡毛细血管的募集不良也可能导致严重的低氧血症以及 PH。

总之，静息低氧血症或 PH 的 IPF 患者应该用 LTOT 治疗以改善症状和生活质量，即使它可能没有生存获益。此外，临床医生应评估运动诱发的低氧血症和夜间低氧血症的程度，以评估间歇性或夜间氧疗的必要性。

11.6　无创通气和经鼻高流量氧疗

因急性呼吸衰竭而入住重症监护室进行有创机械通气的 IPF 患者预后极差；据报道，在这种情况下死亡率超过 80%[41]。IPF 指南建议"大多数因 IPF 引起呼吸衰竭的患者不应接受机械通气，但对于少数患者机械通气可能是合理的干预措施（弱推荐，证据质量低）"[13]。

尽管如此，最近的观点认为 NIV（包括无创正压通气和持续气道正压通气）对于特定的伴有急性呼吸衰竭的 IPF 患者来说，是避免气管插管和降低死亡率的潜在有效手段。然而 Vianello 等报道，NIV 治疗急性呼吸衰竭的 IPF 患者死亡率为 85%，与有创通气患者的死亡率一致[41-42]。Yokoyama 等报道，在一组 11 例接受 NIV 治疗的 IPF 急性加重患者中，6 例 NIV 失败的患者在 3 个月内死于进行性呼吸衰竭，90 天死亡率低于另一个有创机械通气治疗的研究（54.5% *vs.* 81.8%）[43-44]。虽然这两项回顾性研究的样本量较小，但与有创通气治疗相比，早期 NIV 可能更适用于 IPF 急性呼吸衰竭治疗，因为 NIV 可以降低呼吸机相关性肺炎的风险，特别是这些患者通常也使用了糖皮质激素或其他免疫抑制剂治疗。

经鼻高流量氧疗（nasal high-flow oxygen therapy，NHF）是一种相对较新的技术，用于治疗 I 型急性呼吸衰竭。据报道，NHF 比 NIV 更舒适，尽管其改善氧合的作用可能不如 NIV[45]。NHF 可以提供流速高达 70 L/min 的湿化气体，并控制吸入氧气的比例达到 1.0。此外，由于 IPF 患者的生理无效腔（无效腔体积 / 潮气量）大，而 NHF 可以减小上呼吸道无效腔，因此该技术可能特别适合 IPF 患者。最近的一项研究报告称，NHF 可以增加 IPF 患者的气道压力幅度，降低呼吸频率、每分通气量和动脉 CO_2 分压[46]。这一新证据基础可能意味着 NHF 成为治疗 IPF 早期急性呼吸衰竭的一种越来越受欢迎的选择。

有研究表明，在 COPD 患者中，持续气道正压通气、压力支持通气和比例辅助通气等 NIV 技术可改善运动表现[47-49]。然而，目前尚不清楚 NIV 是否能改善 IPF 患者的运动表现。在一项小样本量研究中，比例辅助通气改善了 10 例 IPF 患者的运动耐量、呼吸困难和心脏功能[50]。由于 IPF 患者的运动过程中生理无效腔不会减小，运动时的呼吸方式变得更加浅快。目前观点认为 NIV 通过增加潮气量和减小生理无效腔来改善运动耐量。因此，NIV 可能是辅助患者 PR 的一种方法。

11.7　结论

虽然没有生存获益，IPF 的非药物治疗是改善症状、减少并发症和提高生活质量的有效手段。临床医师应该了解 IPF 的病理生理学，以便对每种治疗选择的适应证做出权衡判断。由于 IPF 非药物疗法益处的证据基础有限，迫切需要大规模、前瞻性、更好的随机研究。

参考文献

1. Schwarz MI, King Jr TE. Physiology of interstitial lung disease. In: Interstitial lung disease. 4th ed. London: BC Decker Inc; 2003. p. 54–74.
2. West JB. Diffusion. In: Respiratory physiology: the essentials. 9th ed. Baltimore: Wolters Kluwer Health/Lippincott Williams & Wilkins; 2012. p. 24–35.
3. De Vries J, Kessels BL, Drent M. Quality of life of idiopathic pulmonary fibrosis patients. Eur Respir J. 2001;17:954–61.
4. Swigris JJ, Kuschner WG, Jacobs SS, Wilson SR, Gould MK. Health-related quality of life in patients with idiopathic pulmonary fibrosis: a systematic review. Thorax. 2005;60:588–94.
5. Nishiyama O, Taniguchi H, Kondoh Y, Kimura T, Ogawa T, Watanabe F, et al. Health-related quality of life in patients with idiopathic pulmonary fibrosis. What is the main contributing factor? Respir Med. 2005;99:408–14.
6. Kozu R, Jenkins S, Senjyu H. Evaluation of activity limitation in patients with idiopathic pulmonary fibrosis grouped according to Medical Research Council dyspnea grade. Arch Phys Ned Rehabil. 2014;95:950–5.
7. Nishiyama O, Taniguchi H, Kondoh Y, Kimura T, Kato K, Ogawa T, et al. Dyspnoea at 6-min walk test in idiopathic pulmonary fibrosis: comparison with COPD. Respir Med. 2007;101:833–8.
8. Nishiyama O, Taniguchi H, Kondoh Y, Kimura T, Ogawa T, Watanabe F, et al. Quadriceps weakness is related to exercise capacity in idiopathic pulmonary fibrosis. Chest. 2005;127:2028–33.
9. Kozu R, Senjyu H, Jenkins SC, Mukae H, Sakamoto N, Kohno S. Differences in response to pulmonary rehabilitation in idiopathic pulmonary fibrosis and chronic obstructive pulmonary disease. Respiration. 2011;81:196–205.
10. Ryerson CJ, Berkeley J, Carrieri-Kohlman VL, Pantilat SZ, Landefeld CS, Collard HR. Depression and functional status are strongly associated with dyspnea in interstitial lung disease. Chest. 2011;139:609–16.
11. Beekman AT, Copeland JR, Prince MJ. Review of community prevalence of depression in later life. Br J Psychiatry. 1999;174:307–11.
12. Spruit MA, Singh SJ, Garvey C, ZuWallack R, Nici L, Rochester C, et al. An official American Thoracic Society/European Respiratory Society statement: key concepts and advances in pulmonary rehabilitation. Am J Respir Crit Care Med. 2013;188:e13–64.
13. Raghu G, Collard HR, Egan JJ, Martinez FJ, Behr J, Brown KK, et al. An official ATS/ERS/JRS/ALAT statement: idiopathic pulmonary fibrosis: evidence-based guidelines for diagnosis and management. Am J Respir Crit Care Med. 2011;183:788–824.
14. Vainshelboim B, Oliveira J, Yehoshua L, Weiss I, Fox BD, Fruchter O, et al. Exercise training-based pulmonary rehabilitation program is clinically beneficial for idiopathic pulmonary fibrosis. Respiration. 2014;88:378–88.
15. Arizono S, Taniguchi H, Sakamoto K, Kondoh Y, Kimura T, Kataoka K, et al. Endurance time is the most responsive exercise measurement in idiopathic pulmonary fibrosis. Respir Care. 2014;59:1108–15.
16. Jackson RM, Gómez-Marín OW, Ramos CF, Sol CM, Cohen MI, Gaunaud IA, et al. Exercise limitation in IPF patients: a randomized trial of pulmonary rehabilitation. Lung.

2014;192:367–76.

17. Holland AE, Hill CJ, Glaspole I, Goh N, McDonald CF. Predictors of benefit following pulmonary rehabilitation for interstitial lung disease. Respir Med. 2012;106:429–35.

18. Kozu R, Jenkins S, Senjyu H. Effect of disability level on response to pulmonary rehabilitation in patients with idiopathic pulmonary fibrosis. Respirology. 2011;16:1196–202.

19. Swigris JJ, Fairclough DL, Morrison M, Make B, Kozora E, Brown KK, et al. Benefits of pulmonary rehabilitation in idiopathic pulmonary fibrosis. Respir Care. 2011;56:783–9.

20. Nishiyama O, Kondoh Y, Kimura T, Kato K, Kataoka K, Ogawa T, et al. Effects of pulmonary rehabilitation in patients with idiopathic pulmonary fibrosis. Respirology. 2008;13:394–9.

21. Dowman L, Hill CJ, Holland AE. Pulmonary rehabilitation for interstitial lung disease. Cochrane Database Syst Rev. 2014;10:CD006322.

22. Swigris JJ, Wamboldt FS, Behr J, du Bois RM, King TE, Raghu G, et al. The 6 minute walk in idiopathic pulmonary fibrosis: longitudinal changes and minimum important difference. Thorax. 2010;65:173–7.

23. Morrison DA, Stovall JR. Increased exercise capacity in hypoxemic patients after long-term oxygen therapy. Chest. 1992;102:542–50.

24. Hallstrand TS, Boitano LJ, Johnson WC, Spada CA, Hayes JG, Raghu G. The timed walk test as a measure of severity and survival in idiopathic pulmonary fibrosis. Eur Respir J. 2005;25:96–103.

25. Holland AE, Hill CJ, Conron M, Munro P, McDonald CF. Short term improvement in exercise capacity and symptoms following exercise training in interstitial lung disease. Thorax. 2008;63:549–54.

26. Ferreira A, Garvey C, Connors GL, Hilling L, Rigler J, Farrell S, et al. Pulmonary rehabilitation in interstitial lung disease: benefits and predictors of response. Chest. 2009;135:442–7.

27. Jaeschke R, Singer J, Guyatt GH. Measurement of health status. Ascertaining the minimal clinically important difference. Control Clin Trials. 1989;10:407–15.

28. Swigris JJ, Brown KK, Make BJ, Wamboldt FS. Pulmonary rehabilitation in idiopathic pulmonary fibrosis: a call for continued investigation. Respir Med. 2008;102:1675–80.

29. Kenn K, Gloeckl R, Behr J. Pulmonary rehabilitation in patients with idiopathic pulmonary fibrosis–a review. Respiration. 2013;86:89–99.

30. Ryerson CJ, Cayou C, Topp F, Hilling L, Camp PG, Wilcox PG, et al. Pulmonary rehabilitation improves long-term outcomes in interstitial lung disease: a prospective cohort study. Respir Med. 2014;108:203–10.

31. Huppmann P, Sczepanski B, Boensch M, Winterkamp S, Schönheit-Kenn U, Neurohr C, et al. Effects of inpatient pulmonary rehabilitation in patients with interstitial lung disease. Eur Respir J. 2013;42:444–53.

32. Salhi B, Troosters T, Behaegel M, Joos G, Derom E. Effects of pulmonary rehabilitation in patients with restrictive lung diseases. Chest. 2010;137:273–9.

33. William W, Ryu JH, Schroeder DR. Idiopathic pulmonary fibrosis: impact of oxygen and colchicine, prednisone, or no therapy on survival. Am J Respir Crit Care Med. 2000;161:1172–8.

34. Nocturnal Oxygen Therapy Trial Group. Continuous or nocturnal oxygen therapy in hypoxemic chronic obstructive lung disease: a clinical trial. Ann Intern Med. 1980;93:391–8.

35. Report of the Medical Research Council Working Party. Long term domiciliary oxygen therapy in chronic hypoxic cor pulmonale complicating chronic bronchitis and emphysema. Lancet. 1981;1:681–6.

36. Clark M, Cooper B, Singh S, Cooper M, Carr A, Hubbard R. A survey of nocturnal hypoxaemia and health related quality of life in patients with cryptogenic fibrosing alveolitis. Thorax. 2001;56:482–6.

37. Pitsiou G, Papakosta D, Bouros D. Pulmonary hypertension in idiopathic pulmonary fibrosis: a review. Respiration. 2011;82:294–304.

38. McLaughlin VV, Archer SL, Badesch DB, Barst RJ, Farber HW, Lindner JR, et al. ACCF/ AHA 2009 expert consensus document on pulmonary hypertension a report of the American College of Cardiology Foundation Task Force on Expert Consensus Documents and the American Heart Association developed in collaboration with the American College of Chest Physicians; American Thoracic Society, Inc.; and the Pulmonary Hypertension Association. J Am Coll Cardiol. 2009;53:1573–619.

39. Weitzenblum E, Ehrhart M, Rasaholinjanahary J, Hirth C. Pulmonary hemodynamics in idiopathic pulmonary fibrosis and other interstitial pulmonary diseases. Respiration. 1983;44:118–27.

40. Pouwels-Fry S, Pouwels S, Fournier C, Duchemin A, Tillie-Leblond I, Le Tourneau T, et al. Effects of oxygen on exercise-induced increase of pulmonary arterial pressure in idiopathic pulmonary fibrosis. Sarcoidosis Vasc Diffuse Lung Dis. 2008;25:133–9.

41. Mallick S. Outcome of patients with idiopathic pulmonary fibrosis (IPF) ventilated in intensive care unit. Respir Med. 2008;102:1355–9.

42. Vianello A, Arcaro G, Battistella L, Pipitone E, Vio S, Concas A, et al. Noninvasive ventilation in the event of acute respiratory failure in patients with idiopathic pulmonary fibrosis. J Crit Care. 2014;29:562–7.

43. Yokoyama T, Kondoh Y, Taniguchi H, Kataoka K, Kato K, Nishiyama O, et al. Noninvasive ventilation in acute exacerbation of idiopathic pulmonary fibrosis. Intern Med. 2010;49:1509–14.

44. Kim DS, Park JH, Park BK, Lee JS, Nicholson AG, Colby T. Acute exacerbation of idiopathic pulmonary fibrosis: frequency and clinical features. Eur Respir J. 2006;27:143–50.

45. Schwabbauer N, Berg B, Blumenstock G, Haap M, Hetzel J, Riessen R. Nasal high-flow oxygen therapy in patients with hypoxic respiratory failure: effect on functional and subjective respiratory parameters compared to conventional oxygen therapy and non-invasive ventilation (NIV). BMC Anesthesiol. 2014;14:66.

46. Bräunlich J, Beyer D, Mai D, Hammerschmidt S, Seyfarth HJ, Wirtz H. Effects of nasal high flow on ventilation in volunteers, COPD and idiopathic pulmonary fibrosis patients. Respiration. 2013;85:319–25.

47. O'Donnell DE, Sanii R, Younes M. Improvement in exercise endurance in patients with chronic airflow limitation using continuous positive airway pressure. Am Rev Respir Dis. 1988;138:1510–14.

48. Keilty SEJ, Ponte J, Fleming TA, Moxham J. Effect of inspiratory pressure support on exercise tolerance and breathlessness in patients with severe stable chronic obstructive pulmonary disease. Thorax. 1994;49:990–4.

49. Van't Hul A, Kwakkel G, Gosselink R. The acute effects of noninvasive ventilatory support during exercise on exercise endurance and dyspnea in patients with chronic obstructive pulmonary disease: a systematic review. J Cardiopulm Rehabil. 2002;22:290–7.

50. Moderno EV, Yamaguti WP, Schettino GP, Kairalla RA, Martins MA, Carvalho CR, et al. Effects of proportional assisted ventilation on exercise performance in idiopathic pulmonary fibrosis patients. Respir Med. 2010;104:134–41.

第 12 章

IPF 急性加重的药物治疗（糖皮质激素、免疫抑制剂、多黏菌素直接血液灌流）

大剂量激素治疗、其他免疫抑制剂治疗和 PMX（通常在日本使用）治疗真的有效吗？

著 Masayuki Itoh

译 范宇斌 袁湘宁

摘要： 特发性肺纤维化急性加重（AE-IPF）预后很差。目前使用的治疗方法有：大剂量糖皮质激素、免疫抑制剂（环孢素 A、他克莫司、环磷酰胺、硫唑嘌呤）、抗凝剂（肝素、重组人可溶性血栓调节蛋白）和中性粒细胞弹性蛋白酶抑制剂（西维来司他）等。多黏菌素 B 固定化纤维柱直接血液灌流（direct hemoperfusion using a polymyxin B-immobilized fiber column，PMX-DHP）与这些药物联合使用的报道越来越多。然而，大多数关于这些治疗方法疗效的报告是基于小规模的回顾性研究，尚没有 RCT 的疗效报告。因此，几乎没有科学证据证明这些治疗方法的有效性，并且目前可用的指南中没有高级别证据支持的 AE-IPF 治疗方法。需要更多研究来阐明 AE-IPF 的病理生理学机制以及多中心的 RCT 研究。

关键词： 特发性肺纤维化急性加重；大剂量激素冲击治疗；免疫抑制剂治疗；多黏菌素 B 固定化纤维柱直接血液灌流；抗凝治疗

12.1 简介

特发性肺纤维化（IPF）急性加重（AE-IPF）的预后很差，1 个月死亡率为 60%，3 个月死亡率为 67%[1]。AE-IPF 首先在日本报道[2]，随后还有来自这个国家的大量报道。

M. Itoh (✉)
Department of Respiratory Medicine, Ibaraki Medical Center, Tokyo Medical University,
3-20-1, Chuou, Ami, Inashiki, Ibaraki 300-0395, Japan
e-mail: fraser@tokyo-med.ac.jp

© Springer Japan 2016
H. Nakamura, K. Aoshiba (eds.), *Idiopathic Pulmonary Fibrosis*,
DOI 10.1007/978-4-431-55582-7_12

由于 AE-IPF 的发病率在日本人中高于西方人群，因此日本人可能在遗传上倾向于发展为 AE-IPF[3-4]。过去许多关于 AE-IPF 治疗的报道来自日本；然而，AE-IPF 的具体病理生理学机制仍未阐明。此外，大多数已发表的关于 AE-IPF 治疗的报告都是基于经验治疗，没有任何基于 RCT 的证据证明其有效性。同时，因为弥漫性肺泡损伤（diffuse alveolar damage，DAD）是 AE-IPF 和急性呼吸窘迫综合征（acute respiratory distress syndrome，ARDS）共同的病理特征，用于治疗 ARDS 的药物治疗方案有时也用于 AE-IPF 患者。然而，AE-IPF 患者尸检发现不仅是 DAD，还有肺血栓栓塞、肺泡出血等[5]。因此，AE-IPF 可以被认为是多种病理状况的混合。此外，由于大剂量糖皮质激素、免疫抑制剂治疗可以引起继发的机会性感染、糖尿病、气胸等临床改变，AE-IPF 的治疗变得复杂，需要使用许多药物。本章将总结过去关于 AE-IPF 治疗的报告，并着重讨论目前的药物治疗方法。

12.2　糖皮质激素治疗

大剂量糖皮质激素治疗（激素冲击疗法）最初是为了控制宿主对移植器官的排斥反应和治疗胶原病[6]。随后，激素冲击疗法也开始被用于治疗 AE-IPF。特发性肺纤维化 2011 年 ATS/ERS/JRS/ALAT 指南推荐大剂量糖皮质激素用于 AE-IPF 的治疗，但证据水平较低[7]。日本 IPF 指南推荐每天用 1 g 甲基强的松龙治疗 3 天。

Kondohetal 等发表了关于这种疗法被用于 AE-IPF 的第一篇论文，他们观察到 3 例 AE-IPF 患者用甲泼尼龙 1 g 治疗 3 天，然后逐渐减少激素剂量，减轻了临床症状并改善了 PaO_2/FiO_2（P/F）[2]。但是，Song 等报道，对 90 例 AE-IPF 患者中的 13 例给予大剂量糖皮质激素治疗，仅有 7 例存活，治疗后存活率没有显著提高[8]。在 Al-Hameed 等报道的病例系列研究中，应用大剂量糖皮质激素治疗 25 例 AE-IPF 患者（其中 8 例患者联合使用环磷酰胺），24 例死亡[9]。Usui 等对 52 例间质性肺炎急性发作患者（包括 IPF 病例）进行了回顾性研究，发现大剂量糖皮质激素治疗并未提高生存率[10]。另一方面，Takahashietal 等分析了接受大剂量糖皮质激素治疗的 17 例 AE-IPF 患者，肺泡-动脉氧分差（alveolar-arterial oxygen difference，A-aDO$_2$）无明显改善的患者平均生存时间（mean survival time，MST）为 1.2 个月，而 A-aDO$_2$ 短暂改善的患者 MST 延长至 4.5 个月，A-aDO$_2$ 持续改善 3 个月的患者 MST 延长至 24.4 个月，因此提出 A-aDO$_2$ 的改善可能是对大剂量糖皮质激素治疗反应的有效预测因素[11]。之前所有关于 AE-IPF 大剂量糖皮质激素治疗结果的报告均基于回顾性研究，并且尚未进行过 RCT。此外，大剂量糖皮质激素治疗与不良反应和并发症的高风险相关，目前对其应用尚无共识[12-14]。

AE-IPF 的特点是具有与 ARDS 相似的 DAD 病理特征。因此，糖皮质激素治疗 ARDS 的 RCT 可能为 AE-IPF 的治疗提供有用的信息[15-17]。然而，即使有相似的病理变化，没有基础肺部病变的 ARDS 和肺外因素所致的 ARDS 在发病机制方面与 AE-IPF 仍有不同。

在 Bernard 等报道的 RCT 中，ARDS 发病后急性期内每 6 小时用甲泼尼龙（30 mg/kg）治疗，其死亡率与安慰剂组无差异，且临床指标无改善[18]。在 Annane 等报道的 RCT 中，在 ARDS 发病后，每 6 小时给予氢化可的松 50 mg，并且每天一次给予 50 μg 9-α-氟氢可的松，连续治疗 7 天[19]，激素治疗组使用呼吸支持的时间长于安慰剂组；然而两组的死亡率没有差异。在通过 ARDS 协作网实施的 RCT 中，ARDS 发病后第 7 ～ 28 天使用中等剂量甲泼尼龙［剂量水平从 2 mg/（kg·d）逐渐降低］治疗；尽管在脱机后经常需要辅助通气，但接受甲泼尼龙治疗的患者能更早脱离呼吸支持，但治疗组死亡率与安慰剂组无差异；在发病后第 14 天开始接受甲泼尼龙的治疗组中，60 天和 180 天的死亡率高于安慰剂组[20]。

与这些报告相反，Meduri 等报道，与安慰剂组相比，在 ARDS 发病后不久用中等初始剂量甲泼尼龙［1 mg/（kg·d），随着时间的推移逐渐减量］治疗，可以减少机械通气持续时间和 ICU 住院时间，同时死亡率降低[21]。同一研究者报告，与安慰剂组相比，在 ARDS 发病后第 7 天开始用甲泼尼龙治疗［2 mg/（kg·d），逐渐减量］，可以改善肺损伤评分（lung injury score，LIS）、P/F 和多器官功能障碍（MODS）评分，并且降低了死亡率[22]。综合以上报道，在 ARDS 发病后 14 天内开始给予低至中等剂量（0.5 ～ 2.5 mg/kg）的甲泼尼龙治疗，可以降低死亡率而不增加不良反应的发生率[15-16]。

尽管大剂量糖皮质激素（甲泼尼龙 1 g/d，3 天）常用于治疗 AE-IPF，然而，如果考虑到 ARDS 的 RCT 数据，在急性期或 ARDS 发病 14 天内，低至中等剂量（0.5 ～ 2.5 mg/kg）甲泼尼龙可以被认为是一种合理的治疗选择。

12.3　免疫抑制剂

免疫抑制剂，如环孢素 A、他克莫司、环磷酰胺和硫唑嘌呤通常与激素联合用于治疗 AE-IPF。环孢素 A 是由真菌产生的环状多肽抗生素，已被证明可以通过抑制辅助性 T 细胞产生白细胞介素 -2（IL-2）和其他机制发挥免疫抑制作用。在 Inase 等进行的一项回顾性研究中，7 例 AE-IPF 患者中有 4 例在大剂量激素（甲泼尼龙 1 g/d，3 天）＋环孢素 A（1.0 ～ 2.0 mg/kg，血药谷浓度 100 ～ 150 ng/ml）联合治疗后存活，而所有单用大剂量糖皮质激素未联用环孢素 A 治疗的患者死亡[23]。在 Homma 等进行的一项回顾性研究中，单用泼尼松龙治疗组（n = 35）的 MST 为 1.7 个月，短于泼尼松龙＋环孢素 A（50 ～ 200 mg）联合治疗组（n = 9），其 MST 为 9.9 个月[24]。在 Sakamoto 等的一项回顾性研究报告中，比较了 11 例 AE-IPF 患者单用大剂量糖皮质激素治疗和 11 例 AE-IPF 患者接受大剂量糖皮质激素＋环孢素 A（1 ～ 2 mg/kg）联合治疗的预后，联合治疗组的 MST（502 天）比单独治疗组的 MST（60 天）长[25]。然而，Okamoto 等人的回顾性研究显示用激素＋环孢素 A 治疗的 8 例 AE-IPF 患者和单用激素治疗的 9 例 AE-IPF 患者之间的 MST 没有差异[26]。

环磷酰胺是一种免疫抑制剂，用于控制宿主对移植器官的排斥反应和治疗胶原血管疾病。日本 IPF 指南建议每隔 1 ～ 2 周重复使用环磷酰胺（500 mg/d）联合激素治疗 AE-IPF，但是证据水平较低。研究报道了一例接种流感疫苗后发生 IPF 急性加重的患者，在联合使用大剂量激素（甲泼尼龙 1 g/d，3 天）、环磷酰胺（500 mg/d）、西维来司他和多黏菌素 B 固定化纤维柱血液灌流后得到成功救治[27]。然而，根据 Ambrosini 等的报告，接受大剂量激素联合环磷酰胺或硫唑嘌呤治疗的 5 例 AE-IPF 患者中有 4 例在治疗开始平均 13 天后死亡[28]。此外，Parambil 等也报道了 7 例 AE-IPF 患者（包括 2 例接受激素＋环磷酰胺治疗的患者）均死亡[29]。

他克莫司是一种通过抑制 IL-2 合成来抑制细胞毒性 T 淋巴细胞增殖和分化的药物。Horita 等的回顾性研究表明，联合使用激素与他克莫司是一种治疗 AE-IPF 的有效策略[30]。在此研究中，研究组接受大剂量糖皮质激素治疗（甲泼尼龙 1 g/d，3 天），以及连续静脉输注他克莫司 5 ~ 14 天（目标血药浓度 20 ng/ml），继而口服他克莫司治疗（目标血药浓度 2 ng/ml）；对照组只给予大剂量糖皮质激素治疗。与对照组（$n = 10$）相比，研究组（$n = 5$）的 P/F 和血乳酸脱氢酶（LDH）水平得到改善，MST 延长（超过 92 天 *vs.* 38 天，$P < 0.05$）。

12.4   抗凝治疗

血管内皮功能失调引起的血液凝固性增高为 IPF 的特征之一[31-34]。Kubo 等在接受口服激素治疗的 IPF 患者中，进行了联合使用华法林抗凝的随机对照试验（$n = 56$）[35]。在观察期间，60% 的患者因 IPF 急性加重和呼吸衰竭恶化住院。在住院期间，抗凝治疗组接受低分子肝素代替华法林。AE-IPF 引起的死亡率在抗凝治疗组低于未使用抗凝药物治疗组（18% *vs.* 71%，$P = 0.008$），且血 D- 二聚体水平升高与死亡率有关。然而，Simon-Blancal 等报道，联合使用激素＋低分子肝素治疗后，AE-IPF 患者的预后并未改善[36]。此外，Noth 等基于 IPF 患者的 RCT 报道，与安慰剂组相比，华法林治疗组的死亡率更高[37]。

众所周知，血栓调节素除抗凝活性外，还能够抑制高迁移率族蛋白 -1（HMGB1）[38-39]。近年来，日本发布了一些有关重组人可溶性血栓调节蛋白（recombinant human soluble thrombomodulin，rhTM）治疗 AE-IPF 结果的报告[40-42]。Taniguchi 等报道了 40 例 AE-IPF 患者使用大剂量糖皮质激素（甲泼尼龙 1 g/d，3 天）＋环孢素 A 治疗，其中 20 例患者同时接受 6 天 rhTM 治疗 [0.06 mg/（kg·d）]，3 个月后 rhTM 治疗组的死亡率低于非 rhTM 治疗组（HR = 0.17，$P = 0.015$）[40]。Isshiki 等观察了大剂量激素（甲泼尼龙 1 g/d，3 天）治疗 42 例 AE-IPF 患者，其中 16 例患者联合使用 6 天 rhTM 治疗 [0.06 mg/（kg·d）][41]，rhTM 治疗组患者血液中 HMGB1 蛋白在治疗 7 天后低于非 rhTM 治疗组，3 个月的存活率高于非 rhTM 治疗组（69% *vs.* 38%，$P = 0.03$）。Tsushima 等人报道 AE-IPF 患者凝血系统异常，如血浆纤维蛋白原降解产物（fibrinogen degradation products，FDP）、凝血酶-抗凝血酶复合物（thrombin-antithrombin complex，TAT）、血浆 -α2 纤溶酶抑制剂复合物（plasmin inhibitor complex，PIC）和 D- 二聚体升高，与单独使用激素治疗组（$n = 6$）相比，激素＋ rhTM（$n = 20$）联合治疗组 28 天死亡率更低（35% *vs.* 45%，$P < 0.05$）[42]。

12.5   中性粒细胞弹性蛋白酶抑制剂

西维来司他是一种在日本研发的中性粒细胞弹性蛋白酶抑制剂。虽然一项荟萃分析未发现西维来司他可降低 ARDS 的死亡率[43]，但动物研究显示它能抑制博来霉素诱导的肺纤维化的进展[44]。由于 AE-IPF 患者血液的中性粒细胞弹性蛋白酶水平高，因此预计西维来司他可用于治疗 AE-IPF。在日本进行的一项Ⅲ期临床试验中，使用西维来司他治疗可以缓解或改善 AE-IPF 患者的气促和 P/F[45]。

12.6　吡非尼酮

吡非尼酮是一种在日本开发的抗纤维化药物。在一项纳入 107 例 IPF 患者的随机对照试验中，非吡非尼酮治疗组在 9 个月观察期内急性加重的发生率为 14%，而吡非尼酮治疗组为 0%（$P = 0.003$）[46]。据报道，吡非尼酮还可以抑制肺癌手术后 IPF 的急性加重[47]。

12.7　尼达尼布

尼达尼布是一种细胞信号通路抑制剂，能够靶向抑制多种酪氨酸激酶。尼达尼布治疗 IPF 的Ⅲ期临床试验 INPULSIS-1 显示尼达尼布治疗组和安慰剂组从治疗开始到急性加重的时间无差异（AE-IPF HR，1.15；95%CI，0.54～2.42；$P = 0.67$）。然而，INPULSIS-2 显示尼达尼布治疗组急性加重时间被推迟（AE-IPF 风险比，0.38；95%CI，0.19～0.77；$P = 0.005$）。两项试验的联合数据分析显示，尼达尼布组的 AE-IPF 发生率比安慰剂组低 36%，尽管这种差异无统计学意义（HR，0.64；95%CI，0.39～1.05；$P = 0.08$）[48]。然而，一些研究者指出这些试验的统计分析方法存在问题，他们认为尼达尼布抑制 AE-IPF 的作用可以视为具有统计学意义[49]。

12.8　大环内酯类

据报道，大环内酯类抗生素可抑制急性肺损伤[50]。在一项研究中，对接受大剂量糖皮质激素＋阿奇霉素治疗的 AE-IPF 患者（$n = 20$）与接受大剂量糖皮质激素＋氟喹诺酮治疗的患者（$n = 56$）进行比较，氟喹诺酮治疗组死亡患者人数为 39 人（70%），而阿奇霉素治疗组仅有 4 人（20%）[51]。关于阿奇霉素抑制 AE-IPF 患者死亡的原因，有人认为是因为阿奇霉素具有免疫抑制和（或）抗炎活性。

12.9　多黏菌素 B 固定化纤维柱直接血液灌流（PMX-DHP）

PMX-DHP 疗法是通过吸附血液内毒素来治疗败血症的手段[52]。它还被证明可用于治疗由败血症引起的 ARDS，其作用机制包括吸附和去除内毒素及其他一些有害物质[53-55]。例如，据报道，PMX-DHP 治疗前后，血液中肿瘤坏死因子-α（TNF-α）、IL-6、IL-8 和 IL-10 的水平没有差异[54]，而 PMX-DHP 治疗能降低血液中基质金属蛋白酶（matrix metalloproteinase，MMP）-9、金属蛋白酶组织抑制因子（tissue inhibitor of metalloproteinase，TIMP）-1 和 HMGB1 的水平以及尿液中 8- 羟基 -2′- 脱氧鸟苷（8-hydroxy-2′-deoxyguanosine，8-OHDG）水平[55-56]。

最近，关于 PMX-DHP 治疗 AE-IPF 的报道主要来自日本的机构。Noma 等报道，2 例给予大剂量糖皮质激素＋ PMX-DHP 治疗的 AE-IPF 患者血液中 HMGB1、单核细胞趋化蛋白 -1（monocyte chemoattractant protein-1，MCP-1）、IL-8 和 IL-6 的水平均降低，但 2 例患者中仅有 1 人存活[57]。Tachibana 等报道，19 例 AE-IPF 患者接受大剂量激素＋ PMX-DHP 治疗，其中 9 例存活，并认为血 IL-7 水平降低可以作为一个判断预后的因素[58]。Oishi 等报道，9 例 AE-IPF 患者接受了大剂量糖皮质激素＋ PMX-DHP 治疗，治疗后血液中 IL-9、IL-12、IL-17、血小板源生长因子（platelet-derived growth factor，PDGF）和血管内皮生长因子（vascular endothelial growth factor，VEGF）的水平降低，且 P/F 的改善程度与吸附在柱上的 VEGF 的量相关[59]。Abe 等观察了用于 AE-IPF 患者的 PMX-DHP 治疗柱，发现其中吸附了许多活化的中性粒细胞[60]。该研究者还报道了对 AE-IPF 患者使用 PMX-DHP 治疗，能使 HMGB1 吸附在柱上并降低血液中 HMGB1 的水平[61]。Enomoto 等报道，与治疗前相比，PMX-DHP 治疗后血液中的 IL-6、IL-8、IL-10、中性粒细胞弹性蛋白酶和 HMGB1 没有变化；然而治疗后外周血白细胞计数显著下降[62]。

Seo 等评估了 PMX-DHP 治疗的临床疗效，结果显示接受大剂量糖皮质激素＋ PMX-DHP 治疗的 6 例 AE-IPF 患者中有 4 例显示出 A-aDO$_2$ 和血液中 KL-6（Krebs von den lungen-6）以及 LDH 的改善并脱离机械通气，但其余 2 例患者死亡[63]。根据 Enomoto 等的报道，PMX-DHP 治疗改善了 P/F 和胸部 X 线表现，但 PMX-DHP 治疗时间需要 12 小时或更长才能提高存活率[62]。Kono 等比较了每日短时间 PMX-DHP 治疗组（PMX-DHP 每天 6 小时或更短时间，$n = 5$）和每日长时间治疗组（每天 12 小时，$n = 12$）治疗间质性肺炎急性加重（如 IPF）的效果，发现每日长时间治疗组的 P/F 和 30 天存活率改善更显著[64]。Abe 等总结了多个机构中 160 例间质性肺炎急性加重（73 例 AE-IPF）患者进行 PMX-DHP 治疗的结果[65]，所有病例同时使用大剂量糖皮质激素治疗，在 PMX-DHP 治疗开始后 1 个月存活率为 70%，3 个月时存活率为 35%。Takada 等比较了 2 组间质性肺炎急性加重（包括 AE-IPF）患者的预后，一组给予大剂量糖皮质激素 / 免疫抑制剂＋ PMX-DHP 治疗（$n = 13$），另一组单独给予大剂量糖皮质激素 / 免疫抑制剂（$n = 13$）[66]。其中接受 PMX-DHP 治疗组的患者生存期更长（$P = 0.067$），且同时开始接受 PMX-DHP 和激素治疗患者的生存期显著延长（$P < 0.01$）。这些报道表明，如果 PMX-DHP 治疗与大剂量糖皮质激素治疗同时开始，且每次治疗时间较长（每天 12 小时或更长时间），可能可以改善 AE-IPF 患者的预后。

12.10　结论

目前用于治疗 AE-IPF 的方法包括大剂量糖皮质激素、免疫抑制剂（环孢素 A、环磷酰胺、硫唑嘌呤）、抗凝剂（肝素、rhTM）、中性粒细胞弹性蛋白酶抑制剂（西维来司他）等药物和 PMX-DHP。然而，这些方法均未经 RCT 证实有效。关于最常见的大剂量糖皮质激素治疗（甲泼尼龙 1 g/d，3 天），虽然已经进行了一些关于疗效的回顾性分析，但没有任何前瞻性研究报告确认它的有效性。在目前的临床实践中，正在尝试通过大剂量激素与其他药物联合使用，如免疫抑制剂（环孢素 A、他克莫司、环磷酰胺、硫唑嘌呤）、抗凝剂和中性粒细胞弹性蛋白酶抑制剂或 PMX-DHP 治疗来挽救 AE-IPF（具有相当高的死亡率）患者的生命。

参考文献

1. Agarwal R, Jindal SK. Acute exacerbation of idiopathic pulmonary fibrosis: a systematic review. Eur J Intern Med. 2008;19:227–35.

2. Kondoh Y, Taniguchi H, Kawabata Y, Yokoi T, Suzuki K, Takagi K. Acute exacerbation in idiopathic pulmonary fibrosis. Analysis of clinical and pathologic findings in three cases. Chest. 1993;103:1808–12.

3. Azuma A, Hagiwara K, Kudoh S. Basis of acute exacerbation of idiopathic pulmonary fibrosis in Japanese patients. Am J Respir Crit Care Med. 2008;177:1397–8.

4. Natsuizaka M, Chiba H, Kuronuma K, Otsuka M, Kudo K, Mori M, et al. Epidemiologic survey of Japanese patients with idiopathic pulmonary fibrosis and investigation of ethnic differences. Am J Respir Crit Care Med. 2014;190:773–9.

5. Oda K, Ishimoto H, Yamada S, Kushima H, Ishii H, Imanaga T, et al. Autopsy analyses in acute exacerbation of idiopathic pulmonary fibrosis. Respir Res. 2014;15:109.

6. Bacigalupo A, van Lint MT, Frassoni F, Podesta' M, Veneziano G, Avanzi G, et al. High dose bolus methylprednisolone for the treatment of acute graft versus host disease. Blut. 1983;46:125–32.

7. Raghu G, Collard HR, Egan JJ, Martinez FJ, Behr J, Brown KK, et al. An official ATS/ERS/JRS/ALAT statement: idiopathic pulmonary fibrosis: evidence-based guidelines for diagnosis and management. Am J Respir Crit Care Med. 2011;183:788–824.

8. Song JW, Hong SB, Lim CM, Koh Y, Kim DS. Acute exacerbation of idiopathic pulmonary fibrosis: incidence, risk factors and outcome. Eur Respir J. 2011;37:356–63.

9. Al-Hameed FM, Sharma S. Outcome of patients admitted to the intensive care unit for acute exacerbation of idiopathic pulmonary fibrosis. Can Respir J. 2004;11:117–22.

10. Usui Y, Kaga A, Sakai F, Shiono A, Komiyama K, Hagiwara K, et al. A cohort study of mortality predictors in patients with acute exacerbation of chronic fibrosing interstitial pneumonia. BMJ Open. 2013;3. pii: e002971. doi:10.1136/bmjopen-2013-002971.

11. Takahashi T, Munakata M, Ohtsuka Y, Nasuhara Y, Kamachi A, Satoh R, et al. Effects of corticosteroid pulse treatment on outcomes in acute exacerbations of idiopathic interstitial pneumonia. Nihon Kyobu Shikkan Gakkai Zasshi. 1997;35:9–15. Japanese.

12. Papiris SA, Manali ED, Kolilekas L, Kagouridis K, Triantafillidou C, Tsangaris I, et al. Clinical review: idiopathic pulmonary fibrosis acute exacerbations–unravelling Ariadne's thread. Crit Care. 2010;14:246. doi:10.1186/cc9241.

13. Papiris SA, Manali ED, Kolilekas L, Triantafillidou C, Tsangaris I, Kagouridis K. Steroids in idiopathic pulmonary fibrosis acute exacerbation: defenders or killers? Am J Respir Crit Care Med. 2012;185:587–8.

14. Papiris SA, Kagouridis K, Kolilekas L, Bouros D, Manali ED. Idiopathic pulmonary fibrosis acute exacerbations: where are we now? Expert Rev Respir Med. 2014;8:271–3.

15. Meduri GU, Marik PE, Chrousos GP, Pastores SM, Arlt W, Beishuizen A, et al. Steroid treatment in ARDS: a critical appraisal of the ARDS network trial and the recent literature. Intensive Care Med. 2008;34:61–9.

16. Tang BM, Craig JC, Eslick GD, Seppelt I, McLean AS. Use of corticosteroids in acute lung injury and acute respiratory distress syndrome: a systematic review and meta-analysis. Crit Care Med. 2009;37:1594–603.

17. Khilnani GC, Hadda V. Corticosteroids and ARDS: a review of treatment and prevention evidence. Lung India. 2011;28:114–19.

18. Bernard GR, Luce JM, Sprung CL, Rinaldo JE, Tate RM, Sibbald WJ, et al. High-dose corticosteroids in patients with the adult respiratory distress syndrome. N Engl J Med. 1987; 317:1565–70.

19. Annane D, Sébille V, Bellissant E, Ger-Inf-05 Study Group. Effect of low doses of cortico-steroids in septic shock patients with or without early acute respiratory distress syndrome. Crit Care Med. 2006;34:22–30.

20. Steinberg KP, Hudson LD, Goodman RB, Hough CL, Lanken PN, Hyzy R, et al. National Heart, Lung, and Blood Institute Acute Respiratory Distress Syndrome (ARDS) Clinical Trials Network. Efficacy and safety of corticosteroids for persistent acute respiratory distress syndrome. N Engl J Med. 2006;354:1671–84.

21. Meduri GU, Golden E, Freire AX, Taylor E, Zaman M, Carson SJ, et al. Methylprednisolone infusion in early severe ARDS: results of a randomized controlled trial. Chest. 2007;131: 954–63.

22. Meduri GU, Headley AS, Golden E, Carson SJ, Umberger RA, Kelso T, et al. Effect of prolonged methylprednisolone therapy in unresolving acute respiratory distress syndrome: a randomized controlled trial. JAMA. 1998;280:159–65.

23. Inase N, Sawada M, Ohtani Y, Miyake S, Isogai S, Sakashita H, et al. Cyclosporin A followed by the treatment of acute exacerbation of idiopathic pulmonary fibrosis with corticosteroid. Intern Med. 2003;42:565–70.

24. Homma S, Sakamoto S, Kawabata M, Kishi K, Tsuboi E, Motoi N, et al. Cyclosporin treatment in steroid-resistant and acutely exacerbated interstitial pneumonia. Intern Med. 2005;44: 1144–50.

25. Sakamoto S, Homma S, Miyamoto A, Kurosaki A, Fujii T, Yoshimura K. Cyclosporin A in the treatment of acute exacerbation of idiopathic pulmonary fibrosis. Intern Med. 2010;49:109–15.

26. Okamoto T, Ichiyasu H, Ichikado K, Muranaka H, Sato K, Okamoto S, et al. Clinical analysis of the acute exacerbation in patients with idiopathic pulmonary fibrosis. Nihon Kokyuki Gakkai Zasshi. 2006;44:359–67. Japanese.

27. Umeda Y, Morikawa M, Anzai M, Sumida Y, Kadowaki M, Ameshima S, et al. Acute exacerbation of idiopathic pulmonary fibrosis after pandemic influenza A (H1N1) vaccination. Intern Med. 2010;49:2333–6.

28. Ambrosini V, Cancellieri A, Chilosi M, Zompatori M, Trisolini R, Saragoni L, et al. Acute exacerbation of idiopathic pulmonary fibrosis: report of a series. Eur Respir J. 2003;22:821–6.

29. Parambil JG, Myers JL, Ryu JH. Histopathologic features and outcome of patients with acute exacerbation of idiopathic pulmonary fibrosis undergoing surgical lung biopsy. Chest. 2005; 128:3310–15.

30. Horita N, Akahane M, Okada Y, Kobayashi Y, Arai T, Amano I, et al. Tacrolimus and steroid treatment for acute exacerbation of idiopathic pulmonary fibrosis. Intern Med. 2011;50: 189–95.

31. Ward PA, Hunninghake GW. Lung inflammation and fibrosis. Am J Respir Crit Care Med. 1998;157:S123–9.

32. Kamp DW. Idiopathic pulmonary fibrosis: the inflammation hypothesis revisited. Chest. 2003; 124:1187–90.

33. Magro CM, Allen J, Pope-Harman A, Waldman WJ, Moh P, Rothrauff S, et al. The role of microvascular injury in the evolution of idiopathic pulmonary fibrosis. Am J Clin Pathol. 2003; 119:556–67.

34. Panos RJ, Mortenson RL, Niccoli SA, King Jr TE. Clinical deterioration in patients with

idiopathic pulmonary fibrosis: causes and assessment. Am J Med. 1990;88:396–404.

35. Kubo H, Nakayama K, Yanai M, Suzuki T, Yamaya M, Watanabe M, et al. Anticoagulant therapy for idiopathic pulmonary fibrosis. Chest. 2005;128:1475–82.

36. Simon-Blancal V, Freynet O, Nunes H, Bouvry D, Naggara N, Brillet PY, et al. Acute exacerbation of idiopathic pulmonary fibrosis: outcome and prognostic factors. Respiration. 2012;83:28–35. doi:10.1159/000329891.

37. Noth I, Anstrom KJ, Calvert SB, de Andrade J, Flaherty KR, Glazer C, et al. Idiopathic Pulmonary Fibrosis Clinical Research Network (IPFnet). A placebo-controlled randomized trial of warfarin in idiopathic pulmonary fibrosis. Am J Respir Crit Care Med. 2012;186: 88–95. doi:10.1164/rccm.201202-0314OC.

38. Abeyama K, Stern DM, Ito Y, Kawahara K, Yoshimoto Y, Tanaka M, et al. The N-terminal domain of thrombomodulin sequesters high-mobility group-B1 protein, a novel antiinflam-matory mechanism. J Clin Invest. 2005;115:1267–74.

39. Ito T, Kawahara K, Okamoto K, Yamada S, Yasuda M, Imaizumi H, et al. Proteolytic cleavage of high mobility group box 1 protein by thrombin-thrombomodulin complexes. Arterioscler Thromb Vasc Biol. 2008;28:1825–30. doi:10.1161/ATVBAHA.107.150631.

40. Taniguchi H, Kondoh Y, Kimura T, Kataoka K. Recombinant thrombomodulin improves survival in acute exacerbation of idiopathic pulmonary fibrosis. ERJ. 2012;40 Suppl 56:2823.

41. Isshiki T, Sakamoto S, Kinoshita A, Gocho K, Sugino K, Homma S. Efficacy of recombinant human soluble thrombomodulin in acute exacerbation of idiopathic pulmonary fibrosis. Am J Respir Crit Care Med. 2014;189:A1413.

42. Tsushima K, Yamaguchi K, Kono Y, Yokoyama T, Kubo K, Matsumura T, et al. Thrombomodulin for acute exacerbations of idiopathic pulmonary fibrosis: a proof of concept study. Pulm Pharmacol Ther. 2014;29:233–40. doi:10.1016/j.pupt.2014.04.008.

43. Iwata K, Doi A, Ohji G, Oka H, Oba Y, Takimoto K, et al. Effect of neutrophil elastase inhibitor (sivelestat sodium) in the treatment of acute lung injury (ALI) and acute respiratory distress syndrome (ARDS): a systematic review and meta-analysis. Intern Med. 2010;49: 2423–32.

44. Taooka Y, Maeda A, Hiyama K, Ishioka S, Yamakido M. Effects of neutrophil elastase inhibitor on bleomycin-induced pulmonary fibrosis in mice. Am J Respir Crit Care Med. 1997;156:260–5.

45. Ishii Y, Kitamura S, Ando M. A Phase III clinical study of a neutrophil elastase inhibitor; ONO-50460 Na on acute exacerbation in IIP patients. Rinsho iyaku. 1998;14:421–46. Japanese.

46. Azuma A, Nukiwa T, Tsuboi E, Suga M, Abe S, Nakata K, et al. Double-blind, placebo-controlled trial of pirfenidone in patients with idiopathic pulmonary fibrosis. Am J Respir Crit Care Med. 2005;171:1040–7.

47. Iwata T, Yoshida S, Nagato K, Nakajima T, Suzuki H, Tagawa T, et al. Experience with perioperative pirfenidone for lung cancer surgery in patients with idiopathic pulmonary fibrosis. Surg Today. 2014. doi:10.1007/s00595-014-1071-5.

48. Richeldi L, du Bois RM, Raghu G, Azuma A, Brown KK, Costabel U, et al. Efficacy and safety of nintedanib in idiopathic pulmonary fibrosis. N Engl J Med. 2014;370:2071–82. doi:10.1056/NEJMoa1402584.

49. Suissa S, Ernst P. The INPULSIS enigma: exacerbations in idiopathic pulmonary fibrosis. Thorax. 2014. pii: thoraxjnl-2014-206598. doi:10.1136/thoraxjnl-2014-206598.

50. Walkey AJ, Wiener RS. Macrolide antibiotics and survival in patients with acute lung injury. Chest. 2012;141:1153–9. doi:10.1378/chest.11-1908.

51. Kawamura K, Ichikado K, Suga M, Yoshioka M. Efficacy of azithromycin for treatment of acute exacerbation of chronic fibrosing interstitial pneumonia: a prospective, open-label study with historical controls. Respiration. 2014;87:478–84. doi:10.1159/000358443.

52. Aoki H, Kodama M, Tani T, Hanasawa K. Treatment of sepsis by extracorporeal elimination

of endotoxin using polymyxin B-immobilized fiber. Am J Surg. 1994;167:412–17.

53. Tsushima K, Kubo K, Koizumi T, Yamamoto H, Fujimoto K, Hora K. Direct hemoperfusion using a polymyxin B immobilized column improves acute respiratory distress syndrome. J Clin Apher. 2002;17:97–102.

54. Tsushima K, Kubo K, Yoshikawa S, Koizumi T, Yasuo M, Furuya S, et al. Effects of PMX-DHP treatment for patients with directly induced acute respiratory distress syndrome. Ther Apher Dial. 2007;11:138–45.

55. Nakamura T, Kawagoe Y, Matsuda T, Shoji H, Ueda Y, Tamura N, et al. Effect of polymyxin B-immobilized fiber on blood metalloproteinase-9 and tissue inhibitor of metalloproteinase-1 levels in acute respiratory distress syndrome patients. Blood Purif. 2004;22:256–60.

56. Nakamura T, Fujiwara N, Sato E, Kawagoe Y, Ueda Y, Yamada S, et al. Effect of polymyxin B-immobilized fiber hemoperfusion on serum high mobility group box-1 protein levels and oxidative stress in patients with acute respiratory distress syndrome. ASAIO J. 2009;55:395–9.

57. Noma S, Matsuyama W, Mitsuyama H, Suetsugu T, Koreeda Y, Mizuno K, et al. Two cases of acute exacerbation of interstitial pneumonia treated with polymyxin B-immobilized fiber column hemoperfusion treatment. Intern Med. 2007;46:1447–54.

58. Tachibana K, Inoue Y, Nishiyama A, Sugimoto C, Matsumuro A, Hirose M, et al. Polymyxin-B hemoperfusion for acute exacerbation of idiopathic pulmonary fibrosis: serum IL-7 as a prognostic marker. Sarcoidosis Vasc Diffuse Lung Dis. 2011;28:113–22.

59. Oishi K, Mimura-Kimura Y, Miyasho T, Aoe K, Ogata Y, Katayama H, et al. Association between cytokine removal by polymyxin B hemoperfusion and improved pulmonary oxygenation in patients with acute exacerbation of idiopathic pulmonary fibrosis. Cytokine. 2013;61:84–9. doi:10.1016/j.cyto.2012.08.032.

60. Abe S, Seo Y, Hayashi H, Matsuda K, Usuki J, Azuma A, et al. Neutrophil adsorption by polymyxin B-immobilized fiber column for acute exacerbation in patients with interstitial pneumonia: a pilot study. Blood Purif. 2010;29:321–6. doi:10.1159/000287232.

61. Abe S, Hayashi H, Seo Y, Matsuda K, Kamio K, Saito Y. Reduction in serum high mobility group box-1 level by polymyxin B-immobilized fiber column in patients with idiopathic pulmonary fibrosis with acute exacerbation. Blood Purif. 2011;32:310–16. doi:10.1159/000330325.

62. Enomoto N, Suda T, Uto T, Kato M, Kaida Y, Ozawa Y, et al. Possible therapeutic effect of direct haemoperfusion with a polymyxin B immobilized fibre column (PMX-DHP) on pulmonary oxygenation in acute exacerbations of interstitial pneumonia. Respirology. 2008;13:452–60. doi:10.1111/j.1440-1843.2008.01290.x.

63. Seo Y, Abe S, Kurahara M, Okada D, Saito Y, Usuki J, et al. Beneficial effect of polymyxin B-immobilized fiber column (PMX) hemoperfusion treatment on acute exacerbation of idiopathic pulmonary fibrosis. Intern Med. 2006;45:1033–8.

64. Kono M, Suda T, Enomoto N, Nakamura Y, Kaida Y, Hashimoto D, et al. Evaluation of different perfusion durations in direct hemoperfusion with polymyxin B-immobilized fiber column therapy for acute exacerbation of interstitial pneumonias. Blood Purif. 2011;32:75–81. doi:10.1159/000320128.

65. Abe S, Azuma A, Mukae H, Ogura T, Taniguchi H, Bando M, et al. Polymyxin B-immobilized fiber column (PMX) treatment for idiopathic pulmonary fibrosis with acute exacerbation: a multicenter retrospective analysis. Intern Med. 2012;51:1487–91.

66. Takada T, Asakawa K, Sakagami T, Moriyama H, Kazama J, Suzuki E, et al. Effects of direct hemoperfusion with polymyxin B-immobilized fiber on rapidly progressive interstitial lung diseases. Intern Med. 2014;53:1921–6.

第四部分
热点问题

第 13 章
肺纤维化合并肺气肿（CPFE）

CPFE 是一种独立的疾病吗？

著　Yoshiteru Morio，Kazuhisa Takahashi
译　何荣伶　袁湘宁

摘要： 肺纤维化合并肺气肿（combined pulmonary fibrosis and emphysema，CPFE）是一种常见但未被充分认识的综合征，它的临床特征、肺功能及放射学特征与肺纤维化和肺气肿均不同。吸烟可能是导致 CPFE 的主要原因，而且会使 CPFE 和单纯的肺纤维化或肺气肿的预后截然不同，因为 CPFE 往往还与肺动脉高压和肺癌密切相关。仍需要更多的研究来阐明 CPFE 的病因学、发病率、病死率和临床处理等方面。也需要制订 CPFE 的定义、分类和分期标准，包括划分 IPF 与 CPFE 之间的界限。更好地理解 CPFE 将有助于制订未来的治疗策略。

关键词： 肺纤维化合并肺气肿；特发性肺纤维化；肺气肿；肺动脉高压；肺癌

13.1　简介

肺气肿和特发性间质性肺炎（IIP）是通过不同的临床特征、肺功能、放射学和病理学特征来定义的疾病。肺气肿定义为肺泡壁破坏所致的由末端细支气管到肺泡远端气腔的扩大。特发性肺纤维化（IPF）是最常见的 IIP，是一种进展性致命性疾病，具有普通型间质性肺炎（UIP）的组织病理学和（或）放射学特征。尽管以往认为肺纤维化和肺气肿是两种独立的疾病，但一些研究描述了肺纤维化合并肺气肿（CPFE）。40 多年前，Auerbach 等通过对 1824 例尸体解剖的肺进行病理学研究，描述了这两者的合并存在[3]。而在 2005 年，Cottin 等在 CPFE 患者肺部高分辨 CT（HRCT）中发现，肺气肿发生在上叶而纤维化在下叶[4]，在此之后，CPFE 就被认为是一种独立的综合征[5-7]。

Y. Morio (✉) • K. Takahashi
Department of Respiratory Medicine, Juntendo University Graduate School of Medicine, 3-1-3 Hongo, Bunkyo-Ku, Tokyo 113-8431, Japan
e-mail: ymorio@juntendo.ac.jp

© Springer Japan 2016
H. Nakamura, K. Aoshiba (eds.), *Idiopathic Pulmonary Fibrosis*,
DOI 10.1007/978-4-431-55582-7_13

13.2　流行病学

CPFE 在 IIP 中的发生率为 8%～50%[8-17]。CPFE 患病率的变化可能受转诊偏倚、募集策略和疾病定义的影响。尽管如此，在 HRCT 中，较常见到肺气肿和肺纤维化同时存在（表 13.1）。虽然在 CPFE 中，UIP/IPF 的影像改变最常发生在下叶，但其他部位的肺纤维化也有报道[4, 9, 18-19]。Cottin 等还发现在与结缔组织病（CTDs）相关的 CPFE 中，肺纤维化具有异质性[20]。另一方面，也有报道表明 CPFE 存在多种不同类型的肺气肿，包括间隔旁肺气肿、小叶中央型肺气肿和大疱性肺气肿[4, 12, 17, 19-20]。

许多队列研究表明，CPFE 常见于 65 岁以上的吸烟者或者曾有 40 包／年以上吸烟史的男性[6-7]（表 13.2）。然而，在吸烟史和肺功能状况相似的条件下，与 CTDs 相关的 CPFE 更多见于女性和年龄更小的患者[20]。

13.3　临床特征

劳力性呼吸困难（NYHA 心功能分级的 Ⅲ 级或 Ⅳ 级）是 CPFE 患者最常见的症状，尽管肺活量检测值相对正常[4]。体格检查大多可以发现双肺底吸气相爆裂音和杵状指。据报道，CPFE 患者还可以出现咳嗽、咳痰和乏力等症状[4]。

13.4　影像学特征

CPFE 在影像学上的特征为上叶肺气肿和下叶肺纤维化。CPFE 患者胸部 X 线显示，双肺基底可见间质或网状结节浸润，双侧肺尖因肺纹理减少而透亮度增高。然而，单用胸部 X 线来评估并不能确诊，HRCT 扫描才是诊断 CPFE 最合适的工具（图 13.1）。

表 13.1　IIPs 中 CPFE 的患病率

研究	CPFE 患者例数 /IIPs 患者例数	患病率（%）
Akira 等[8]	15/80	18.8
Choi 等[9]	66/254	26.0
Copley 等[10]	76/212	35.8
Doherty 等[11]	9/23	39.1
Jankowich 等[12]	20/44	45.5
Kurashima 等[13]	221/660	33.5
Mejía 等[14]	31/110	28.2
Ryerson 等[15]	29/365	8.0
Schmidt 等[16]	86/169	50.9
Sugino 等[17]	46/108	42.6

表 13.2　CPFE 的临床特征

研究	病例数	年龄（岁）	男/女	吸烟者/患者总数	FEV1/FVC	FVC（%）	TLC（%）	DL$_{CO}$（%）
Akagi 等[33]	26	65±9	23/3	24/26	0.77±0.09	86.6±24.0	78.8±17.4	45.3±15.0
Cottin 等[4]	61	65±10	60/1	61/61	0.69±0.13	90±18	88±17	37±16
Cottin 等[20]	34	57±11	23/11	30/34	0.73±0.15	85±24	82±17	46±16
Jankowich 等[12]	20	69±10	20/0	20/20	0.67±0.12	77±14	76±11	29±11
Kitaguchi 等[19]	47	70±1	46/1	46/47	0.72±0.02	94.7±3.5	NA	39.6±2.5
Kurashima 等[13]	221	71±8	209/12	221/221	0.70±0.12	87.1±17.0	93.9±17.2	65.2±20.9
Mejia 等[14]	31	67±7	30/1	24/31	0.91±0.09	62.1±15.6	NA	NA
Ryerson 等[15]	29	70±9	20/9	29/29	0.74±0.06	79.8±15.7	78.9±14.4	37.1±14.0
Sugino 等[17]	46	71±7	43/3	45/46	0.78±0.12	93.9±22.4	90.0±16.4	49.8±14.1

数据以均数 ± 标准差表示；FVC, 用力肺活量；TLC, 肺总容积；DL$_{CO}$, CO 弥散量；NA, 没有相关数据
FEV1, 第 1 秒用力呼气量；FVC, 用力肺活量；TLC, 肺总容积；DL$_{CO}$, CO 弥散量；NA, 没有相关数据

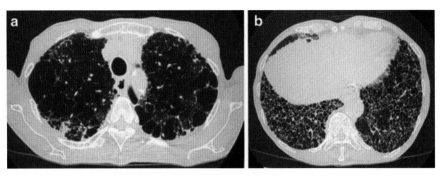

图 13.1   77 岁吸烟男性 CPFE 患者的高分辨计算机断层扫描（HRCT）
（**a**）双肺上叶可见间隔旁肺气肿和胸膜下肺大疱。（**b**）双肺下叶可见胸膜下蜂窝影和牵拉性支气管扩张

Cottin 等描述的 CPFE 的放射学诊断标准如下：第一，HRCT 的肺气肿表现，即与正常肺组织相邻的、界限清晰的、没有壁或者薄壁（＜1 mm）的密度减低区和（或）主要分布在上肺的多个肺大疱（＞1 cm）；第二，HRCT 上的弥漫性肺实质性病变伴明显纤维化，即外周和基底部分布为主的网格影、蜂窝影、结构紊乱和（或）牵拉性支气管或细支气管扩张；可能伴有少量的磨玻璃影和（或）肺实变[4]。

在已报道的 CPFE 的各种 HRCT 表现中，UIP 是最普遍的类型[4, 9, 18-19]，最常见的是蜂窝影。肺纤维化的其他类型也有报道，包括网格影、磨玻璃影、牵拉性支气管扩张和结构紊乱，这些影像学表现也出现于非普通型间质性肺炎、吸烟相关的间质性肺炎（IP）或未分类的间质性肺疾病（ILDs）（表 13.3）。

表 13.3   CPFE 不同的 HRCT 影像

CT 影像	研究	
	Cottin 等[4]	Kitaguchi 等[19]
纤维化		
蜂窝影	95%	75.6%
网格影	87%	84.4%
磨玻璃影	66%	62.2%
牵拉性支气管扩张	69%	40.0%
结构紊乱	39%	15.6%
实变	15%	13.3%
肺气肿		
小叶中央型	97%	
腺泡中央型		24.4%
腺泡中央型＋小叶中央型		15.6%
间隔旁型	93%	33.3%
间隔旁型＋腺泡中央型		26.7%
肺大疱	54%	

在上肺叶可以出现各种类型的肺气肿，包括小叶中央型肺气肿、间隔旁肺气肿和大疱性肺气肿[4, 12, 17, 19-20]，其中小叶中央型肺气肿和间隔旁肺气肿是 CPFE 的典型特征（表13.3）。在肺气肿类型的研究中，Sugino 等统计了 46 例 CPFE 患者发现[17]，间隔旁肺气肿是预后不良的预测因素。

13.5　病理学特征

多种多样的放射学表现与组织病理学类型密切相关，UIP 是病理发现中最常见的，相对应的是 HRCT 表现中蜂窝影最常见[4, 9]。其他病理类型包括非特异性间质性肺炎、脱屑性间质性肺炎、呼吸性细支气管炎相关的 ILD 和未分类 ILD[4, 9, 18-19]。由于病理特征的异质性，暂无 CPFE 的病理学诊断标准[12]。

13.6　肺功能和气体交换

尽管 CPFE 患者已经出现了严重的劳力性呼吸困难和广泛的影像学改变，肺功能检查仍显示肺容量或通气功能正常或轻微异常[4]。肺气肿和纤维化在 CPFE 中同时存在对肺功能产生影响。用力肺活量（FVC）、第一秒用力呼气量（FEV1）及肺活量（TLC）通常正常或轻微异常（表 13.2）。CPFE 中肺功能出乎意料地仅轻微异常，可能是肺纤维化的限制性通气障碍与肺气肿的高度膨胀相互平衡的结果[5-6]。肺气肿时肺高度膨胀、顺应性的提高可能弥补了纤维化中肺容量的损失，导致肺功能测量值保持正常。

除了肺功能测量值的虚假正常，气体交换功能的明显损害在 CPFE 中也很常见，表现为肺一氧化碳弥散（DL_{CO}）能力的降低[4]（表 13.2）。气体交换的严重受损可能不仅是由于肺血管面积和毛细血管血流的减少，还可能是因为肺泡壁的增厚。

在 CPFE 患者中，静息低氧血症和运动性低氧血症也很常见。在 Cottin 等的系列报道中，CPFE 患者在未吸氧的静息状态下，动脉血氧分压（PaO_2）为 63 ± 14 mmHg，肺泡动脉血氧分压差为 41 ± 16 mmHg，动脉血氧饱和度（SpO_2）在 6 分钟步行试验（6 MWT）中下降 $8.9\%\pm5.7\%$[4]。在 CPFE 中，高碳酸血症没有低氧血症那样常见[4,19]。Jankowich M. D. 等报告，在 20 例 CPFE 患者中，由于运动性低氧血症，80% 的患者在 5 年内需要氧疗[12]。

13.7　病因学

吸烟被认为是一个主要病因，吸烟史也是所有队列研究中的一个恒定因素[6-7]。此外，还发现了一些其他的可能因素，如农药或石棉的暴露[19]。虽然吸烟引起 CPFE 的机制已在研究，但 CPFE 的确切发病机制仍不清楚。虽然肿瘤坏死因子 - α[21]和血小板源生长因子 - β[22]在不同的 CPFE 动物模型中被发现有潜在作用，但目前尚不清楚这些模型是否能代表吸烟的 CPFE 患者的典型病理过程。

Rogliani 等发现，与肺气肿患者相比，CPFE 患者肺成纤维细胞中基质金属蛋白酶（MMPs）的表达增强，提示 MMPs 在促进 CPFE 患者肺纤维化进程中的作用[23]。Tasaka 等报道[24]，CPFE 患者支气管肺泡灌洗液中的 CXC 趋化因子高于 IPF 患者，提示 CXC 趋化因子的升高与 CPFE 的肺气肿改变相关。Tzouvelekis 等报道[25]，与 IPF 患者相比，CPFE 患者血清抗核抗体升高，肺部 CD20 阳性 B 细胞浸润增多，提示 CPFE 存在潜在的自身免疫紊乱。综上所述，吸烟通过上述多种不同的机制导致 CPFE。

近年来，个体遗传背景已被认为是 CPFE 发展的易感因素。Cottin 等[26]发现了一名年轻不吸烟的女性 CPFE 患者有 *SFTPC*（编码表面活性蛋白 C 的基因）的杂合突变。此外，端粒病也可能是 CPFE 的易感因素，因为端粒变短可能与肺纤维化、肺气肿和吸烟有关[27]。然而，因为报道有限，CPFE 潜在的遗传易感因素仍有待阐明。

13.8 并发症

13.8.1 肺动脉高压

CPFE 临床过程中，肺动脉高压（PH）是常见且比较容易发生的并发症。Cottin 等报道，61 例 CPFE 患者中，PH 患病率达 47%［PH 定义为超声心动图测量肺动脉收缩压（eSPAP）≥ 45 mmHg］[4]。在该研究中，合并或不合并 PH 的 CPFE 患者的 5 年生存率分别为 25% 和 75%，这表明 PH 是临床上决定 CPFE 预后的因素。Mejía 等发现，PH 在 CPFE 患者中的发生率和严重程度均高于 IPF 患者[14]。这项研究还发现了合并 PH 的 CPFE 患者生存率低于合并 PH 的 IPF 患者，是否合并严重的 PH（超声心动图显示 eSPAP > 75 mmHg）可以预测 CPFE 的死亡率。

Cottin 等统计了 40 例合并 PH 的 CPFE 患者，其 1 年生存率为 60%，用右心导管置入术（RHC）检测这些患者的 PAP 为 40±9 mmHg，并认为心排指数降低［< 2.4 L/（min·m²）］和肺血管阻力升高［> 485 dyne/（s·cm⁵）］可作为 CPFE 不良预后的预测因素[28]。在这个研究中，患者在首次诊断为 CPFE 后平均 16 个月诊断出 PH，经过肺血管舒张剂、糖皮质激素、免疫调节剂和支气管扩张剂治疗后无明显疗效。

因此，由于目前没有数据支持使用肺血管扩张剂治疗 CPFE 并发的 PH，氧疗和肺移植（如果合适）可能是最合理的治疗方式[29]。目前急需随机对照试验来建立 CPFE 并发 PH 的治疗策略。

13.8.2 肺癌

CPFE 患者罹患肺癌的风险很高，因为肺纤维化和肺气肿都有可能增加肺癌的发生率。尽管回顾性研究的证据有限，但 CPFE 患者中肺癌的发病率增加是有报道的。

Kitaguchi 等报道，47 例 CPFE 患者和 82 例肺气肿患者的肺癌患病率分别为 46.8% 和 7.3%[19]，而 Kurashima 等报告的 129 例 CPFE 患者和 233 例 IPF 患者的肺癌患病率分别为 33.3% 和 12.1%[13]。CPFE 患者肺癌的高患病率可能受转诊偏倚和招募策略的影响。然而，值得注意的是，CPFE 似乎易致肺癌。吸烟相关的肺癌，如鳞状细胞肺癌和小细胞肺癌（SCLC）为 CPFE 合并肺癌的主要病理类型[19, 30-31]。

Usui 等描述了 1143 例肺癌患者中的 101 例合并有 CPFE 的临床特征[30]。他们发现，与正常组（即无肺纤维化或肺气肿）（$n = 623$，53.0 个月）和合并肺气肿的患者（$n = 404$，21.9 个月）相比，合并 CPFE 的患者中位生存期（10.8 个月）最差。CPFE 患者肺癌预后较差的原因可能不仅与肺癌更早和更易复发有关，还与化疗耐受性差和 ILD 急性加重有关[30, 32]。

总的来说，CPFE 患者可能有较高的肺癌发病风险，然而，CPFE 是否是肺癌的独立危险因素仍不确定。

13.9　治疗

CPFE 患者的治疗方式有限，可能需要同时治疗 IPF 和肺气肿[5-7]。首先，应积极鼓励和支持患者戒烟。氧疗适用于低氧血症的患者。吸入型支气管扩张剂在 CPFE 患者中比单纯肺纤维化患者更常用[12, 15]。CPFE 患者全身性使用糖皮质激素、免疫调节剂和抗纤维化药物（如硫唑嘌呤、N- 乙酰半胱氨酸或吡非尼酮）与 IPF 相似，但在已发表文献中没有发现疗效。

肺血管扩张剂（如内皮素 -1 受体拮抗剂、前列腺素或 5 型磷酸二酯酶抑制剂）或可用于 CPFE 中 PH 的治疗，但目前尚无相关文献。动脉氧合的恶化而发生的缺氧性肺血管收缩（HPV），以及肺血管床和气道异常改变引起的通气 / 血流（V_A/Q）失衡都可能使 CPFE 患者易于发生 PH。肺血管舒张剂非选择性地扩张肺血管，可能会抑制 HPV 并加剧 V_A/Q 失衡，最终导致动脉氧合的进一步下降。因此，目前没有数据支持用肺血管舒张剂治疗 CPFE 并发的 PH，而如果合适，肺移植似乎是最理想的治疗方式[29]。

13.10　预后

据多项研究显示，CPFE 的中位生存期为 1.8 ～ 8.5 年（表 13.4）。CPFE 的生存期可能受并发症或急性加重的影响。然而，CPFE 患者的生存率是否低于单独患肺纤维化或肺气肿的患者尚有争议。

Mejía 等报道，CPFE 患者 PH 发生率和严重程度都高于 IPF 患者，生存率也更低[14]。Sugino 等也指出，当 CPFE 患者发生间隔旁肺气肿和 PH，通常其预后比 IPF 更差[17]。此外，Schmidt 等发现，尽管肺功能测量值维持虚假的正常，相比其他参数，进行性减小的 FEV1 能更好地预测 CPFE 患者的死亡率[16]。与之相反，有研究表明 CPFE 患者的生存率高于单独患肺纤维化或肺气肿的患者[11-13, 15, 24, 33]。这些矛盾结果的原因尚不清楚，但可能是受到转诊偏倚、招募策略和定义标准的影响。

表 13.4 CPFE 的生存率

研究	CPFE 患者数	中位生存期（年）
Akagi 等[33]	26	5.0
Choi 等[9]	66	6.0
Cottin 等[4]	61	6.1
Jankowich 等[12]	20	4.0
Kurashima 等[13]	129	8.5
Mejía 等[14]	31	2.2
Ryerson 等[15]	29	2.8
Sugino 等[17]	46	1.8

13.11 结论

大量已发表的文献已经证明，CPFE 是一种常见的综合征，其临床特征、肺功能和影像学特征都与肺纤维化和肺气肿不同。吸烟可能是导致 CPFE 并发肺动脉高压和肺癌的一个主要因素，并可以将其预后与单纯肺纤维化或肺气肿区分开来。CPFE 是一个独立的疾病吗？CPFE 是一种具有明显特征但未被充分认识的常见综合征，其特点如上所述[7]。然而，为了更好地认识 CPFE，需要在很多方面进行更深入的研究：明确合并或不合并 PH 的 CPFE 患者的病因、患病率、死亡率和临床处理；确定 CPFE 的定义、分类和分期，以及与 IPF 的鉴别。对 CPFE 的进一步了解将有助于制订治疗策略。

参考文献

1. Celli BR, MacNee W, ATS/ERS Task Force. Standards for the diagnosis and treatment of patients with COPD: a summary of the ATS/ERS position paper. Eur Respir J. 2004;23:932–46.
2. Travis WD, Costabel U, Hansell DM, et al. An official American Thoracic Society/European Respiratory Society statement: update of the international multidisciplinary classification of the idiopathic interstitial pneumonias. Am J Respir Crit Care Med. 2013;188:733–48.
3. Auerbach O, Garfinkel L, Hammond EC. Relation of smoking and age to findings in lung parenchyma: a microscopic study. Chest. 1974;65:29–35.
4. Cottin V, Nunes H, Brillet PY, et al. Combined pulmonary fibrosis and emphysema: a distinct underrecognised entity. Eur Respir J. 2005;26:586–93.
5. Portillo K, Morera J. Combined pulmonary fibrosis and emphysema syndrome: a new phenotype within the spectrum of smoking-related interstitial lung disease. Pulm Med. 2012;2012:867870.
6. Jankowich MD, Rounds SI. Combined pulmonary fibrosis and emphysema syndrome: a review. Chest. 2012;141:222–31.
7. Cottin V. The impact of emphysema in pulmonary fibrosis. Eur Respir Rev. 2013;22:153–7.
8. Akira M, Yamamoto S, Inoue Y, et al. High-resolution CT of asbestosis and idiopathic

pulmonary fibrosis. AJR Am J Roentgenol. 2003;181:163–9.

9. Choi SH, Lee HY, Lee KS, et al. The value of CT for disease detection and prognosis determination in combined pulmonary fibrosis and emphysema (CPFE). PLoS One. 2014;9: e107476.

10. Copley SJ, Wells AU, Sivakumaran P, et al. Asbestosis and idiopathic pulmonary fibrosis: comparison of thin-section CT features. Radiology. 2003;229:731–6.

11. Doherty MJ, Pearson MG, O'Grady EA, et al. Cryptogenic fibrosing alveolitis with preserved lung volumes. Thorax. 1997;52:998–1002.

12. Jankowich MD, Rounds S. Combined pulmonary fibrosis and emphysema alters physiology but has similar mortality to pulmonary fibrosis without emphysema. Lung. 2010;188:365–73.

13. Kurashima K, Takayanagi N, Tsuchiya N, et al. The effect of emphysema on lung function and survival in patients with idiopathic pulmonary fibrosis. Respirology. 2010;15:843–8.

14. Mejía M, Carrillo G, Rojas-Serrano J, et al. Idiopathic pulmonary fibrosis and emphysema: decreased survival associated with severe pulmonary arterial hypertension. Chest. 2009;136:10–5.

15. Ryerson CJ, Hartman T, Elicker BM, et al. Clinical features and outcomes in combined pulmonary fibrosis and emphysema in idiopathic pulmonary fibrosis. Chest. 2013;144:234–40.

16. Schmidt SL, Nambiar AM, Tayob N, et al. Pulmonary function measures predict mortality differently in IPF versus combined pulmonary fibrosis and emphysema. Eur Respir J. 2011;38:176–83.

17. Sugino K, Ishida F, Kikuchi N, et al. Comparison of clinical characteristics and prognostic factors of combined pulmonary fibrosis and emphysema versus idiopathic pulmonary fibrosis alone. Respirology. 2014;19:239–45.

18. Jankowich MD, Polsky M, Klein M, et al. Heterogeneity in combined pulmonary fibrosis and emphysema. Respiration. 2008;75:411–17.

19. Kitaguchi Y, Fujimoto K, Hanaoka M, et al. Clinical characteristics of combined pulmonary fibrosis and emphysema. Respirology. 2010;15:265–71.

20. Cottin V, Nunes H, Mouthon L, et al. Combined pulmonary fibrosis and emphysema syndrome in connective tissue disease. Arthritis Rheum. 2011;63:295–304.

21. Lundblad LK, Thompson-Figueroa J, Leclair T, et al. Tumor necrosis factor-alpha overexpression in lung disease: a single cause behind a complex phenotype. Am J Respir Crit Care Med. 2005;171:1363–70.

22. Hoyle GW, Li J, Finkelstein JB, et al. Emphysematous lesions, inflammation, and fibrosis in the lungs of transgenic mice overexpressing platelet-derived growth factor. Am J Pathol. 1999;154:1763–75.

23. Rogliani P, Mura M, Mattia P, Ferlosio A, et al. HRCT and histopathological evaluation of fibrosis and tissue destruction in IPF associated with pulmonary emphysema. Respir Med. 2008;102:1753–61.

24. Tasaka S, Mizoguchi K, Funatsu Y, et al. Cytokine profile of bronchoalveolar lavage fluid in patients with combined pulmonary fibrosis and emphysema. Respirology. 2012;17:814–20.

25. Tzouvelekis A, Zacharis G, Oikonomou A, et al. Increased incidence of autoimmune markers in patients with combined pulmonary fibrosis and emphysema. BMC Pulm Med. 2013;13:31.

26. Cottin V, Reix P, Khouatra C, et al. Combined pulmonary fibrosis and emphysema syndrome associated with familial SFTPC mutation. Thorax. 2011;66:918–19.

27. Nunes H, Monnet I, Kannengiesser C, et al. Is telomeropathy the explanation for combined pulmonary fibrosis and emphysema syndrome?: report of a family with TERT mutation. Am J Respir Crit Care Med. 2014;189:753–4.

28. Cottin V, Le Pavec J, Prévot G, et al. Pulmonary hypertension in patients with combined pulmonary fibrosis and emphysema syndrome. Eur Respir J. 2010;35:105–11.

29. Seeger W, Adir Y, Barberà JA, et al. Pulmonary hypertension in chronic lung diseases. J Am Coll Cardiol. 2013;62:D109–16.

30. Usui K, Tanai C, Tanaka Y, et al. The prevalence of pulmonary fibrosis combined with emphysema in patients with lung cancer. Respirology. 2011;16:326–31.
31. Girard N, Marchand-Adam S, Naccache JM, et al. Lung cancer in combined pulmonary fibrosis and emphysema: a series of 47 Western patients. J Thorac Oncol. 2014;9:1162–70.
32. Kumagai S, Marumo S, Yamanashi K, et al. Prognostic significance of combined pulmonary fibrosis and emphysema in patients with resected non-small-cell lung cancer: a retrospective cohort study. Eur J Cardiothorac Surg. 2014;46:e113–19.
33. Akagi T, Matsumoto T, Harada T, et al. Coexistent emphysema delays the decrease of vital capacity in idiopathic pulmonary fibrosis. Respir Med. 2009;103:1209–15.

第 14 章
IPF 和肺癌的共同通路

为什么肺癌与 IPF 高度相关?

著 Nobuyuki Koyama

译 何荣伶 袁湘宁

摘要:肺癌是全球第一大致死癌症,与特发性肺纤维化(IPF)一样预后极差。肺癌和 IPF 往往有高的共患率,并且 IPF 常被认为是肺癌发生的危险因素之一。另一方面,两种疾病的高共患率提示它们在发生和进展过程中具有共同通路。然而,肺癌和 IPF 在临床病理特征和治疗策略上显著不同。更确切地说,肺癌合并 IPF 的治疗体系尚未建立,因为肺癌的治疗措施有时会加剧 IPF,甚至可以引起 IPF 急性加重,从而导致死亡。为了找到"为什么肺癌与 IPF 高度相关"这个问题的答案,本章着重介绍 IPF 和肺癌的共同发病机制,并综述了与这两种疾病相关的可能的共同通路。除了常见的致病因素如环境暴露外,基因修饰、表观遗传畸变和信号通路失调也被报道为两种疾病的共同生物学机制。本章所述的多种常见通路可能是肺癌和 IPF 高共患率的原因,更好地理解这些通路将为这两种共患疾病的治疗带来新的视角,从而改善预后。

关键词:肺癌;共同发病机制;基因突变;表观遗传;信号通路

14.1 简介

肺癌是世界上癌症致死的首要原因。肺癌约 80% 为非小细胞肺癌(non-small cell lung cancer,NSCLC),其中超过 1/3 的肺癌在晚期才被诊断,导致其 5 年生存率低至约 20%。因此,特发性肺纤维化(IPF)伴发肺癌的预后差。肺癌和 IPF 有高共患率,据报道,在 7.5% 的手术切除肺癌患者中发现了 IPF[1],间质性肺炎患者中,肺癌发生率在

N. Koyama (✉)

Division of Pulmonary Medicine, Clinical Department of Internal Medicine, Jichi Medical University Saitama Medical Center, 1-847 Amanuma-cho, Omiya-ku, Saitama 330-8503, Japan

e-mail: nkoyama@jichi.ac.jp

© Springer Japan 2016

H. Nakamura, K. Aoshiba (eds.), *Idiopathic Pulmonary Fibrosis*,

DOI 10.1007/978-4-431-55582-7_14

4.4% ～ 38%。因此，IPF 被认为是肺癌发生的危险因素之一。除了这些流行病学数据，从病因学的角度来看，IPF 和肺癌还有共同的诱发因素如衰老、环境暴露和感染等。而与吸烟密切相关的鳞状细胞癌是 IPF 并发肺癌的主要组织学类型。另一方面，研究表明基因突变、表观遗传畸变、信号通路激活、细胞凋亡失调和 microRNA（miRNA）表达障碍均为肺癌和 IPF 常见的生物学机制，尤其是纤维化过程被认为是与癌症类似的损伤异常修复过程。这些发现提示在 IPF 和肺癌的发病机制和病程进展中存在一个共同的通路。然而，IPF 因为个体异质性，可能存在多种发病机制和病程。IPF 影像学表现严重程度与肺癌的患病率无关，肺癌病变并不总是出现在 IPF 的纤维化病灶中。此外，研究显示除了肺癌以外，IPF 患者患其他恶性肿瘤的风险并未增加。肺癌和 IPF 合并肺癌在病灶分布和转移潜能方面具有差异。

　　除了这些致病因素外，IPF 也是肺癌治疗中最需要注意的合并症之一，因为肺癌治疗如抗肿瘤药物、胸部放疗和手术切除有时会引起 IPF 急性加重。由于已进行的临床试验有限，IPF 合并肺癌的最佳治疗方式尚未确立。目前正在开发不同于传统方式的治疗肺癌或 IPF 的新策略，主要集中于分子靶向药物，如尼达尼布，它选择性地抑制肺癌和 IPF 发病机制中的通路。

　　在这一章中，我们将阐述 IPF 和肺癌的可能的共同通路，探讨这两种疾病高共患率的原因。旨在阐明这两种难治的、预后不良的疾病的共同发病机制，从而为开发有效的治疗措施提供依据。

14.2　基因变异、扩增和缺失

　　既往研究表明，许多基因突变与肺癌有关，在癌症的发生和进展中起促进作用。而一部分间质性肺炎是可遗传的。最近的报告显示，家族遗传性间质性肺炎约占 IPF 的 20%[2]。目前已报道的与间质性肺炎发病相关的突变基因有：端粒酶逆转录酶（*TERT*）基因、端粒酶复合体 RNA 组分（*TERC*）基因[3]、表面活性蛋白 A SP-A（*SFTPA*）基因、表面活性蛋白 C（*SFTPC*）基因和 ATP 结合盒转运子 A3（*ABCA3*）基因。在这些基因中，*TERT* 突变、*SFTPA* 及 *SFTPC* 基因缺失、*TERC* 基因扩增在 NSCLC 中也有报道。

　　单核苷酸多态性作为肺癌和 IPF 的共同发病机制的报道非常少，尽管一些基因突变常常在散发的肺癌合并 IPF 病例中被发现，这表明它们可能与 IPF 中肺癌的发生有关。本节主要讨论 IPF 和肺癌的常见基因突变。

14.2.1　端粒酶逆转录酶和端粒酶复合体的 RNA 组分

　　端粒酶是维持端粒的酶复合体，其作用是保护染色体使其不发生降解、端端融合和非典型重组。一旦端粒达到临界长度，RB 和 p53 信号通路将不可逆地抑制细胞的生长、衰老或凋亡。端粒功能障碍与疾病发展有关。端粒需要端粒酶复合体来产生和维护它们的结构和功能。端粒酶复合体含有一种酶和一种 RNA 模板成分，编码它们的分别是 *TERT* 和

TERC 基因。Gansner 等人回顾分析了 *TERT* 和 *TERC* 突变的发生率，发现其在家族性间质性肺炎和散发性 IPF 中均有出现，分别为 8%～15% 和 1%～3%[4]。*TERT* 和 *TERC* 基因突变所致的 IPF 为单倍型不足的常染色体显性遗传，而这些与端粒缩短有关的基因突变也在肺癌，尤其是小细胞癌中有所报道[5]。全基因组关联研究（genome-wide association study，GWAS）表明 5p15.33 号染色体上的 *TERT* 位点是肺癌易感标志物[6]，重现性 *TERT* 启动子突变发生于 2.57% 的 NSCLC 患者[7]。在 *TERT* 功能方面，*TERT* 调控的靶点之一是 Wnt/β-catenin 信号通路，当其被转录生长因子 -β（TGF-β）信号激活后，可以促进上皮–间质转化（EMT）和肌成纤维细胞分化[8]，而异常的 Wnt/β-catenin 通路与癌变紧密相关。

14.2.2　表面活性蛋白

表面活性蛋白中，干扰蛋白转运的表面活性蛋白 A2（*SFTPA2*）基因的种系突变已在 IPF 和肺癌[9]中被发现。表面活性蛋白 C（*SFTPC*）基因突变也在 IPF[10]中被发现，而其基因缺失在肺癌[11]中被发现。

14.2.3　*p53*

众所周知，*p53* 基因通过调控 DNA 修复、细胞分裂和诱导凋亡来发挥抑癌作用，*p53* 基因突变改变了 p53 蛋白的构象，使其在细胞核中贮积，从而导致癌变。研究发现，在多种癌症中，*p53* 突变都是多步骤癌变的早期事件。*p53* 的突变主要由吸烟所致，40%～60% 的肺癌与 *p53* 突变有关，吸烟相关的癌症中有 40% 发现了 *p53* 的 GC 转换为 TA。另一方面，在 IPF 中，TGF-β 被激活使 *p21* 高表达，而 *p21* 也可以由 p53 和成纤维细胞调节因子上调。有趣的是，在 IPF 纤维化区域的周围型鳞状细胞癌中检测到 *p53* 突变。吸烟导致的 *p53* 突变通常与鳞状细胞癌和肺纤维化有关。

14.2.4　*RAS*

RAS 致癌基因家族包括 *HRAS*、*KRAS* 和 *NRAS*，它们编码 21 kDa 大小的鸟苷三磷酸（GTP）结合蛋白 p21。RAS 蛋白与 GTP 结合后被激活，通过活化 RAS 依赖性激酶级联诱导细胞增殖。*RAS* 基因的点突变和过表达，导致灭活 RAS 蛋白的固有 GTP 酶活性丧失，从而启动 RAS 信号。KRAS 通过跨细胞膜的信号转导调控细胞增殖。*KRAS* 突变在肺腺癌和肺鳞癌中的发生率分别为 12%～57% 和 2%～9%，并且与肺癌患者的总体生存率低有关。NSCLC 中大约 80% 的 *KRAS* 突变涉及密码子 12[12]，而它的点突变 *KRAS*[G12D] 在间质性肺炎合并肺癌的肺组织中被检测到[13]。

14.2.5　脆性组氨酸三联体基因

脆性组氨酸三联体基因（fragile histidine triad，FHIT）是组氨酸三联体基因家族中的一员，是一种跨 3p14.2 染色体 FRAB3B 普通型脆性位点的抑癌基因。FHIT 位点的纯合性缺失和杂合性缺失（LOH）导致 FHIT 基因失活，在肺癌细胞系和原发肿瘤中已多次被报道。在 40% ～ 80% 的肿瘤病例中发现了异常的 FHIT mRNA 转录，约 70% 的原发性肿瘤（主要是吸烟者）中发现 FHIT 蛋白表达缺失。36.7% 的肿瘤和 32.7% 的正常肺组织中检测到含有 CpG 岛的 FHIT 启动子区域高甲基化，61.9% 的肿瘤检测到 LOH，而在肿瘤病例中发现分别有 36.7% 和 75.7% 的 FHIT 基因表达缺失或降低[14]。因此，甲基化和 LOH 的组合被认为是导致 FHIT 丢失的原因，这一现象经常在有吸烟史的鳞状细胞癌患者中被发现。与之相反，FHIT 突变很少在肺癌细胞中被报道。然而，FHIT 基因突变和蛋白表达减少已经在 IPF 中得到证实，尤其是在外围的蜂窝状结构区域。因此，FHIT 突变可能促进了有吸烟史的鳞状细胞癌患者的肿瘤发生，而在 IPF 的化生性病灶中也经常发现 FHIT 位点 LOH 和 FHIT 蛋白表达降低。

这些发现表明，基因突变可能至少在一定程度上与 IPF 和肺癌的共同通路有关，起着触发作用。

14.3　表观遗传变异中由 DNA 甲基转移酶引起的 DNA 甲基化

基因表达谱部分依赖于表观遗传变异，包括 DNA 甲基化、组蛋白修饰和非编码 RNA 的调控。表观遗传学的变异可以在不改变 DNA 序列的情况下改变目标基因的表达，因此是一种潜在可逆的变化。本章将表观遗传学变异分为三类：DNA 甲基化、组蛋白修饰和非编码 RNA（microRNA）的调控。

基因的高甲基化和低甲基化在基因表达的表观遗传学变异中起着重要作用。DNA 甲基化调控基因转录是由 DNA 甲基转移酶（DNMTs）直接实施，并由组蛋白修饰间接介导。这些表观遗传变异通常是由环境暴露、吸烟、饮食或衰老引起的。抑癌基因的高甲基化和癌基因的低甲基化已被广泛研究，尤其是在肿瘤发生领域。此外，Rabinovich 等的研究表明，IPF 的整体甲基化模式与肺癌有部分相似性[15]，提示两种疾病发展的致病机制相似。

14.3.1　同源性磷酸酶-张力蛋白

人第 10 号染色体缺失的同源性磷酸酶-张力蛋白（phosphatase and tensin homolog，PTEN）是一种双特异性的蛋白和脂质磷酸酶，具有抑制细胞迁移、增殖和促进细胞凋亡的作用，能通过抑制肌成纤维细胞分化抗纤维化，同时也是一个抑癌基因。PTEN 使磷脂酰肌醇 -3,4,5- 三磷酸去磷酸化，从而抑制 PI3K/AKT/mTOR 信号通路。NSCLC 中罕见基因突变（5%）引起的 PTEN 失活和 PTEN 蛋白表达降低（75%）都导致非配体依赖性的

AKT/ 蛋白激酶 B 的活化[16]。另一方面，TGF-β 负性调控 PTEN，从而促进 α- 平滑肌肌动蛋白（α-SMA）和胶原蛋白的产生，导致肌成纤维细胞的诱导分化和肺纤维化进展[17]。

14.3.2　小窝蛋白 -1

小窝蛋白 -1（caveolin-1，CAV1）是一种 22 kDa 大小的脚手架蛋白，是被称为小窝的烧瓶状膜凹陷结构（50 ～ 100 nm）的三种基本成分之一。CAV1 被认为与多种疾病的发生尤其是肿瘤发生有关，因为它调控了多种信号通路：整合素、表皮生长因子受体（EGFR）、血小板源性生长因子受体（PDGF）、MAPK 和 PI3K/AKT/mTOR。Wang 等报道，IPF 患者的肺组织和肺成纤维细胞中的 CAV1 表达减少，TGF-β 可以降低肺成纤维细胞的 CAV1 表达，而在培养的成纤维细胞中，CAV1 通过 c-JUN N- 端激酶（JNK）通路下调 TGF-β 诱导的 ECM 产生[18]。另一方面，CAV1 在癌症中的作用仍有争议。据报道，在肺癌中 CAV1 表达下降[19]，外源性 CAV1 表达可以抑制癌细胞系的细胞生长和肿瘤发生[20]。而其他研究中发现，在肺癌中 CAV1 表达上调，且与肿瘤转移及预后不良有关[21-22]。Li 等在前列腺癌细胞中发现 CAV1 能维持 AKT 的活性[23]。Sunaga 等则报道，CAV1 在 NSCLC 中发挥致癌功能，而在 SCLC 中发挥抑癌作用[24]。

14.3.3　Claudin-5

在 IPF 肺组织[25]中发现编码跨膜蛋白的 claudin-5（*CLDN5*）基因的高甲基化和表达降低。博来霉素所致的肺纤维化中，*CLDN5* 表达的降低可能促进 EMT[26]。作为 IPF 共患肺癌中最常见的组织学类型[28]，肺鳞状细胞癌中 *CLDN5* 表达减少或无表达[27]。

14.3.4　*p14*^{ARF}

抑癌基因 *p14*^{ARF} 在细胞周期的 G1 和 G2 期诱导细胞周期停滞，并通过 p53 依赖和 p53 非依赖性方式诱导细胞凋亡。DNA 甲基化所致的 *p14*^{ARF} 沉默已经在部分类型的肿瘤中有所报道。一氧化氮（NO）上调 *p14*^{ARF}，从而增强了 p53 活性，导致细胞凋亡[29]；然而，NO 可以减缓 Ⅱ 型肺泡上皮细胞（AT Ⅱ）的 EMT 进程，而纤维化中 TGF-β 下调 NO，AT Ⅱ 的凋亡可以引起肺纤维化[30]。

14.3.5　*p15*^{INK4B}、caspase 募集结构域 10 和 *O*-6- 甲基鸟嘌呤 -DNA 甲基转移酶

Huang 等发现[31]，在 IPF 中，细胞周期依赖性激酶抑制剂 2B（*CDKN2B*，*p15*^{INK4B}）

基因和 caspase 募集结构域 10（CARD10）基因发生高甲基化和表达下调。$p15^{INK4B}$ 是一种肿瘤抑制基因，属于 INK4 家族，$p16^{INK4A}$ 和 $p14^{ARF}$ 基因也属于这一家族。TGF-β 通过 SMAD 蛋白诱导 $p15^{INK4B}$ 基因表达。在 15% 的神经内分泌型肺癌中发现了 $p15^{INK4B}$ 基因在 5′ 末端的异常甲基化[32]，其中包括 IPF 并患肺癌的常见类型小细胞肺癌。另一份研究显示，CARD10（也称为 CARMA3）在 NSCLC 中过表达[33]。IPF 与肺癌之间 CARD10 表达谱差异的原因尚不清楚，需要进一步研究。此外，这个团队还报道了 O-6-甲基鸟嘌呤 -DNA 甲基转移酶（MGMT）在 IPF 中的低甲基化和过表达，而许多文献发现，在肺癌中，该基因的启动子甲基化可导致 MGMT 丢失或表达减少[34]。MGMT 是一种 DNA 修复酶，可以防止致癌的 DNA 加合物形成，从而稳定染色质结构、防止细胞凋亡。

14.3.6　前列腺素 E2（PGE2）

前列腺素 E2（PGE2）是环氧合酶 -2（COX2）的代谢产物，是花生四烯酸代谢中 COX 通路的脂质介质。COX2/PGE2 促进 PI3K/AKT 和细胞外信号调节激酶 1/2（ERK1/2）信号通路诱导的肿瘤血管生成和侵袭。在包括肺癌[35]在内的多种肿瘤中，COX2 的表达和 PGE2 的产生都有所增加。另一方面，PGE2 介导细胞内的许多抑制信号，抑制肌成纤维细胞分化，从而可能抑制肺纤维化发生[36]。IPF 患者的支气管肺泡灌洗液（BALF）中 PGE2 水平较低，成纤维细胞中 PGE2 合成减少，提示 PGE2 可能具有抗纤维化功能[37]。E- 前列腺素 2（EP2）受体是 PGE2 发挥生物效应（如抑制 TGF-β 诱导的肌成纤维细胞分化）的主要 G 蛋白偶联受体[38]。肺纤维化小鼠和 IPF 患者的成纤维细胞中，EP2 受体表达降低也证实了 PGE2 抵抗。另一方面，多种信号通路与 EP2 介导的肿瘤发生相关：①通过 EGFR 的反式激活活化诱导型一氧化氮合酶（iNOS）/ 鸟苷酸环化酶（GC）和 ERK1/2；②通过 β- 抑制蛋白 1 信号通路、EFGR 活化、PI3K/AKT 和 RAS/ERK 途径活化，磷酸化酪氨酸受体激酶 SRC；③通过 β- 抑制蛋白 1 信号磷酸化 JNK，上调前纤维蛋白 -1（PFN1）来增加 F- 肌动蛋白；④调控 cAMP/PKA/CREB 通路；⑤β- 连环蛋白诱导的 cMYC 和血管内皮生长因子（VEGF）表达增加[39]。编码 EP2 受体的 PTGER2 基因启动子区域异常的甲基化被认为是这些现象的一种合理解释。IPF 和肺癌中，常发现这个包含许多 CpG 岛的区域的高甲基化，并且被认为是由 IPF 成纤维细胞中 PTEN 抑制 /AKT 活化驱动的。

14.3.7　Thy1

Thy1（CD90）是一个主要表达在白细胞的 25 ～ 37 kDa 大小的糖基磷脂酰肌醇（GPI）锚定糖蛋白，参与细胞间和细胞基质的相互作用，可能是 NSCLC 细胞系中肺癌干细胞（CSCs）的标志物[40]。在 IPF 中，Thy1 基因启动子区域的高甲基化导致成纤维细胞中 Thy1 的表达丢失或减少[41]，这种基因表达的缺失诱导成纤维细胞灶内肌成纤维细胞分化，而这种改变又与肺癌的侵袭性有关。

14.3.8　肿瘤蛋白 p53 诱导的核蛋白 1

除了高甲基化的证据，Sanders 等[25] 还报道了 IPF 中由于低甲基化而导致的基因表达增加。肿瘤蛋白 p53 诱导的核蛋白 1（*TP53INP1*）定位于染色体 8q22，是 p53 抗氧化功能的主要介质，在 IPF 中表达上调。多种刺激因素可使 *TP53INP1* 表达增强，其编码两种核亚型 TP53INP1a 和 TP53INP1b。*TP53INP1* 转录激活 p53 靶基因如 *p21* 和 p53 诱导基因 3（*PIG3*），从而导致不同类型的细胞在 DNA 损伤应激下发生细胞周期停滞和凋亡[42]。*TP53INP1* 被认为是一种抑癌基因，因为它在不同的肿瘤类型中均表达减少。

这些发现表明，异常的表观遗传变异可能通过改变相应基因的表达，在 IPF 和肺癌中发挥作用，可能是两者潜在的共同发病机制。

14.4　表观遗传变异中的组蛋白修饰

转录后组蛋白修饰调控基因表达是另一种表观遗传变异。组蛋白主要被乙酰化、甲基化、磷酸化和泛素化修饰。在这些变化中，许多疾病中已经发现了异常的乙酰化状态，而这种异常状态受到组蛋白乙酰转移酶（HAT）介导的乙酰化和组蛋白去乙酰化酶（HDAC）介导的去乙酰化的调控，从而通过调节染色质凝聚状态来改变基因表达。HAT 使组蛋白的赖氨酸残基乙酰化以诱导基因表达，而 HDAC 使这些残基去乙酰化，导致染色质凝聚，从而减少基因转录。组蛋白 H3 第 9 位赖氨酸二或三甲基化（H3K9me2/3）和组蛋白 H3 第 27 位赖氨酸上三甲基化（H3K27me3）抑制基因转录，而组蛋白 H3 第 4 位赖氨酸 4 三甲基化（H3K4me3）增强基因转录，是众所周知的组蛋白甲基化修饰形式。超过 50 种组蛋白赖氨酸甲基转移酶（HMTs）和去甲基化酶调节这些甲基化过程，从而引起表观遗传基因激活或沉默。

14.4.1　组蛋白去乙酰化酶

根据序列同源性和催化反应机理，将 18 种 HDACs 分为 4 大类。HDACs 在许多类型的肿瘤中都被异常激活，通常可以下调肺肿瘤发生相关基因的表达。异常的 HDAC 激活通过包括 MYC/MAD 和 RB/E2F 通路在内的许多信号通路促进细胞增殖。HDACs 也被报道与多种器官的纤维化有关。Guo 等发现 HDAC4 依赖的正常人肺成纤维细胞（NHLFs）向肌成纤维细胞转分化需要 AKT 磷酸化，证明 AKT 活化对于 TGF-β 介导的成纤维细胞向肌成纤维细胞转分化是不可或缺的[43]。Halder 等报道，组蛋白去乙酰化导致 TGF-β Ⅱ 型受体（TβRⅡ）表达缺失，从而抑制 TGF-β 介导的肿瘤抑制功能[44]。

14.4.2 组蛋白甲基转移酶

组蛋白甲基转移酶（histone methyltransferases，HMTs）通常包含 SET（suppressor of variegation，enhancer of zeste，trithorax）结构域作为催化单元，它的失调常导致组蛋白异常甲基化，通过活化癌基因和（或）使抑癌基因失活而致癌。在 *HMT* 基因中，属多梳基因家族的 zeste 同源启动子 2（*EZH2*）具有 HMT 活性，且在多种恶性肿瘤中过表达。多梳家族蛋白（PcG）是一种转录抑制因子，含有两种不同的蛋白复合物：多梳抑制复合物（PRC）1 和 PRC2。PRC2 由其催化亚基 EZH2、胚胎外胚层发育蛋白（EED）、EED 相关的 HDAC1 和 HDAC2 组成。EZH2 作为 HMT 使 H3K27 三甲基化，导致参与发育、分化和生长的基因发生表观遗传沉默。EZH2 也将 DNMTs 招募至目标启动子。EZH2 通过 DNA 甲基化和组蛋白甲基化使抑癌基因失活。因此，它被认为是一种致癌基因。事实上，我们之前报道过 EZH2 的表达与 NSCLC 患者预后不良有关，并促进了 NSCLC 细胞生长和侵袭[45]。许多 PRC2 靶基因含有 CpG 岛，Vire 等报道 PRC2 靶基因启动子的 DNA 从头甲基化依赖于 EZH2 与 DNMTs 的相互作用[46]。关于 IPF 与 HMTs 的关系，Coward 等最近发现在 IPF 成纤维细胞中，G9a HMT 介导的 H3K9 甲基化和 EZH2 介导的 H3K27 甲基化在 *COX2* 启动子上显著增加，从而导致 *COX2* 基因的表观遗传沉默[47]。他们之前也发现，HATs 的募集减少导致的组蛋白乙酰化缺陷，以及 *COX2* 启动子的 NCoR、CoREST 和 mSin3a 转录相关辅助抑制复合物的募集增加，是导致 IPF 中 *COX2* 基因转录减少的原因。如前一节所述，COX2/PGE2 作为抗纤维化介质，能抑制肌成纤维细胞分化和肺纤维化的发生，而当其在肺癌细胞中过表达时，则有助于肿瘤血管生成。

14.4.3 10 kDa 的干扰素-γ 诱导蛋白/趋化因子 C-X-C 基序配体 10

10 kDa 的干扰素-γ 诱导蛋白（IP10）/趋化因子 C-X-C 基序配体 10（CXCL10）是由包括单核细胞、成纤维细胞、内皮细胞在内的多种细胞分泌的，HDACs 与 HMTs 结合以使 H3K9 甲基化，从而维持其启动子区域的染色质凝集。IP10 在 NSCLC 中抑制肿瘤的生长、转移和血管生成[48]，Keane 等报道，IPF 患者的肺组织和成纤维细胞比正常成纤维细胞产生的 IP10 更少，这表明 IP10 也减弱了 IPF 中的血管生成[49]。

鉴于这些发现，与多种途径和分子相互作用的组蛋白修饰可能直接或间接地参与 IPF 和肺癌的共同发病机制。

14.5 表观遗传变异中的 microRNA

microRNA（miRNA）是一类非编码的小分子 RNA，由 20 ~ 25 个核苷酸组成，这些核苷酸与靶基因 mRNA 的 3′ 端的未翻译区域（3′ UTR）结合。一旦与目标 mRNA 结合，mRNA 就会被降解，其翻译被抑制。一个 miRNA 可以靶向不同的通路基因，而一个基因也可以被多个 miRNA 靶向。因此，miRNA 在许多细胞活动和发育过程中发挥重要作用，包括细胞内信号通路和器官形态发生，而 miRNA 的异常表达与包括癌症在内的多种疾病的发生和进展有关。目前，miRNA 是研究的热点，而在本节中，我们将广泛综述 miRNA 与 IPF 和肺癌的共同通路的关系。

14.5.1　miR-21

miR-21 是肿瘤发生过程中最具特征的 miRNA 之一，据报道其在许多类型的癌症中都有过表达，尤其与不吸烟的 NSCLC 患者的预后相关[50]。据报道，miR-21 在博来霉素诱导的肺纤维化小鼠和 IPF 患者的肺组织中均表达上调[51]。TGF-β 是肺纤维化发生的一个重要介质，可以上调 miR-21 的表达，从而促进肺成纤维细胞的激活并向肌成纤维细胞分化。成纤维细胞生长因子 -2（FGF2）也能增强人正常成纤维细胞中 miR-21 的表达，同时，miR-21 的增强表达主要集中在 IPF 的肌成纤维细胞中。miR-21 可以负性调控 SMAD7 和增加 SMAD2 磷酸化，从而促进 TGF-β 介导的肺成纤维细胞活化。miR-21 正性或负性调控多种肿瘤相关基因的表达和功能，包括原肌球蛋白 1（TPM1）、程序性细胞死亡 4（PDCD4）、PTEN、TGF-β，核因子 I/B（NFIB）、丝抑蛋白（maspin）、快速发育生长因子同源蛋白 -2（Spry2）、肉豆蔻酸富含丙氨酸 C 激酶基质（MARCKS）、基质金属蛋白酶（MMPs）和具有 kazal 基序的富含半胱氨酸的反转录诱导蛋白（RECK，一种 MMP 抑制剂）。这些基因中，PDCD4、PTEN、TGF-β 和 MMP 介导的分子通常与 IPF 和肺癌相关。

PDCD4 被认为是一种抑癌基因，抑制激活蛋白 -1（AP1）的活化。反过来，通过 RAS/MAPK 通路激活的 AP1 诱导 miR-21 的表达，而 RAS 则通过依赖于 AP1 和 miR-21 的方式下调 PTEN 和 PDCD4[52]。另一方面，miR-21 与 TGF-β 通过 PDCD4 诱导的成纤维细胞向肌成纤维细胞转分化相关，在癌症基质中也发现了这个现象[53]。

在 74% 的非小细胞肺癌中，PTEN 受 TGF-β 负性调控而表达下降[54]。White 等研究表明，从 IPF 患者肺部分离的成纤维细胞和肌成纤维细胞中 PTEN 降低，表明体内 PTEN 受抑制，从而促进纤维化，体外实验证明 PTEN 可以抑制肌成纤维细胞分化[17]。

TGF-β 是强促纤维化因子，在 IPF 的发病机制中发挥重要作用。TGF-β 可以诱导 SMAD 非依赖信号，也可以结合 TβR Ⅱ 进而磷酸化并激活 TGF-β Ⅰ型受体（TβR Ⅰ），激活 SMAD 依赖的信号通路，最终调控肿瘤相关基因的转录，包括调节多种信号通路、细胞周期和 EMT 的基因[55]。有趣的是，TGF-β 信号可以根据细胞暴露的条件抑制或促进肿瘤。

MMPs 是锌依赖性内肽酶蛋白家族的一员，被分为不同的亚群。MMP 介导的基质降解造成了多种生理学和病理学过程，包括伤口愈合、肿瘤发生、器官纤维化和炎症。MMPs 及其内源性抑制剂（基质金属蛋白酶的组织抑制剂，TIMPs）的功能失调可能是肺纤维化和肺癌的发展基础[56]。MMP7 在 IPF 和 NSCLC 中均过表达[57-58]。MMP2 和 MMP9 不仅在 IPF 患者肺内高度上调，而且与肿瘤侵袭和转移相关[59-61]。另一方面，博来霉素诱导的肺纤维化中发现 TIMP1 表达增加[62]，IPF 患者中 TIMP3 表达上调[63]。非小细胞肺癌患者肺组织中 TIMP1 和 MMP9 水平升高[64]。

14.5.2　let–7

人类致死因子 7（let-7）家族包含 13 个成员，是另一个最具特色的 miRNA，在发育和癌变中起作用。Let-7 被认为是一种肿瘤抑制因子，在 IPF 和肺癌中均表达下调。let-7家族中，let-7d 在许多类型的癌症和肺部疾病中都发挥了作用。高迁移率蛋白 AT-hook 2（HMGA2）是 let-7d 的一个靶蛋白，在 IPF 患者的肺泡上皮细胞（AECs）高表达，let-7d 能抑制 HMGA2 并防止 EMT，而 TGF-β 能减少 let-7d 表达[65]。Pandit 等还报道了 SMAD3 与 let-7d 启动子结合，这可能是阻止 let-7d 抑制 EMT 的一种潜在机制[66]。Johnson 等认为在肺肿瘤中 let-7 下调能调节 RAS 表达，这可能是一种致癌机制[67]。let-7 通过 HMGA2 与 RAS 信号通路相互关联，可能导致抗纤维化表型和肿瘤发生。

细胞分裂周期 25A（CDC25A）可能是 let-7 与 IPF 和肺癌相关的另一个靶点。CDC25A 属于 CDC2 双特异性磷酸酶家族，能去除周期依赖性激酶（CDKs）的抑制性磷酸基团，使其活化，从而促进细胞周期和细胞增殖[68]。let-7c 以同源框 A1 基因（HOXA1）为靶标，导致 CDC25A 表达被抑制，而在 NSCLC 中，CDC25A 表达经常增加[69-70]。CDC25A表达是由角化细胞生长因子（KGF）诱导的，KGF 能促进 AECs 的增殖，而肺纤维化发生的关键介质 TGF-β 能抑制 KGF 介导的 AECs 增殖[71]。TGF-β 也抑制了 let-7d 在 IPF 的 AECs 中的表达增加。let-7c 和 let-7d 可能在 IPF 的发展和肺癌发生中相互作用。

14.5.3　miR–155

miR-155 是由 B 细胞整合簇（BIC）加工产生的，BIC 是一种表达在活化的 B 细胞、T 细胞、单核细胞和巨噬细胞中的非编码转录子。miR-155 也被报道在肺癌和 IPF 中表达升高[72-73]，且其表达受到 TGF-β 的负调控。这种 miRNA 可降低角化细胞生长因子 -7（KGF7），并通过激活 caspase3 促进成纤维细胞迁移[74]。SMARCA4（SWI/SNF 相关、基质相关、肌动蛋白依赖性染色质调控因子，亚家族 a，成员 4）是 SWI/SNF 染色质重塑复合物的催化亚基，Coira 等报道 miR-155 可通过抑制 SMARCA4 在肺肿瘤中起致癌作用[75]。miR-155 过表达下调了许多公认的肿瘤抑制基因，包括 TP53INP1、PTEN、PDCD4 和含 SH2 域的肌醇 5′- 磷酸酶 1（SHIP1）[76-77]。

14.5.4　miR–29

miR-29 家族由 miR-29a、miR-29b、miR-29c 组成，与多种促纤维化和炎症通路相互作用，在肺纤维化中表达显著降低[73]。miR-29 也是纤维化中与 TGF-β 相关的 miRNAs，在人肺成纤维细胞中通过激活 PI3K/AKT 通路抑制 TGF-β 诱导的 ECM 合成[78]。TGF-β/SMAD 信号通过 SMAD3 负调控 miR-29[79]，而 miR-29 的减少能上调胶原蛋白和与肺纤维化发生相关的 ECM 基因[80]。因此，miR-29 被认为可以通过调控 ECM 和 EMT 发挥抗纤维化作用。另一方面，多项研究报道 miR-29 在肺癌中下调[72, 81]。此外，Fabbri 等发现 miR-29

通过直接靶向 DNMT3A 和 DNMT3B 来恢复肿瘤抑制基因在肺癌中的表达，从而发挥抗肿瘤作用[82]。

14.5.5　miR-30

miR-30 下调 RAB18，RAB18 属于 RAS 超家族，抑制 NSCLC 的细胞生长[83]，而 miR-30 在 IPF 中下调[66]。WNT1 诱导信号通路蛋白 1（WISP1）作为促纤维化介质在 IPF 中高度表达，而 miR-30a 能逆转肺成纤维细胞中 TGF-β 诱导的 WISP1 表达[84]。

14.5.6　miR-210

miR-210 是位于转录本基因座的内含子 miRNA，其表达在 IPF 和肺癌中均上调[85-86]。低氧调节的 miR-210 调控多种病理生理通路如细胞周期、凋亡、血管生成和氧化代谢的基因表达。Bodempudi 等报道，在 IPF 中，低氧导致成纤维细胞的 miR-210 表达显著增加，而 miR-210 通过抑制 cMYC 抑制剂（MNT）来刺激 IPF 成纤维细胞增殖[87]。过表达 miR-210 可直接下调 MNT，间接激活 cMYC，可能因此抑制低氧诱导的癌细胞周期阻滞，如 G0/G1 阻滞，并促进细胞增殖[88]。另一方面，Tsuchiya 等报道，miR-210 在食管鳞癌细胞中过表达，直接靶向成纤维细胞生长因子样受体 1（FGFRL1），导致 G0/G1 和 G2/M 期阻滞，进而诱导细胞凋亡[89]。

14.5.7　miR-199a-5p

miR-199a-5p 在 IPF 患者中尤其是在肌成纤维细胞和成纤维细胞病灶中表达增加。TGF-β 诱导的 miR-199a-5p 会下调 CAV1，而 CAV1 有降解 TGF-β/TβR 复合物的作用，因此，miR-199a-5p 可以促进 TGF-β 信号、ECM 产生以及肌成纤维细胞的分化、增殖、迁移和侵袭[90]。最近的一项研究显示，miR-199 还有调控 miR-155 的作用，miR-155 能通过抑制 SMARCA4 发挥抑癌功能[75]。

14.5.8　miR-145

miR-145 是一种公认的肿瘤抑制因子，在多种肿瘤中下调，而 miR-145 的过表达可通过 EGFR 和 NUDT1 抑制人肺腺癌细胞的增殖[91]。另一方面，Yang 等报道，TGF-β 刺激的肺成纤维细胞和 IPF 患者的肺组织中 miR-145 的表达增加，肺成纤维细胞中 miR-145 的过表达通过作用于 Kruppel 样因子 4（KLF4，一个已知的 α-SMA 负性调控因子）增加了 TGF-β 诱导的 α-SMA 的表达[92]。miR-145 在肿瘤的发生和 IPF 的发展中具有相互作用。

14.5.9　miR-200

miR-200 下调 ZEB1 和 ZEB2 的表达，从而抑制 EMT，最终抑制肺癌向远处转移[93]，但同时 miR-200 也部分通过下调 SEC23A 而增强小鼠乳腺癌细胞的转移[94]。miR-200 还靶向关键的促血管生成细胞因子 IL-8 和 CXCL1，从而抑制肿瘤血管生成。在大鼠 AT Ⅱ 细胞中，TGF-β 会下调 miR-200 表达，而 IPF 患者的肺组织中 miR-200 表达也下降[95]。该研究还表明，miR-200 表达的减少调控了 GATA3、ZEB1 和 ZEB2 的表达，并促进了 AECs 的 EMT 过程。

14.5.10　miR-17-92

miR-17-92 表达的减少与 DNMT1 相互作用，促进 IPF 的发展[96]。IPF 患者肺组织和成纤维细胞中发现 miR-17-92 通过 DNA 甲基化而沉默，miR-17-92 表达减少与 DNMT1 表达呈负相关。将 miR-17-92 引入 IPF 的成纤维细胞中，可以降低纤维化基因和 DNMT1 的表达，降低 miR-17-92 的 DNA 甲基化，并使细胞表型正常化。Osada 等的综述表明，cMYC、E2F1/E2F3、STAT3 等在癌症中经常被激活，它们能反式激活在肺癌尤其是在 SCLC 中过表达的 miR-17-92[97]。miR-17-92 也能抑制 PTEN、BIM、TβR Ⅱ、CTGF、RB 和 p21。miR-17-92 在肿瘤中的表达增加，可以靶向于抗血管生成和纤维化的基因，而这些基因许多都在 IPF 中发生改变。miR-17-92 的生物学特性在 IPF 和肺癌之间可能存在差异。

14.5.11　miR-375

miR-375 在鳞状细胞癌中下调，在肺腺癌中上调。其过表达导致 CLDN1 表达被抑制，从而抑制细胞迁移、侵袭和转移[98]。另一方面，miR-375 通过抑制 Wnt/β-catenin 通路负性调节 AEC 转分化，在 IPF 患者的肺组织中 miR-375 表达降低[99]。

14.5.12　miR-185

miR-185 诱导 G1 阻滞，从而抑制肺癌细胞增殖[100]，这可能是由于 miR-185 抑制了 *CDK6* 和 *AKT1* mRNA 的表达。miR-185 和 Argonaute 亚家族蛋白 AGO1 和 AGO2 在 IPF 中表达增加，AGO1 和 AGO2 是 RNA 诱导沉默复合物（RISCs）的核心成分。

14.5.13　miR-154

miR-154 可能靶向参与不同通路的多个基因：核因子 -κB（NFκB）、低氧诱导因子 -1

（HIF1）、MAPK、NOTCH 及自噬相关的分子信号通路，miR-154 在肺癌患者的血清中表达减少[101]。在 IPF 中，TGF-β 诱导的 miR-154 抑制 p15（CDKNB2，TGF-β 的应答基因）及 Wnt 通路的抑制因子 DKK2、DIXDC1 和 PPP2CA，同时增加 FZD4/5/6、LRP 和 KREMEN1，最终诱导成纤维细胞增殖和迁移[102]。因此，miR-154 的过表达可能正性调控 Wnt/β-catenin 通路。

尽管关于 miRNA 在肺肿瘤发生和肺间质纤维化发展中的作用有相互矛盾的数据，但正如本节所述，miRNA 与其他 miRNA 的相互作用可能是 IPF 与肺癌的潜在共同发病机制（表 14.1），需要进一步的研究。

表 14.1　microRNAs 与肿瘤发生及 IPF 发展的关系

MicroRNA	肿瘤发生	IPF 发展	相关分子
miR-21	↑	↑	TPM1，PDCD4，PTEN，TGF-β，NFIB，mapsin，Spry-2，MARCKS
			MMPs，RECK，SMAD2，SMAD7，FGF2
Let-7	↓	↓	TGF-β，HMGA2，SMAD3，RAS，CDC25A
miR-155	↑	↑	TGF-β，KGF7，SMARCA4，TP53INP1，PTEN，PDCD4，SHIP1
miR-29	↓	↓	TGF-β，SMAD3，PI3K/AKT，DNMT3A，DNMT3B
miR-30	↓	↓	RAS，Rab18，TGF-β，WISP1
miR-210	↑?	↑	Hypoxia，MNT，FGFRL1
miR-199a-5p	↑	↑	TGF-β，CAV1，SMARCA4
miR-145	↓	↑	EGFR，NUDT1，TGF-β，KLF4
miR-200	↓	↓	ZEB1，ZEB2，Sec23a，IL-8，CXCL1，TGFβ，GATA3，PTEN
			BIM，TGF-βRⅡ，CTGF，RB，p21
miR-17-92	↓	↓	DNMT-1，cMYC，E2F1/E2F3，STAT3
miR-375	↓	↓	TGF-β/SMAD，CLDN1，FZD8，Wnt/β catenin
miR-185	↓	↑?	CDK6，AKT1，AGO1，AGO2，RISCs
miR-154	↓?	↑?	NF-κB，HIP-1，MAPK，Notch，TGF-β，p15，DKK2，DIXDC1
			PPP2CA，FZD 4/5/6，LRP，KREMEN1，Wnt/β catenin

14.6　信号通路

IPF 的特点是肺泡上皮细胞损伤增生，释放多种分子，包括生长因子、细胞因子和 MMPs，引起间充质细胞的活化增殖、ECM 的沉积和成纤维细胞的积聚，从而通过多种信号通路导致基底膜破坏、纤维蛋白形成、异常的损伤修复和血管生成，最终促进细胞凋亡或迁移。在肺癌中，这些信号也可以激活致癌基因或灭活抑癌基因，通过异常的致癌通路导致肿瘤发生。这些发现表明，IPF 和肺癌的发展中可能有共同的信号通路。事实上，正如前几节所述，一些关键分子通过共同的信号通路与肿瘤和纤维化发生同时相关（图14.1）。因此，我们进一步描述了前面章节中提到的值得注意的信号通路。

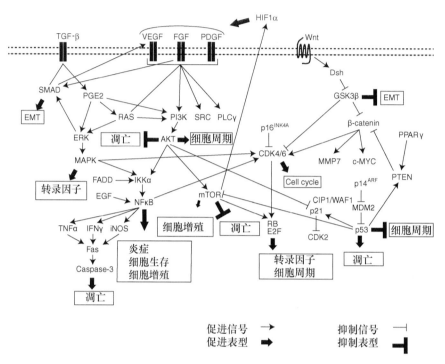

图 14.1　IPF 与肺癌发病机制可能的共同信号通路

14.6.1　转录生长因子 – β 信号通路

如前文所述，TGF-β 信号通路通过与其他信号通路和多种因子相互作用，在损伤修复和纤维化中起重要作用。TGF-β 诱导的 EMT 和肌成纤维细胞积聚受整合素依赖的SMAD 活化和 Wnt/ β -catenin 信号通路正性调控[103]。肌成纤维细胞抵抗细胞凋亡进而促进纤维化形成，部分是由于 IPF 中抗纤维化的前列腺素 E2（PGE2）的减少[104]。这些导致 EMT 的现象与肿瘤细胞相似，肌成纤维细胞在肿瘤环境中通过多种介质促进细胞浸润和肿瘤进展。

14.6.2　Wnt 信号通路

无翅蛋白（Wnt）家族由 19 种分泌蛋白组成，通过激活多种途径传递信号。一条主要的 Wnt 通路，称为经典通路，通过抑制 GSK3 β 来诱导 β -catenin 在细胞质的稳定和累积，以及向细胞核转移，最终导致与多种疾病相关的基因表达增强。如 14.3.1 节所述，

Wnt/β-catenin 通路是 TERT 的调控靶标之一。β-catenin 将 Wnt 信号传输入核，从而调控不同的致癌基因，包括细胞周期蛋白 D1（*cyclin D1*）和 *cMYC*，β-catenin 的稳定和过表达可以促进肿瘤形成。Stewart 等认为 WNT1 作为 Wnt 的配体，与 β-catenin 表达异常及 cMYC、cyclin D1、VEGFA、MMP7、Ki67 和生存素表达增加有关，可以导致非小细胞肺癌增殖[105]。另一条 Wnt 通路称为非经典通路，它并不涉及 β-catenin，而主要包括两种途径：细胞极性通路（Wnt-PCP 通路）和 Wnt-钙通路（Wnt/Ca^{2+} 通路）。WNT7A 和 FZD9 在非小细胞肺癌细胞株中的合并表达导致 ERK5 激活，进而导致 PPARγ 表达增加和 Sprouty-4 活化。Sprouty-4 抑制 EMT，从而抑制肿瘤生长[106-107]。事实上，在 NSCLC 中经常发现 Wnt 配体和 Wnt 信号介质的异常表达。

Wnt/β-catenin 通路也促进 TGF-β 介导的 EMT 和肌成纤维细胞分化，从而导致肺纤维化发生。Wnt/β-catenin 信号通路在 IPF 患者的肺组织中上调。此外，β-catenin 的靶标 cyclin D1 和 MMP7 也被认为与肺纤维化的发生有关[108]。

14.6.3　PI3K/AKT/mTOR 信号通路

磷酸肌醇 3-激酶（PI3Ks）调节细胞增殖、存活、黏附和运动。这些激酶刺激细胞膜上 PIP3 的合成，从而促进由多个受体酪氨酸激酶组成的 PI3K/AKT/mTOR 下游信号通路。PI3K/AKT/mTOR 通路在肺部肿瘤早期的病理过程中受下述多种信号的调控而激活，从而抑制细胞凋亡并维持细胞存活：①突变的 *PI3K*、*PTEN*、*EGFR* 或 *KRAS*；②*PIK3CA* 扩增，*PTEN* 缺失或 *AKT* 激活[109]。在 IPF 成纤维细胞中，PI3K/AKT/mTOR 信号被异常激活，而 PTEN 活性低于正常细胞[110]。此外，在 IPF 中，PI3K/AKT/mTOR 通路还与许多其他信号通路相互作用，包括 MAPK 和 VEGFR 信号通路[111]。

14.6.4　核因子-κB 信号通路

NF-κB 和 PI3K/AKT/mTOR 信号通路的交叉作用可能导致肺癌细胞生存和增殖[112]。PI3K/AKT 通过依赖 IKKα 的途径促进 NF-κB 活性[113]，而 IKK 通过磷酸化 Fas 相关死亡域蛋白（FADD）激活 NF-κB，从而促进肺腺癌的增殖[114]。此外，在肺腺癌细胞中，EGF 通过 IκBα 磷酸化介导 IKK 非依赖性的 NFκB 活化[115]。NF-κB 激活与 *KRAS* 突变有关，在肺癌细胞中，p53 功能缺失和 *KRAS*[G12D] 活化（RAS 在肺癌中的常见点突变）持续激活 NF-κB 以及下游信号通路，如 PI3K 和 MAPK 通路[116]。NF-κB 激活也见于 IPF 相关的炎症过程。NF-κB 依赖性炎症介质，包括肿瘤坏死因子（TNF）-α、TGF-β、白介素-1（IL-1）、诱导型一氧化氮合酶（iNOS）和干扰素（IFN）-γ 都在 IPF 患者和肺纤维化动物模型中高表达[117-119]。现有的体内研究表明，抑制 NF-κB 信号通路可以减弱博来霉素诱导的肺纤维化，而体外研究发现 NF-κB 信号通路有助于调控 TGF-β[119-121]。

14.6.5　成纤维细胞生长因子信号通路

成纤维细胞生长因子（fibroblast growth factors，FGFs）是一类与其同源的 FGF 受体（cognate FGF receptor，FGFRs）结合的同源多肽配体[122]。FGF 配体共有 22 个，包括 6 个亚家族和 4 个 FGFR 亚型，这些受体被 FGF 配体激活并与支架蛋白硫酸类肝素蛋白多糖结合。FGF 配体与 FGFRs 结合后，传递与血管生成、细胞迁移、细胞增殖相关的信号，FGF 信号通路参与多种疾病的发病机制。然而，FGF 信号对肿瘤的促进和抑制作用是相互影响的，这取决于肿瘤的类型。而在 IPF 中，AECs 释放的 TGF-β 通过 FGF2 诱导肺成纤维细胞的增殖，FGF2 有促进 p38 MAPK 和 JNK 磷酸化的作用[123]。IPF 患者的支气管肺泡灌洗液和血清中 FGF2 升高[124]。NSCLC 细胞中 FGF2 水平升高，通过胞内分泌促进肿瘤细胞的生长[125]。FGF2 还促进多种癌症的血管生成和肿瘤增殖，FGF2 介导的自分泌和旁分泌信号能够有效促进肿瘤发生。

FGF1（另一种 FGF）通过下调胶原蛋白的表达和拮抗 TGF-β 的促纤维化作用发挥抗纤维化作用[126]。FGF1 可以抑制 MEK/ERK 通路介导的 SMAD2 磷酸化，从而抑制 TGF-β 诱导的 AECs 发生 EMT。FGF1 介导的 FGFR 信号活化能诱导包含 SRC 同源性（SH2）或磷酸酪氨酸（PTB）的蛋白的招募和激活，从而激活 PI3K/AKT、MEK1/2-ERK 和 p38 MAPK 等多种信号通路[127]。最近，Daly 等报道，低水平的 FGF1 与 Ⅰ 期肺腺癌的良好预后相关[128]。

14.6.6　Fas/FasL 信号通路

Fas 是 TNF 受体（TNFR）超家族的细胞表面死亡受体，它通过调节免疫反应来促进细胞的存活 / 分化和凋亡。IPF 患者成纤维细胞灶中 Fas 减少甚至缺失[129]。暴露于促炎细胞因子 TNF-α 和 IFN-γ 时，Fas 在 NF-κB 和 MAPK 依赖性通路下高表达，使成纤维细胞对 Fas 诱导的细胞凋亡途径敏感，从而逆转 TGF-β 所致的成纤维细胞凋亡抵抗。Fas/Fas 配体（FasL）在肺癌细胞和肺癌组织中表达异常[130]，提示其对肺癌的发生有一定的作用。

14.6.7　血管内皮生长因子信号通路

血管内皮生长因子（VEGF）信号通路特征明显。低氧诱导的 VEGF 配体（从 VEGFA ～ VEGFE 和胎盘生长因子）、生长因子和细胞因子与 VEGF 受体（VEGFR1-3）相互作用，特别是与激活 PI3K/AKT 通路的 VEGFR2 相互作用，从而促进细胞增殖、迁移、存活、血管生成并抑制细胞凋亡。VEGF 在肺癌中高表达，其表达与预后不良有关[131]。虽然正常的损伤修复需要血管新生，但 IPF 组织中经常发现异常的新生血管，提示 VEGF 信号通路与 IPF 的发展有关。此外，Kobayashi 等发现在人肺成纤维细胞中，SMAD3 信号参与调节 TGF-β 诱导的 VEGFA 产生[132]。

14.6.8　血小板源性生长因子信号通路

血小板源性生长因子（platelet-derived growth factor，PDGF）家族包括 PDGFA ～ PDGFD，促进细胞增殖、侵袭和血管生成，促进创伤愈合和间充质细胞的增殖。在不同类型的癌症和纤维化疾病中，都有 PDGF 表达和信号通路激活的相关报道。二聚的 PDGF 结合 PDGFRα 和 PDGFRβ，从而通过 PI3K、SRC、磷脂酶 C-γ、RAS 途径以自分泌和旁分泌方式传递信号[133]。PDGFA 和 PDGFC 旁分泌信号通路与 NSCLC 细胞系的成纤维细胞瘤浸润有关[134]。此外，PDGF 信号通路与 VEGF 信号通路部分重叠，激活癌相关成纤维细胞（CAFs）并招募产 VEGF 的间充质成纤维细胞，导致肿瘤发生和血管生成[135]。由肺泡巨噬细胞合成的 PDGF 可以作为成纤维细胞的有丝分裂和趋化因子。此前的体外研究表明，PDGF 与一些纤维化介质包括 TGF-β、IL-1、TNF-α、FGF、凝血酶相互作用，从而促进纤维化发生。IPF 患者的巨噬细胞和成纤维细胞可以产生 PDGF，而 PDGFB 和 PDGFR 的 mRNA 在 IPF 患者增生的 II 型肺泡上皮细胞中高表达[136]。PDGF/PDGFR 信号通路至少可以部分与 VEGF/VEGFR 和 FGF/FGFR 信号通路相互作用，这些通路之间错综复杂的相互作用可能是 IPF 与肺癌共同发病机制的一部分。

14.6.9　RAS/RAF/MEK/MAPK 信号通路

RAS/RAF/MEK/MAPK 信号通路是具有最广泛特征的通路之一，可以调节细胞迁移、增殖和凋亡，而它的异常信号参与了多种疾病的发展。尤其在肺癌中，这条通路经常被激活，其中最常见的是约 20% 的肺癌中发生了 *KRAS* 突变，特别是在患腺癌的吸烟者中[137]。RAS/RAF/MEK/MAPK 信号通路也与 IPF 的发展有关。许多分子和通路，以及本节描述的大多数信号，都可以与 RAS/RAF/MEK/MAPK 信号通路发生交汇、调节或相互作用。

14.6.10　连接蛋白相关信号通路

缝隙连接是由包括连接蛋白在内的蛋白质复合物组成的，连接蛋白是细胞间通信的特征，它的改变与细胞增殖、组织修复和肿瘤生长密切相关。Vancheri 等报道了连接蛋白，尤其是连接蛋白 43（CX43）可能在 IPF 与肺癌的共同发病机制中起作用[138]。

多种通路相互作用，从而调节导致炎症和肿瘤发生的信号。因此，IPF 和肺癌的共同信号通路可能为这两种疾病的共同治疗提供前景。例如尼达尼布靶向 PDGFRα 和 PDGFRβ、VEGFR1 ～ VEGFR3，以及 FGFR1 ～ FGFR3，III 期临床试验（IPF 的临床试验为 INPULSIS-1 和 INPULSIS-2，非小细胞肺癌是 LUME-Lung）也表明尼达尼布有治疗 IPF 和非小细胞肺癌的潜力[139-140]。

14.7 结论

IPF 和肺癌都是异质性疾病，而且相互作用的多种信号通路和多种分子可能都与这两种疾病相关，增加了两者发病机制的复杂性。然而，我们在临床实践中经常遇到肺癌合并 IPF 的患者，如 14.1 节所述，根据既往报道，4.4% ～ 38% 的间质性肺炎患者发生肺癌。本章讨论了 IPF 与肺癌发病机制中可能存在的共性，提示在此背景下，可能存在促进 IPF 与肺癌发展的共同信号通路。不同的信号和分子可以传递单独的信号，也可以汇聚在共同的通路上，从而促进 IPF 和肺肿瘤生成的炎症反应，这些现象可能是导致 IPF 和肺癌高共患率的原因。因此，一种针对这两种疾病共同通路的有效治疗策略可能会被开发出来，尽管目前仅对它进行了初步尝试。虽然肺癌合并 IPF 的共患率在稳步上升，但关于其治疗的报道却很少，要对这两种疾病进行更有效的治疗，需要进一步明确两种疾病发展的根本途径。

参考文献

1. Kawasaki H, Nagai K, Yokose T, Yoshida J, Nishimura M, Takahashi K, et al. Clinicopathological characteristics of surgically resected lung cancer associated with idiopathic pulmonary fibrosis. J Surg Oncol. 2001;76(1):53–7.
2. Lawson WE, Loyd JE. The genetic approach in pulmonary fibrosis: can it provide clues to this complex disease? Proc Am Thorac Soc. 2006;3(4):345–9.
3. Armanios MY, Chen JJ, Cogan JD, Alder JK, Ingersoll RG, Markin C, et al. Telomerase mutations in families with idiopathic pulmonary fibrosis. N Engl J Med. 2007;356 (13):1317–26.
4. Gansner JM, Rosas IO. Telomeres in lung disease. Transl Res. 2013;162(6):343–52.
5. Jang JS, Choi YY, Lee WK, Choi JE, Cha SI, Kim YJ, et al. Telomere length and the risk of lung cancer. Cancer Sci. 2008;99(7):1385–9.
6. McKay JD, Hung RJ, Gaborieau V, Boffetta P, Chabrier A, Byrnes G, et al. Lung cancer susceptibility locus at 5p15.33. Nat Genet. 2008;40(12):1404–6.
7. Ma X, Gong R, Wang R, Pan Y, Cai D, Pan B, et al. Recurrent TERT promoter mutations in non-small cell lung cancers. Lung Cancer. 2014;86(3):369–73.
8. Liu T, Hu B, Chung MJ, Ullenbruch M, Jin H, Phan SH. Telomerase regulation of myofibroblast differentiation. Am J Respir Cell Mol Biol. 2006;34(5):625–33.
9. Wang Y, Kuan PJ, Xing C, Cronkhite JT, Torres F, Rosenblatt RL, et al. Genetic defects in surfactant protein A2 are associated with pulmonary fibrosis and lung cancer. Am J Hum Genet. 2009;84(1):52–9.
10. Nogee LM, Dunbar 3rd AE, Wert SE, Askin F, Hamvas A, Whitsett JA. A mutation in the surfactant protein C gene associated with familial interstitial lung disease. N Engl J Med. 2001;344(8):573–9.
11. Jiang F, Yin Z, Caraway NP, Li R, Katz RL. Genomic profiles in stage I primary non small cell lung cancer using comparative genomic hybridization analysis of cDNA microarrays. Neoplasia. 2004;6(5):623–35.
12. Rodenhuis S, Slebos RJ. Clinical significance of ras oncogene activation in human lung cancer. Cancer Res. 1992;52(9 Suppl):2665s–9.
13. Takahashi T, Munakata M, Ohtsuka Y, Nisihara H, Nasuhara Y, Kamachi-Satoh A, et al. Expression and alteration of ras and p53 proteins in patients with lung carcinoma accompanied by idiopathic pulmonary fibrosis. Cancer. 2002;95(3):624–33.

14. Verri C, Roz L, Conte D, Liloglou T, Livio A, Vesin A, et al. Fragile histidine triad gene inactivation in lung cancer: the European Early Lung Cancer project. Am J Respir Crit Care Med. 2009;179(5):396–401.

15. Rabinovich EI, Kapetanaki MG, Steinfeld I, Gibson KF, Pandit KV, Yu G, et al. Global methylation patterns in idiopathic pulmonary fibrosis. PLoS One. 2012;7(4):e33770.

16. Cooper WA, Lam DC, O'Toole SA, Minna JD. Molecular biology of lung cancer. J Thorac Dis. 2013;5 Suppl 5:S479–90.

17. White ES, Atrasz RG, Hu B, Phan SH, Stambolic V, Mak TW, et al. Negative regulation of myofibroblast differentiation by PTEN (Phosphatase and Tensin Homolog Deleted on chromosome 10). Am J Respir Crit Care Med. 2006;173(1):112–21.

18. Wang XM, Zhang Y, Kim HP, Zhou Z, Feghali-Bostwick CA, Liu F, et al. Caveolin-1: a critical regulator of lung fibrosis in idiopathic pulmonary fibrosis. J Exp Med. 2006;203 (13):2895–906.

19. Racine C, Belanger M, Hirabayashi H, Boucher M, Chakir J, Couet J. Reduction of caveolin 1 gene expression in lung carcinoma cell lines. Biochem Biophys Res Commun. 1999;255 (3):580–6.

20. Engelman JA, Wykoff CC, Yasuhara S, Song KS, Okamoto T, Lisanti MP. Recombinant expression of caveolin-1 in oncogenically transformed cells abrogates anchorage-independent growth. J Biol Chem. 1997;272(26):16374–81.

21. Ho CC, Huang PH, Huang HY, Chen YH, Yang PC, Hsu SM. Up-regulated caveolin-1 accentuates the metastasis capability of lung adenocarcinoma by inducing filopodia formation. Am J Pathol. 2002;161(5):1647–56.

22. Yoo SH, Park YS, Kim HR, Sung SW, Kim JH, Shim YS, et al. Expression of caveolin-1 is associated with poor prognosis of patients with squamous cell carcinoma of the lung. Lung Cancer. 2003;42(2):195–202.

23. Li L, Ren CH, Tahir SA, Ren C, Thompson TC. Caveolin-1 maintains activated Akt in prostate cancer cells through scaffolding domain binding site interactions with and inhibition of serine/threonine protein phosphatases PP1 and PP2A. Mol Cell Biol. 2003;23 (24):9389–404.

24. Sunaga N, Miyajima K, Suzuki M, Sato M, White MA, Ramirez RD, et al. Different roles for caveolin-1 in the development of non-small cell lung cancer versus small cell lung cancer. Cancer Res. 2004;64(12):4277–85.

25. Sanders YY, Ambalavanan N, Halloran B, Zhang X, Liu H, Crossman DK, et al. Altered DNA methylation profile in idiopathic pulmonary fibrosis. Am J Respir Crit Care Med. 2012;186(6):525–35.

26. Ohta H, Chiba S, Ebina M, Furuse M, Nukiwa T. Altered expression of tight junction molecules in alveolar septa in lung injury and fibrosis. Am J Physiol Lung Cell Mol Physiol. 2012;302(2):L193–205.

27. Paschoud S, Bongiovanni M, Pache JC, Citi S. Claudin-1 and claudin-5 expression patterns differentiate lung squamous cell carcinomas from adenocarcinomas. Mod Pathol. 2007;20 (9):947–54.

28. Lee T, Park JY, Lee HY, Cho YJ, Yoon HI, Lee JH, et al. Lung cancer in patients with idiopathic pulmonary fibrosis: clinical characteristics and impact on survival. Respir Med. 2014;108(10):1549–55.

29. Zeini M, Traves PG, Lopez-Fontal R, Pantoja C, Matheu A, Serrano M, et al. Specific contribution of p19(ARF) to nitric oxide-dependent apoptosis. J Immunol. 2006;177 (5):3327–36.

30. Vyas-Read S, Shaul PW, Yuhanna IS, Willis BC. Nitric oxide attenuates epithelial-mesenchymal transition in alveolar epithelial cells. Am J Physiol Lung Cell Mol Physiol. 2007;293(1):L212–21.

31. Huang SK, Scruggs AM, McEachin RC, White ES, Peters-Golden M. Lung fibroblasts from

patients with idiopathic pulmonary fibrosis exhibit genome-wide differences in DNA methylation compared to fibroblasts from nonfibrotic lung. PLoS One. 2014;9(9):e107055.

32. Chaussade L, Eymin B, Brambilla E, Gazzeri S. Expression of p15 and p15.5 products in neuroendocrine lung tumours: relationship with p15(INK4b) methylation status. Oncogene. 2001;20(45):6587–96.

33. Li Z, Qu L, Dong Q, Huang B, Li H, Tang Z, et al. Overexpression of CARMA3 in non-small-cell lung cancer is linked for tumor progression. PLoS One. 2012;7(5):e36903.

34. Gu C, Lu J, Cui T, Lu C, Shi H, Xu W, et al. Association between MGMT promoter methylation and non-small cell lung cancer: a meta-analysis. PLoS One. 2013;8(9):e72633.

35. Huang M, Stolina M, Sharma S, Mao JT, Zhu L, Miller PW, et al. Non-small cell lung cancer cyclooxygenase-2-dependent regulation of cytokine balance in lymphocytes and macrophages: up-regulation of interleukin 10 and down-regulation of interleukin 12 production. Cancer Res. 1998;58(6):1208–16.

36. Bozyk PD, Moore BB. Prostaglandin E2 and the pathogenesis of pulmonary fibrosis. Am J Respir Cell Mol Biol. 2011;45(3):445–52.

37. Fireman E, Ben Efraim S, Greif J, Alguetti A, Ayalon D, Topilsky M. Correlation between PGE2 production and suppressor activity of alveolar macrophages from patients with interstitial lung diseases. Immunol Lett. 1988;18(2):159–65.

38. Kolodsick JE, Peters-Golden M, Larios J, Toews GB, Thannickal VJ, Moore BB. Prostaglandin E2 inhibits fibroblast to myofibroblast transition via E. prostanoid receptor 2 signaling and cyclic adenosine monophosphate elevation. Am J Respir Cell Mol Biol. 2003;29(5):537–44.

39. Jiang J, Dingledine R. Prostaglandin receptor EP2 in the crosshairs of anti-inflammation, anti-cancer, and neuroprotection. Trends Pharmacol Sci. 2013;34(7):413–23.

40. Wang P, Gao Q, Suo Z, Munthe E, Solberg S, Ma L, et al. Identification and characterization of cells with cancer stem cell properties in human primary lung cancer cell lines. PLoS One. 2013;8(3):e57020.

41. Sanders YY, Pardo A, Selman M, Nuovo GJ, Tollefsbol TO, Siegal GP, et al. Thy-1 promoter hypermethylation: a novel epigenetic pathogenic mechanism in pulmonary fibrosis. Am J Respir Cell Mol Biol. 2008;39(5):610–18.

42. Shahbazi J, Lock R, Liu T. Tumor Protein 53-Induced Nuclear Protein 1 Enhances p53 Function and Represses Tumorigenesis. Front Genet. 2013;4:80.

43. Guo W, Shan B, Klingsberg RC, Qin X, Lasky JA. Abrogation of TGF-beta1-induced fibroblast-myofibroblast differentiation by histone deacetylase inhibition. Am J Physiol Lung Cell Mol Physiol. 2009;297(5):L864–70.

44. Halder SK, Cho YJ, Datta A, Anumanthan G, Ham AJ, Carbone DP, et al. Elucidating the mechanism of regulation of transforming growth factor beta Type II receptor expression in human lung cancer cell lines. Neoplasia. 2011;13(10):912–22.

45. Huqun, Ishikawa R, Zhang J, Miyazawa H, Goto Y, Shimizu Y, et al. Enhancer of zeste homolog 2 is a novel prognostic biomarker in nonsmall cell lung cancer. Cancer. 2012;118 (6):1599–606.

46. Vire E, Brenner C, Deplus R, Blanchon L, Fraga M, Didelot C, et al. The Polycomb group protein EZH2 directly controls DNA methylation. Nature. 2006;439(7078):871–4.

47. Coward WR, Feghali-Bostwick CA, Jenkins G, Knox AJ, Pang L. A central role for G9a and EZH2 in the epigenetic silencing of cyclooxygenase-2 in idiopathic pulmonary fibrosis. FASEB J. 2014;28(7):3183–96.

48. Arenberg DA, Kunkel SL, Polverini PJ, Morris SB, Burdick MD, Glass MC, et al. Interferon-gamma-inducible protein 10 (IP-10) is an angiostatic factor that inhibits human non-small cell lung cancer (NSCLC) tumorigenesis and spontaneous metastases. J Exp Med. 1996;184 (3):981–92.

49. Keane MP, Arenberg DA, Lynch 3rd JP, Whyte RI, Iannettoni MD, Burdick MD, et al. The

CXC chemokines, IL-8 and IP-10, regulate angiogenic activity in idiopathic pulmonary fibrosis. J Immunol. 1997;159(3):1437–43.

50. Gao W, Yu Y, Cao H, Shen H, Li X, Pan S, et al. Deregulated expression of miR-21, miR-143 and miR-181a in non small cell lung cancer is related to clinicopathologic characteristics or patient prognosis. Biomed Pharmacother. 2010;64(6):399–408.

51. Liu G, Friggeri A, Yang Y, Milosevic J, Ding Q, Thannickal VJ, et al. miR-21 mediates fibrogenic activation of pulmonary fibroblasts and lung fibrosis. J Exp Med. 2010;207 (8):1589.

52. Talotta F, Cimmino A, Matarazzo MR, Casalino L, De Vita G, D'Esposito M, et al. An autoregulatory loop mediated by miR-21 and PDCD4 controls the AP-1 activity in RAS transformation. Oncogene. 2009;28(1):73–84.

53. Yao Q, Cao S, Li C, Mengesha A, Kong B, Wei M. Micro-RNA-21 regulates TGF-beta-induced myofibroblast differentiation by targeting PDCD4 in tumor-stroma interaction. Int J Cancer. 2011;128(8):1783–92.

54. Marsit CJ, Zheng S, Aldape K, Hinds PW, Nelson HH, Wiencke JK, et al. PTEN expression in non-small-cell lung cancer: evaluating its relation to tumor characteristics, allelic loss, and epigenetic alteration. Hum Pathol. 2005;36(7):768–76.

55. Feng XH, Derynck R. Specificity and versatility in tgf-beta signaling through Smads. Annu Rev Cell Dev Biol. 2005;21:659–93.

56. Vandenbroucke RE, Dejonckheere E, Libert C. A therapeutic role for matrix metalloproteinase inhibitors in lung diseases? Eur Respir J. 2011;38(5):1200–14.

57. Zuo F, Kaminski N, Eugui E, Allard J, Yakhini Z, Ben-Dor A, et al. Gene expression analysis reveals matrilysin as a key regulator of pulmonary fibrosis in mice and humans. Proc Natl Acad Sci U S A. 2002;99(9):6292–7.

58. Shah SA, Spinale FG, Ikonomidis JS, Stroud RE, Chang EI, Reed CE. Differential matrix metalloproteinase levels in adenocarcinoma and squamous cell carcinoma of the lung. J Thorac Cardiovasc Surg. 2010;139(4):984–90; discussion 90.

59. Suga M, Iyonaga K, Okamoto T, Gushima Y, Miyakawa H, Akaike T, et al. Characteristic elevation of matrix metalloproteinase activity in idiopathic interstitial pneumonias. Am J Respir Crit Care Med. 2000;162(5):1949–56.

60. Wang L, Antonini JM, Rojanasakul Y, Castranova V, Scabilloni JF, Mercer RR. Potential role of apoptotic macrophages in pulmonary inflammation and fibrosis. J Cell Physiol. 2003;194(2):215–24.

61. Reichenberger F, Eickelberg O, Wyser C, Perruchoud AP, Roth M, Tamm M. Distinct endobronchial expression of matrix-metalloproteinases (MMP) and their endogenous inhibitors in lung cancer. Swiss Med Wkly. 2001;131(19–20):273–9.

62. Swiderski RE, Dencoff JE, Floerchinger CS, Shapiro SD, Hunninghake GW. Differential expression of extracellular matrix remodeling genes in a murine model of bleomycin-induced pulmonary fibrosis. Am J Pathol. 1998;152(3):821–8.

63. Garcia-Alvarez J, Ramirez R, Checa M, Nuttall RK, Sampieri CL, Edwards DR, et al. Tissue inhibitor of metalloproteinase-3 is up-regulated by transforming growth factor-beta1 in vitro and expressed in fibroblastic foci in vivo in idiopathic pulmonary fibrosis. Exp Lung Res. 2006;32(5):201–14.

64. Safranek J, Pesta M, Holubec L, Kulda V, Dreslerova J, Vrzalova J, et al. Expression of MMP-7, MMP-9, TIMP-1 and TIMP-2 mRNA in lung tissue of patients with non-small cell lung cancer (NSCLC) and benign pulmonary disease. Anticancer Res. 2009;29(7):2513–17.

65. Huleihel L, Ben-Yehudah A, Milosevic J, Yu G, Pandit K, Sakamoto K, et al. Let-7d microRNA affects mesenchymal phenotypic properties of lung fibroblasts. Am J Physiol Lung Cell Mol Physiol. 2014;306(6):L534–42.

66. Pandit KV, Corcoran D, Yousef H, Yarlagadda M, Tzouvelekis A, Gibson KF, et al. Inhibition and role of let-7d in idiopathic pulmonary fibrosis. Am J Respir Crit Care

Med. 2010;182(2):220–9.

67. Johnson SM, Grosshans H, Shingara J, Byrom M, Jarvis R, Cheng A, et al. RAS is regulated by the let-7 microRNA family. Cell. 2005;120(5):635–47.

68. Mailand N, Podtelejnikov AV, Groth A, Mann M, Bartek J, Lukas J. Regulation of G(2)/M events by Cdc25A through phosphorylation-dependent modulation of its stability. EMBO J. 2002;21(21):5911–20.

69. Wu W, Fan YH, Kemp BL, Walsh G, Mao L. Overexpression of cdc25A and cdc25B is frequent in primary non-small cell lung cancer but is not associated with overexpression of c-myc. Cancer Res. 1998;58(18):4082–5.

70. Zhan M, Qu Q, Wang G, Liu YZ, Tan SL, Lou XY, et al. Let-7c inhibits NSCLC cell proliferation by targeting HOXA1. Asian Pac J Cancer Prev. 2013;14(1):387–92.

71. Zhang F, Nielsen LD, Lucas JJ, Mason RJ. Transforming growth factor-beta antagonizes alveolar type II cell proliferation induced by keratinocyte growth factor. Am J Respir Cell Mol Biol. 2004;31(6):679–86.

72. Yanaihara N, Caplen N, Bowman E, Seike M, Kumamoto K, Yi M, et al. Unique microRNA molecular profiles in lung cancer diagnosis and prognosis. Cancer Cell. 2006;9(3):189–98.

73. Pandit KV, Milosevic J, Kaminski N. MicroRNAs in idiopathic pulmonary fibrosis. Transl Res. 2011;157(4):191–9.

74. Pottier N, Maurin T, Chevalier B, Puissegur MP, Lebrigand K, Robbe-Sermesant K, et al. Identification of keratinocyte growth factor as a target of microRNA-155 in lung fibroblasts: implication in epithelial-mesenchymal interactions. PLoS One. 2009;4(8):e6718.

75. Coira IF, Rufino-Palomares EE, Romero OA, Peinado P, Metheetrairut C, Boyero-Corral L et al. Expression inactivation of SMARCA4 by microRNAs in lung tumors. Hum Mol Genet. 2015;24:1400–9.

76. Seux M, Peuget S, Montero MP, Siret C, Rigot V, Clerc P, et al. TP53INP1 decreases pancreatic cancer cell migration by regulating SPARC expression. Oncogene. 2011;30(27):3049–61.

77. Yamanaka Y, Tagawa H, Takahashi N, Watanabe A, Guo YM, Iwamoto K, et al. Aberrant overexpression of microRNAs activate AKT signaling via down-regulation of tumor suppressors in natural killer-cell lymphoma/leukemia. Blood. 2009;114(15):3265–75.

78. Yang T, Liang Y, Lin Q, Liu J, Luo F, Li X, et al. miR-29 mediates TGFbeta1-induced extracellular matrix synthesis through activation of PI3K-AKT pathway in human lung fibroblasts. J Cell Biochem. 2013;114(6):1336–42.

79. Xiao J, Meng XM, Huang XR, Chung AC, Feng YL, Hui DS, et al. miR-29 inhibits bleomycin-induced pulmonary fibrosis in mice. Mol Ther. 2012;20(6):1251–60.

80. Cushing L, Kuang P, Lu J. The role of miR-29 in pulmonary fibrosis. Biochem Cell Biol. 2015;93:1–10.

81. Volinia S, Calin GA, Liu CG, Ambs S, Cimmino A, Petrocca F, et al. A microRNA expression signature of human solid tumors defines cancer gene targets. Proc Natl Acad Sci U S A. 2006;103(7):2257–61.

82. Fabbri M, Garzon R, Cimmino A, Liu Z, Zanesi N, Callegari E, et al. MicroRNA-29 family reverts aberrant methylation in lung cancer by targeting DNA methyltransferases 3A and 3B. Proc Natl Acad Sci U S A. 2007;104(40):15805–10.

83. Zhong K, Chen K, Han L, Li B. MicroRNA-30b/c inhibits non-small cell lung cancer cell proliferation by targeting Rab18. BMC Cancer. 2014;14:703.

84. Berschneider B, Ellwanger DC, Baarsma HA, Thiel C, Shimbori C, White ES, et al. miR-92a regulates TGF-beta1-induced WISP1 expression in pulmonary fibrosis. Int J Biochem Cell Biol. 2014;53:432–41.

85. Oak SR, Murray L, Herath A, Sleeman M, Anderson I, Joshi AD, et al. A micro RNA processing defect in rapidly progressing idiopathic pulmonary fibrosis. PLoS One. 2011;6(6):e21253.

86. Puissegur MP, Mazure NM, Bertero T, Pradelli L, Grosso S, Robbe-Sermesant K, et al. miR-210 is overexpressed in late stages of lung cancer and mediates mitochondrial alterations associated with modulation of HIF-1 activity. Cell Death Differ. 2011;18(3):465.

87. Bodempudi V, Hergert P, Smith K, Xia H, Herrera J, Peterson M, et al. miR-210 promotes IPF fibroblast proliferation in response to hypoxia. Am J Physiol Lung Cell Mol Physiol. 2014;307(4):L283–94.

88. Zhang Z, Sun H, Dai H, Walsh RM, Imakura M, Schelter J, et al. MicroRNA miR-210 modulates cellular response to hypoxia through the MYC antagonist MNT. Cell Cycle. 2009;8(17):2756–68.

89. Tsuchiya S, Fujiwara T, Sato F, Shimada Y, Tanaka E, Sakai Y, et al. MicroRNA-210 regulates cancer cell proliferation through targeting fibroblast growth factor receptor-like 1 (FGFRL1). J Biol Chem. 2011;286(1):420–8.

90. Lino Cardenas CL, Henaoui IS, Courcot E, Roderburg C, Cauffiez C, Aubert S, et al. miR-199a-5p Is upregulated during fibrogenic response to tissue injury and mediates TGFbeta-induced lung fibroblast activation by targeting caveolin-1. PLoS Genet. 2013;9(2):e1003291.

91. Cho WC, Chow AS, Au JS. MiR-145 inhibits cell proliferation of human lung adenocarcinoma by targeting EGFR and NUDT1. RNA Biol. 2011;8(1):125–31.

92. Yang S, Cui H, Xie N, Icyuz M, Banerjee S, Antony VB, et al. miR-145 regulates myofibroblast differentiation and lung fibrosis. FASEB J. 2013;27(6):2382–91.

93. Pecot CV, Rupaimoole R, Yang D, Akbani R, Ivan C, Lu C, et al. Tumour angiogenesis regulation by the miR-200 family. Nat Commun. 2013;4:2427.

94. Korpal M, Ell BJ, Buffa FM, Ibrahim T, Blanco MA, Celia-Terrassa T, et al. Direct targeting of Sec23a by miR-200s influences cancer cell secretome and promotes metastatic colonization. Nat Med. 2012;17(9):1101–8.

95. Yang S, Banerjee S, de Freitas A, Sanders YY, Ding Q, Matalon S, et al. Participation of miR-200 in pulmonary fibrosis. Am J Pathol. 2012;180(2):484–93.

96. Dakhlallah D, Batte K, Wang Y, Cantemir-Stone CZ, Yan P, Nuovo G, et al. Epigenetic regulation of miR-17 ~ 92 contributes to the pathogenesis of pulmonary fibrosis. Am J Respir Crit Care Med. 2013;187(4):397–405.

97. Osada H, Takahashi T. let-7 and miR-17-92: small-sized major players in lung cancer development. Cancer Sci. 2010;102(1):9–17.

98. Yoda S, Soejima K, Hamamoto J, Yasuda H, Nakayama S, Satomi R, et al. Claudin-1 is a novel target of miR-375 in non-small-cell lung cancer. Lung Cancer. 2014;85(3):366–72.

99. Wang Y, Huang C, Reddy Chintagari N, Bhaskaran M, Weng T, Guo Y, et al. miR-375 regulates rat alveolar epithelial cell trans-differentiation by inhibiting Wnt/beta-catenin pathway. Nucleic Acids Res. 2013;41(6):3833–44.

100. Takahashi Y, Forrest AR, Maeno E, Hashimoto T, Daub CO, Yasuda J. MiR-107 and MiR-185 can induce cell cycle arrest in human non small cell lung cancer cell lines. PLoS One. 2009;4(8):e6677.

101. Huang J, Wu J, Li Y, Li X, Yang T, Yang Q, et al. Deregulation of serum microRNA expression is associated with cigarette smoking and lung cancer. Biomed Res Int. 2014;2014:364316.

102. Milosevic J, Pandit K, Magister M, Rabinovich E, Ellwanger DC, Yu G, et al. Profibrotic role of miR-154 in pulmonary fibrosis. Am J Respir Cell Mol Biol. 2012;47(6):879–87.

103. Kim KK, Wei Y, Szekeres C, Kugler MC, Wolters PJ, Hill ML, et al. Epithelial cell alpha3beta1 integrin links beta-catenin and Smad signaling to promote myofibroblast formation and pulmonary fibrosis. J Clin Invest. 2009;119(1):213–24.

104. Thomas PE, Peters-Golden M, White ES, Thannickal VJ, Moore BB. PGE(2) inhibition of TGF-beta1-induced myofibroblast differentiation is Smad-independent but involves cell shape and adhesion-dependent signaling. Am J Physiol Lung Cell Mol Physiol. 2007;293(2):L417–28.

105. Stewart DJ. Wnt signaling pathway in non-small cell lung cancer. J Natl Cancer Inst. 2013;106(1):djt356.

106. Winn RA, Van Scoyk M, Hammond M, Rodriguez K, Crossno Jr JT, Heasley LE, et al. Antitumorigenic effect of Wnt 7a and Fzd 9 in non-small cell lung cancer cells is mediated through ERK-5-dependent activation of peroxisome proliferator-activated receptor gamma. J Biol Chem. 2006;281(37):26943–50.

107. Tennis MA, Van Scoyk MM, Freeman SV, Vandervest KM, Nemenoff RA, Winn RA. - Sprouty-4 inhibits transformed cell growth, migration and invasion, and epithelial-mesenchymal transition, and is regulated by Wnt7A through PPARgamma in non-small cell lung cancer. Mol Cancer Res. 2010;8(6):833–43.

108. Konigshoff M, Balsara N, Pfaff EM, Kramer M, Chrobak I, Seeger W, et al. Functional Wnt signaling is increased in idiopathic pulmonary fibrosis. PLoS One. 2008;3(5):e2142.

109. Larsen JE, Minna JD. Molecular biology of lung cancer: clinical implications. Clin Chest Med. 2011;32(4):703–40.

110. Xia H, Khalil W, Kahm J, Jessurun J, Kleidon J, Henke CA. Pathologic caveolin-1 regulation of PTEN in idiopathic pulmonary fibrosis. Am J Pathol. 2010;176(6):2626–37.

111. Yan Z, Kui Z, Ping Z. Reviews and prospectives of signaling pathway analysis in idiopathic pulmonary fibrosis. Autoimmun Rev. 2014;13(10):1020–5.

112. Tsurutani J, Castillo SS, Brognard J, Granville CA, Zhang C, Gills JJ, et al. Tobacco components stimulate Akt-dependent proliferation and NFkappaB-dependent survival in lung cancer cells. Carcinogenesis. 2005;26(7):1182–95.

113. Gustin JA, Ozes ON, Akca H, Pincheira R, Mayo LD, Li Q, et al. Cell type-specific expression of the IkappaB kinases determines the significance of phosphatidylinositol 3-kinase/Akt signaling to NF-kappa B activation. J Biol Chem. 2004;279(3):1615–20.

114. Chen G, Bhojani MS, Heaford AC, Chang DC, Laxman B, Thomas DG, et al. Phosphorylated FADD induces NF-kappaB, perturbs cell cycle, and is associated with poor outcome in lung adenocarcinomas. Proc Natl Acad Sci U S A. 2005;102(35):12507–12.

115. Sethi G, Ahn KS, Chaturvedi MM, Aggarwal BB. Epidermal growth factor (EGF) activates nuclear factor-kappaB through IkappaBalpha kinase-independent but EGF receptor-kinase dependent tyrosine 42 phosphorylation of IkappaBalpha. Oncogene. 2007;26(52):7324–32.

116. Meylan E, Dooley AL, Feldser DM, Shen L, Turk E, Ouyang C, et al. Requirement for NF-kappaB signalling in a mouse model of lung adenocarcinoma. Nature. 2009;462 (7269):104–7.

117. Willis BC, Liebler JM, Luby-Phelps K, Nicholson AG, Crandall ED, du Bois RM, et al. Induction of epithelial-mesenchymal transition in alveolar epithelial cells by transforming growth factor-beta1: potential role in idiopathic pulmonary fibrosis. Am J Pathol. 2005;166(5):1321–32.

118. Wan YY, Tian GY, Guo HS, Kang YM, Yao ZH, Li XL, et al. Endostatin, an angiogenesis inhibitor, ameliorates bleomycin-induced pulmonary fibrosis in rats. Respir Res. 2013;14 (1):56.

119. Zhu T, Zhang W, Xiao M, Chen H, Jin H. Protective role of andrographolide in bleomycin-induced pulmonary fibrosis in mice. Int J Mol Sci. 2013;14(12):23581–96.

120. Lin X, Sime PJ, Xu H, Williams MA, LaRussa L, Georas SN, et al. Yin yang 1 is a novel regulator of pulmonary fibrosis. Am J Respir Crit Care Med. 2010;183(12):1689–97.

121. Chitra P, Saiprasad G, Manikandan R, Sudhandiran G. Berberine attenuates bleomycin induced pulmonary toxicity and fibrosis via suppressing NF-kappaB dependant TGF-beta activation: a biphasic experimental study. Toxicol Lett. 2013;219(2):178–93.

122. Kelleher FC, O'Sullivan H, Smyth E, McDermott R, Viterbo A. Fibroblast growth factor receptors, developmental corruption and malignant disease. Carcinogenesis. 2013;34 (10):2198–205.

123. Khalil N, Xu YD, O'Connor R, Duronio V. Proliferation of pulmonary interstitial fibroblasts

is mediated by transforming growth factor-beta1-induced release of extracellular fibroblast growth factor-2 and phosphorylation of p38 MAPK and JNK. J Biol Chem. 2005;280 (52):43000–9.

124. Inoue Y, King Jr TE, Tinkle SS, Dockstader K, Newman LS. Human mast cell basic fibroblast growth factor in pulmonary fibrotic disorders. Am J Pathol. 1996;149(6):2037–54.

125. Kuhn H, Kopff C, Konrad J, Riedel A, Gessner C, Wirtz H. Influence of basic fibroblast growth factor on the proliferation of non-small cell lung cancer cell lines. Lung Cancer. 2004;44(2):167–74.

126. Ramos C, Montano M, Becerril C, Cisneros-Lira J, Barrera L, Ruiz V, et al. Acidic fibroblast growth factor decreases alpha-smooth muscle actin expression and induces apoptosis in human normal lung fibroblasts. Am J Physiol Lung Cell Mol Physiol. 2006;291(5):L871–9.

127. Dailey L, Ambrosetti D, Mansukhani A, Basilico C. Mechanisms underlying differential responses to FGF signaling. Cytokine Growth Factor Rev. 2005;16(2):233–47.

128. Daly S, Kubasiak JC, Rinewalt D, Pithadia R, Basu S, Fhied C, et al. Circulating angiogenesis biomarkers are associated with disease progression in lung adenocarcinoma. Ann Thorac Surg. 2014;98(6):1968–75; discussion 75.

129. Wynes MW, Edelman BL, Kostyk AG, Edwards MG, Coldren C, Groshong SD, et al. Increased cell surface Fas expression is necessary and sufficient to sensitize lung fibroblasts to Fas ligation-induced apoptosis: implications for fibroblast accumulation in idiopathic pulmonary fibrosis. J Immunol. 2011;187(1):527–37.

130. Niehans GA, Brunner T, Frizelle SP, Liston JC, Salerno CT, Knapp DJ, et al. Human lung carcinomas express Fas ligand. Cancer Res. 1997;57(6):1007–12.

131. Zhan P, Wang J, Lv XJ, Wang Q, Qiu LX, Lin XQ, et al. Prognostic value of vascular endothelial growth factor expression in patients with lung cancer: a systematic review with meta-analysis. J Thorac Oncol. 2009;4(9):1094–103.

132. Kobayashi T, Liu X, Wen FQ, Fang Q, Abe S, Wang XQ, et al. Smad3 mediates TGF-beta1 induction of VEGF production in lung fibroblasts. Biochem Biophys Res Commun. 2005;327 (2):393–8.

133. Andrae J, Gallini R, Betsholtz C. Role of platelet-derived growth factors in physiology and medicine. Genes Dev. 2008;22(10):1276–312.

134. Tejada ML, Yu L, Dong J, Jung K, Meng G, Peale FV, et al. Tumor-driven paracrine platelet-derived growth factor receptor alpha signaling is a key determinant of stromal cell recruitment in a model of human lung carcinoma. Clin Cancer Res. 2006;12(9):2676–88.

135. Dong J, Grunstein J, Tejada M, Peale F, Frantz G, Liang WC, et al. VEGF-null cells require PDGFR alpha signaling-mediated stromal fibroblast recruitment for tumorigenesis. EMBO J. 2004;23(14):2800–10.

136. Nagaoka I, Trapnell BC, Crystal RG. Upregulation of platelet-derived growth factor-A and -B gene expression in alveolar macrophages of individuals with idiopathic pulmonary fibrosis. J Clin Invest. 1990;85(6):2023–7.

137. Downward J. Targeting RAS, signalling pathways in cancer therapy. Nat Rev Cancer. 2003;3 (1):11–22.

138. Vancheri C. Common pathways in idiopathic pulmonary fibrosis and cancer. Eur Respir Rev. 2013;22(129):265–72.

139. Richeldi L, du Bois RM, Raghu G, Azuma A, Brown KK, Costabel U, et al. Efficacy and safety of nintedanib in idiopathic pulmonary fibrosis. N Engl J Med. 2014;370(22):2071–82.

140. Reck M, Kaiser R, Mellemgaard A, Douillard JY, Orlov S, Krzakowski M, et al. Docetaxel plus nintedanib versus docetaxel plus placebo in patients with previously treated non-small-cell lung cancer (LUME-Lung 1): a phase 3, double-blind, randomised controlled trial. Lancet Oncol. 2014;15(2):143–55.

第 15 章
肺癌切除术后的间质性肺炎急性加重

IPF 急性加重可在术前预测吗？

著 Hiroshi Date

译 吕 昕 安 健

摘要：间质性肺疾病（ILD）与肺癌发生的风险增加有关。然而，抗肿瘤治疗在 ILD 中的作用尚不清楚，因为这些治疗（如外科手术）可能会诱导 ILD 的急性加重（acute exacerbation，AE），从而导致预后差，所以抗肿瘤治疗的疗效可能会大大下降。我们进行了一项大型（$n = 1763$）回顾性多中心研究，以确定肺癌切除术后发生 ILD 急性加重和长期生存的预测因素。研究表明，9.3% 的患者发生急性加重，其死亡率为 43.9%。经多元分析后确定了以下 7 种发生急性加重的危险因素：肺切除术方式、男性、既往有急性加重史、术前使用过激素类药物、血清唾液酸化糖抗原 KL-6 水平升高、肺部 CT 表现为 UIP 以及预计肺活量百分比（%VC）下降。不幸的是，目前尚无可以预防发生急性加重的治疗方案。

该研究的总体 5 年生存率仅 40%，低于既往历史对照研究。该研究还显示，楔形切除术式、预计肺活量百分比 < 80% 以及下叶肺癌三种因素被认为是预后不良的预测指标。值得注意的是，与单肺叶切除术相比，楔形切除术虽然可以降低因呼吸衰竭导致的死亡率，但由于其癌症复发率较高，相对应的远期预后也更差。

我们还进一步制订了一个简单的风险评分系统，即对上述 7 个危险因素进行评分，从而预测急性加重的发生。在临床工作中，外科医生可以通过该评分系统在术前预测评估患者发生急性加重的可能性，从而选择更加合适的手术方式。

关键词：急性加重；间质性肺炎；特发性肺纤维化；肺癌

H. Date (✉)

The Department of Thoracic Surgery, Kyoto University Graduate School of Medicine,
54 Kawahara-cho, Shogoin, Sakyo-ku, Kyoto 606-8507, Japan
e-mail: hdate@kuhp.kyoto-u.ac.jp

© Springer Japan 2016
H. Nakamura, K. Aoshiba (eds.), *Idiopathic Pulmonary Fibrosis*,
DOI 10.1007/978-4-431-55582-7_15

15.1　简介

众所周知，间质性肺疾病（ILDs）与肺癌发生的风险增加有关[1-2]。肺癌合并 ILDs 患者的治疗策略应当慎重选择，因为任何干预措施都有可能诱发 ILDs 的急性加重[3-4]。此类患者行肺切除术的术后发病率和死亡率都很高。术后发生的间质性肺炎急性加重（AE）是最可怕的并发症，相关死亡率可达 33.3%，甚至 100%[5-8]。除了治疗相关的发病率和死亡率以外，ILDs 本身的预后——特别是特发性肺纤维化（IPF）患者的预后——可能就是一个生存期明显缩短的因素。IPF 患者对药物治疗的反应通常不佳，预后极其有限，确诊后的预计生存时间为 2 ～ 3 年[9-13]。合并肺纤维化的肺癌患者是否应接受肺切除术仍然存在争议[8, 14-16]。

为了确定最合适的治疗策略，需要一个可靠的风险与获益评估系统对各项干预措施进行评估。出于此目的，我们自 2010 年起在日本胸外科协会的倡议下首次进行了一项大规模多中心回顾性队列研究。

15.2　肺癌切除术后间质性肺病急性加重的典型病例

患者，男，69 岁，临床表现为右肺中叶肿块。胸部高分辨 CT 示右肺中叶可见一直径约 25 mm 的实质性肿块（图 15.1a），CT 基底面示双侧胸膜下间质性网格影及轻度蜂窝

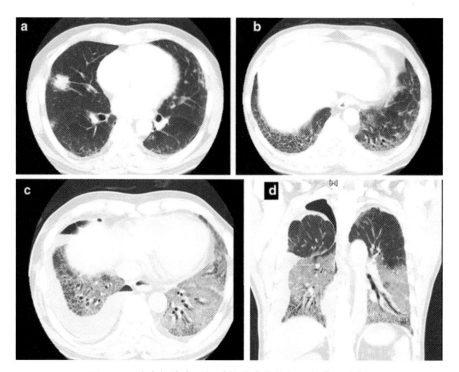

图 15.1　肺癌切除术后间质性肺病急性加重的典型病例

（a）右肺中叶可见一实质性腺癌肿块。（b）基底面示双侧胸膜下间质性网格影及轻度蜂窝影。（c，d）右肺中叶切除术后第 19 天，原先纤维灶上方出现新发的双肺磨玻璃影

影（图 15.1b）。该中叶肿块经支气管肺活检后诊断为肺腺癌，进一步行相关全身检查未发现有其他部位转移，分期为 cT1bN0M0，Ⅰa 期。患者有 30 年的吸烟史，但术前肺功能检查及血气分析结果正常，之后患者接受了外科胸腔镜下右肺中叶直接切除术及根治性淋巴结清扫术。术后早期无不良事件发生，患者于术后第 7 天出院。术后右肺中叶肿块病理示腺癌合并 UIP。术后第 19 天，患者因出现进展性呼吸困难再次入院。本次入院后肺部 CT 示原先的纤维灶上方出现新发的双肺磨玻璃影（图 15.1c、d）。患者被诊断为"间质性肺炎急性加重"并接受了最大程度的药物治疗，包括激素冲击和西维来司他等，但疗效甚微，最终于术后第 59 天死于呼吸衰竭。

15.3　急性加重的危险因素

急性加重（AE）的特征是在原先纤维化病变的基础上出现急性、弥漫性肺泡损伤，可能与不明原因的大面积肺损伤有关。肺切除术也可以导致 AE 发生，但具体机制不明。部分研究报道，AE 的可能危险预测因子包括 DL_{CO} [6]、%VC 降低 [17-18]、KL-6 升高 [19]、CRP 增高 [20]、LDH 增高 [18]、一般情况差 [7] 以及术中液体量正平衡 [20]。但所有的既往研究都是单中心回顾性研究，并且样本量均小于 100，从而无法得出任何结论。

一份超过 1000 例样本的来自日本肺癌登记联合委员会的研究报告以及日本胸外科协会 2009 年的年度报告均证明了 AE 是肺癌切除术后死亡的主要原因 [21-22]。因此，我们从 2010 年开始在日本胸外科协会的倡议下首次进行了一项大规模多中心回顾性队列研究 [23]。原始数据均来自于 2000 年 1 月—2009 年 12 月在日本各地的 64 个临床机构接受了肺切除术的非小细胞腺癌合并 ILDs 的患者。结果分析的主要终点为肺切除术后 30 天内发生间质性肺炎急性加重。同时对患者的大约 80 项临床病理因素进行了回顾性分析。

根据日本呼吸协会制订的临床标准 [17]，ILDs 需结合临床表现和影像学改变共同作出诊断，该标准与美国胸科学会（ATS）2011 年指南一致 [12]。根据肺部 CT 的影像学表现可将 ILDs 分为两组：①UIP 型，其特征为以基底段分布为主的网格影、以胸膜下和基底部分布为主的蜂窝影以及较多的大小均一的直径 2～10 mm 的厚壁囊性病变；②非 UIP 型，特点是以基底段分布为主的磨玻璃影和渗出影，表现与 UIP 型不一致。

Yoshimura 等以及 ATS 指南提出的标准均认为肺切除术可以导致 AE 发生 [12, 24]。该标准具体为以下 6 点：①在肺切除术后 30 天内发生 AE；②严重的呼吸困难；③胸部 X 线片和肺部 CT 示间质病变增多；④相同状态下动脉氧分压较术前下降超过 10 mmHg；⑤没有肺部感染的证据；⑥排除其他如心力衰竭、肺栓塞或其他可识别的肺损伤原因。术后 31 天后出现的加重被定义为慢性加重。

本研究收集了 1763 名肺癌合并 ILDs 的手术患者临床资料。其中，164 例（9.3%）患者在术后 30 天内发生了 AE。大部分患者于术后 10 天内发生了 AE，其中术后第 4 天发生 AE 的比例最高。发生 AE 的患者中 72 例最终死亡。

多元分析临床数据后确定以下 7 点为 AE 发生的独立危险因素：手术方式、男性、既往有急性加重史、术前使用过激素类药物、血清唾液酸化糖抗原 KL-6 水平升高、肺部 CT 表现为 UIP 以及预计肺活量百分比下降（表 15.1）。其中，外科手术和 AE 发作之间的

表 15.1　急性加重的危险因素（多元分析）

因素	例数（n）	发生 AE 例数（%）	OR	P 值
手术方式				
楔形切除	275	10（3.6）	1	
节段切除 / 单肺叶切除	1386	138（10.0）	3.83	0.0001
双叶切除 / 全肺切除	94	15（16.0）	5.7	0.0001
不明	8			
血清 KL-6				
＜ 1000 U/mL	834	68（8.2）	1	
≥ 1000 U/mL	209	34（16.3）	2.14	0.0013
不明	720			
性别				
男	1593	158（9.9）	1	
女	170	6（3.5）	0.3	0.0047
%VC				
＜ 80%	263	36（13.7）	1	
≥ 80%	1478	126（8.5）	0.63	0.0308
不明				
既往发生过 AE				
否	1741	158（9.1）	1	
是	20	6（30）	3.24	0.0387
不明	2			
术前使用激素类药物				
否	1651	14.4（8.7）	1	
是	103	20（19.4）	2.46	0.0031
不明	9			
胸部 CT 表现				
UIP 型	1300	134（10.3）	1	
非 UIP 型	463	30（6.5）	0.59	0.0143

相关性最强。单肺叶切除 / 肺段切除组（$OR = 3.83$）和双肺叶切除 / 全肺切除组（$OR = 5.70$）比楔形切除组更容易发生 AE。本研究中，新辅助治疗和可视胸腔镜手术与 AE 不相关，围术期预防性使用激素和西维来司他等药物的效果也尚未得到证实。

15.4　长期生存率

合并 ILDs 的肺癌患者手术切除后获得长期生存十分困难，原因如下：首先如上一节所提到的，术后早期可能会发生急性加重；其次，ILDs 本身的预后一般就很差，尤其是 IPF 患者确诊后的中位生存期仅 2 ～ 2.4 年[12, 25-26]；最后，并发于 ILDs 的癌症本身恶性程度可能就较高。

综合以上几点考虑，确定肺癌合并 ILDs 患者的手术指征并不容易。除肺储备功能受损外，肺切除术对每个个体而言到底是有利还是有害并不清楚。尽管人们普遍认为肺癌合并 ILDs 的预后一般都很差，但支持该结论的现有证据往往是由一些样本量较小（14 ～ 56例）的研究所提出的[5, 14, 16, 27-30]。在我们的上一个研究中，我们收集了日本 61 个中心的 1763 例肺癌合并 ILDs 患者的数据，通过研究行肺切除术患者的发病率和死亡率确定了 7个术后发生肺纤维化急性加重的危险因素[23]。此外，我们还分析了该队列的长期生存率和可能影响生存率的因素[31]。

肺癌合并 ILDs 患者肺切除术后总体 5 年生存率为 40%，导致死亡的最主要原因为癌症复发（50.2%），其次为呼吸衰竭（26.8%）。Ⅰa、Ⅰb、Ⅱa、Ⅱb、Ⅲa 及Ⅲb 期患者的 5 年生存率分别为 59%、42%、43%、29%、25%、17% 和 16%。该结果比日本肺癌登记联合委员会最近公布的普通肺癌患者的生存率要低得多（表 15.2）[32]，这可能是由ILDs 本身的低生存率加上癌症的高复发性共同导致的。

多元分析显示，不同的手术方式、预计肺活量百分比和肿瘤生长部位是生存率的独立预测因素（表 15.3）。行楔形切除术的Ⅰa 期患者长期生存率低于行单肺叶切除术的同期患者（图 15.2），楔形切除术组与单肺叶切除术组的术后 1 年估计生存曲线有显著差异，楔形切除术组的生存率显著低于单肺叶切除术组（log-rank 分析，$P = 0.0008$），这可能是因为与单肺叶切除术相比，虽然楔形切除术发生 AE 的可能性较小，但其癌症复发率更高。%VC ≤ 80% 的Ⅰa 期患者 5 年生存率为 20%，而 %VC > 80% 同期患者则高达

表 15.2　肺癌患者肺切除术后 5 年生存率

分期	合并 ILDs 的肺癌患者生存率（%）	普通肺癌患者生存率（%）
All	40	70
Ⅰa	59	87
Ⅰb	42	74
Ⅱa	43	62
Ⅱb	29	50
Ⅲa	25	41
Ⅲb	17	28
Ⅳ	16	28

表 15.3　生存率风险比例回归模型分析（Cox 生存分析）

因素	例数	HR	P 值
%VC	1656	0.98	< 0.001
手术方式			
楔形切除	250	1	
单肺叶切除	1209	0.704	0.002
肿瘤定位			
上叶	649	1	
下叶	928	1.409	< 0.001

64.3%（log-rank 分析，$P < 0.0001$）。故对于生存率预测因素差的患者（如 %VC $\leqslant$ 80%），应谨慎选择手术切除。

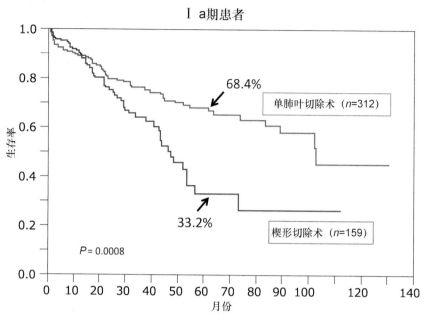

图 15.2 Ⅰa 期合并 ILDs 患者肺切除术后生存曲线

15.5 风险评分

我们的目的是建立一个简单的风险评分系统来预测肺切除术后 AE 的发生，其潜在作用有：第一，在为肺癌合并 ILDs 的患者选择治疗方案时，呼吸科专家和外科医生可通过该系统共同评估肺切除术的风险；第二，可在手术前为患者提供合适的相关风险信息。

该评分系统包括 7 个预测因素，并且在临床工作中都能常规、可靠地获取：既往发生过 AE、手术方式、CT 影像学表现、术前使用激素类药物、性别、血清 KL-6 水平以及预计肺活量百分比。在我们的既往研究中，这些因素被确定为术后发生 AE 的独立危险因素[23]，并且通过对每个因素进行评估建立了该风险评分系统。另应用 logistic 回归模型建立了 AE 的风险预测模型[33]。

如表 15.4 所示，该风险评分系统（RS）可列为下列公式：

RS = 5（既往发生过 AE：有）

　　+ 4（手术方式：非楔形切除）

　　+ 4（胸部 CT：UIP 表现）

　　+ 3（术前应用类固醇类药物：是）

　　+ 3（性别：男）

　　+ 2（血清 KL-6：> 1000 U/mL）

　　+ 1（%VC：$\leqslant$ 80%）

　　该评分系统分值为 0 ～ 22 分，表 15.5 显示了该系统与预测发生 AE 的可能性之间的关系。根据预测发生 AE 的可能性将患者分为 3 个危险等级：低危组（RS 评分为 0 ～ 10 分，预计发生 AE 可能性＜ 10%），中危组（RS 评分为 11 ～ 14 分，预计发生 AE 可能性为 10% ～ 25%），高危组（RS 评分为 15 ～ 22 分，预计发生 AE 可能性＞ 25%）。

表 15.4　肺癌肺切除术后发生急性加重的风险评分

既往发生过 AE	是	5	否	0
手术方式	非楔形切除	4	楔形切除	0
胸部 CT 表现	UIP 型	4	非 UIP 型	0
性别	男	3	女	0
术前使用激素类药物	是	3	否	0
血清 KL-6 水平	≥ 1000 U/mL	2	＜ 1000 U/mL	0
%VC	＜ 80%	1	≥ 80%	0

表 15.5　风险评分和预测发生 AE 的可能性

风险评分	预测发生 AE 的可能性（%）	危险等级
0	0.4	低危
1	0.5	
2	0.7	
3	0.9	
4	1.3	
5	1.8	
6	2.4	
7	3.3	
8	4.4	
9	6.0	
10	8.0	
11	10.7	中危
12	14.1	
13	18.4	
14	23.6	
15	29.8	高危
16	36.8	
17	44.5	
18	52.4	
19	60.2	
20	67.5	
21	74.0	
22	79.6	

　　临床工作中，外科医生可在术前通过该风险评分系统对患者进行评估，从而选择更适合的手术方式。在这 7 种危险因素中，只有手术方式这一因素可以根据患者的潜在风险和治愈率进行调整。对于预计发生 AE 的可能性超过 25% 的高危组患者，应选择将手术方式从单肺叶切除术降级为楔形切除术，或不进行手术治疗。当手术方式从单肺叶切除术降级为楔形切除术后，高危组患者的评分会减少 4 分，预计发生 AE 的可能性随之降低 20% ～ 30%。然而如上节所示，将手术方式转变为局限性的楔形切除术可能会引起癌症复发，进一步导致远期预后不佳。故对于高危组患者而言，除外科手术之外是否还有其他可替代的治疗方案尚存在争议。放疗和化疗同样可以诱发 ILDs 的急剧恶化，死亡率很高[34]。

　　不幸的是，目前尚无可以预防发生 AE 的治疗方案。对患者进行危险分级及识别高危患者对于预防或减少术后 AE 死亡有重要意义。早期发现 AE 可能治疗效果更好，包括大剂量应用糖皮质激素（尽管该治疗评价不尽如人意）等。建议密切监测中危或高危组患者病情变化，包括术后第 4 或第 5 天（即最有可能发生 AE 的时期）常规复查胸部 CT 等。预计今后该风险评分系统还将用于识别可预防性治疗的患者。肺纤维化相关研究最近报道，抗纤维化药物吡非尼酮的 III 期临床试验表明该药可以显著缓解 IPF 患者的疾病进展[35]。目前日本正在进行一项观察吡非尼酮预防性作用的前瞻性研究。同时有研究报道，尼达尼布（BIBF1120，一种酪氨酸激酶抑制剂）可以缓解 IPF 患者的纤维化进展及急性加重[36]，这可能会成为 AE 高危组患者一个新的治疗选择。

参考文献

1. Hubbard R, Venn A, Lewis S, Britton J. Lung cancer and cryptogenic fibrosing alveolitis. A population-based cohort study. Am J Respir Crit Care Med. 2000;161:5–8.
2. Harris JM, Johnston ID, Rudd R, Taylor AJ, Cullinan P. Cryptogenic fibrosing alveolitis and lung cancer: the BTS study. Thorax. 2010;65:70–6.
3. Minegishi Y, Takenaka K, Mizutani H, Sudoh J, Noro R, Okano T, et al. Exacerbation of idiopathic interstitial pneumonias associated with lung cancer therapy. Intern Med. 2009;48:665–72.
4. Isobe K, Hata Y, Sakamoto S, Takai Y, Shibuya K, Homma S. Clinical characteristics of acute respiratory deterioration in pulmonary fibrosis associated with lung cancer following anti-cancer therapy. Respirology. 2010;15:88–92.
5. Chiyo M, Sekine Y, Iwata T, Tatsumi K, Yasufuku K, Iyoda A, et al. Impact of interstitial lung disease on surgical morbidity and mortality for lung cancer: analyses of short-term and long-term outcomes. J Thorac Cardiovasc Surg. 2003;126:1141–6.
6. Kumar P, Goldstraw P, Yamada K, Nicholson AG, Wells AU, Hansell DM, et al. Pulmonary fibrosis and lung cancer: risk and benefit analysis of pulmonary resection. J Thorac Cardiovasc Surg. 2003;125:1321–7.
7. Koizumi K, Hirata T, Hirai K, Mikami I, Okada D, Yamagishi S, et al. Surgical treatment of lung cancer combined with interstitial pneumonia: the effect of surgical approach on postoperative acute exacerbation. Ann Thorac Cardiovasc Surg. 2004;10:340–6.
8. Watanabe A, Kawaharada N, Higami T. Postoperative acute exacerbation of ipf after lung resection for primary lung cancer. Pulm Med. 2011;2011:960316.
9. Bjoraker JA, Ryu JH, Edwin MK, Myers JL, Tazelaar HD, Schroeder DR, et al. Prognostic significance of histopathologic subsets in idiopathic pulmonary fibrosis. Am J Respir Crit Care

Med. 1998;157:199–203.

10. Nicholson AG, Colby TV, du Bois RM, Hansell DM, Wells AU. The prognostic significance of the histologic pattern of interstitial pneumonia in patients presenting with the clinical entity of cryptogenic fibrosing alveolitis. Am J Respir Crit Care Med. 2000;162:2213–7.

11. Rudd RM, Prescott RJ, Chalmers JC, Johnston ID. British thoracic society study on cryptogenic fibrosing alveolitis: response to treatment and survival. Thorax. 2007;62:62–6.

12. Raghu G, Collard HR, Egan JJ, Martinez FJ, Behr J, Brown KK, et al. An official ats/ers/jrs/alat statement: idiopathic pulmonary fibrosis: evidence-based guidelines for diagnosis and management. Am J Respir Crit Care Med. 2011;183:788–824.

13. Ley B, Collard HR, King Jr TE. Clinical course and prediction of survival in idiopathic pulmonary fibrosis. Am J Respir Crit Care Med. 2011;183:431–40.

14. Fujimoto T, Okazaki T, Matsukura T, Hanawa T, Yamashita N, Nishimura K, et al. Operation for lung cancer in patients with idiopathic pulmonary fibrosis: surgical contraindication? Ann Thorac Surg. 2003;76:1674–8.

15. Nakajima J, Takamoto S, Murakawa T, Fukami T, Sano A. Is interstitial pneumonia in patients with collagen diseases a contraindication to lung cancer surgery? Surg Today. 2007;37:14–8.

16. Watanabe A, Higami T, Ohori S, Koyanagi T, Nakashima S, Mawatari T. Is lung cancer resection indicated in patients with idiopathic pulmonary fibrosis? J Thorac Cardiovasc Surg. 2008;136:1357–63.

17. Kushibe K, Kawaguchi T, Takahama M, Kimura M, Tojo T, Taniguchi S. Operative indications for lung cancer with idiopathic pulmonary fibrosis. Thorac Cardiovasc Surg. 2007;55:505–8.

18. Shintani Y, Ohta M, Iwasaki T, Ikeda N, Tomita E, Kawahara K, et al. Predictive factors for postoperative acute exacerbation of interstitial pneumonia combined with lung cancer. Gen Thorac Cardiovasc Surg. 2010;58:182–5.

19. Yano M, Sasaki H, Moriyama S, Hikosaka Y, Yokota K, Kobayashi S, et al. Post-operative acute exacerbation of pulmonary fibrosis in lung cancer patients undergoing lung resection. Interact Cardiovasc Thorac Surg. 2012;14:146–50.

20. Mizuno Y, Iwata H, Shirahashi K, Takamochi K, Oh S, Suzuki K, et al. The importance of intraoperative fluid balance for prevention of postoperative acute exacerbation of idiopathic pulmonary fibrosis after pulmonary resection for primary lung cancer. Eur J Cardiothorac Surg. 2012;41:e161–5.

21. Sawabata N, Fujii Y, Asamura H, Nomori H, Nakanishi Y, Eguchi K, et al. Lung cancer in Japan: analysis of lung cancer registry cases resected in 2004. Haigan. 2010;50:875–88.

22. Sakata R, Fujii Y, Kuwano H. Thoracic and cardiovascular surgery in Japan during 2008: annual report by the Japanese association for thoracic surgery. Gen Thorac Cardiovasc Surg. 2010;58:356–83.

23. Sato T, Teramukai S, Kondo H, Watanabe A, Ebina M, Kishi K, Fujii Y, Mitsudomi T, Yoshimura M, Maniwa T, Suzuki K, Kataoka K, Sugiyama Y, Kondo T, Date H, Japanese Association for Chest Surgery. Impact and predictors of acute exacerbation of interstitial lung diseases after pulmonary resection for lung cancer. J Thorac Cardiovasc Surg. 2014;147 (5):1604–11.

24. Yoshimura K, Nakatani T, Nakamori Y, Chonabayashi N, Tachibana A, Nakata K, et al. Acute exacerbation in idiopathic interstitial pneumonia. Nihon Kyobu Shikkan Gakkai Zasshi. 1984;22:1012–20.

25. Schwartz DA, Helmers RA, Galvin JR, Van Fossen DS, Frees KL, Dayton CS, et al. Determinants of survival in idiopathic pulmonary fibrosis. Am J Respir Crit Care Med. 1994;149:450–4.

26. Mapel DW, Hunt WC, Utton R, Baumgartner KB, Samet JM, Coultas DB. Idiopathic pulmonary fibrosis: survival in population based and hospital based cohorts. Thorax. 1998;53:469–76.

27. Saito Y, Kawai Y, Takahashi N, Ikeya T, Murai K, Kawabata Y, et al. Survival after surgery for pathologic stage IA non-small cell lung cancer associated with idiopathic pulmonary fibrosis. Ann Thorac Surg. 2011;92:1812–7.

28. Kawasaki H, Nagai K, Yoshida J, Nishimura M, Nishiwaki Y. Postoperative morbidity, mortality, and survival in lung cancer associated with idiopathic pulmonary fibrosis. J Surg Oncol. 2002;81:33–7.

29. Martinod E, Azorin JF, Sadoun D, Destable MD, Le Toumelin P, Longchampt E, et al. Surgical resection of lung cancer in patients with underlying interstitial lung disease. Ann Thorac Surg. 2002;74:1004–7.

30. Okamoto T, Gotoh M, Masuya D, Nakashima T, Liu D, Kameyama K, et al. Clinical analysis of interstitial pneumonia after surgery for lung cancer. Jpn J Thorac Cardiovasc Surg. Official publication of the Japanese Association for Thoracic Surgery = Nihon Kyobu Geka Gakkai zasshi. 2004;52:323–9.

31. Sato T, Watanabe A, Kondo H, Kanzaki M, Okubo K, Yokoi K, Matsumoto K, Marutsuka T, Shinohara H, Teramukai S, Kishi K, Ebina M, Sugiyama Y, Meinoshin O, Date H, Japanese Association for Chest Surgery. Long-term results and predictors of survival after surgical resection of patients with lung cancer and interstitial lung diseases. J Thorac Cardiovasc Surg. 2015;149(1):64–9.

32. Sawabata N, Miyaoka E, Asamura H, Nakanishi Y, Eguchi K, Mori M, et al. Japanese lung cancer registry study of 11,663 surgical cases in 2004: demographic and prognosis changes over decade. J Thorac Oncol. 2011;6:1229–35.

33. Sato T, Kondo H, Watanabe A, Nakajima J, Niwa H, Horio H, Okami J, Okumura N, Sugio K, Teramukai S, Kishi K, Ebina M, Sugiyama Y, Kondo T, Date H. A simple risk scoring system for predicting acute exacerbation of interstitial pneumonia after pulmonary resection in lung cancer patients. Gen Thorac Cardiovasc Surg. 2015;63(3):164–72.

34. Kenmotsu H, Naito T, Kimura M, Ono A, Shukuya T, Nakamura Y, et al. The risk of cytotoxic chemotherapy-related exacerbation of interstitial lung disease with lung cancer. J Thorac Oncol. 2011;6:1242–6.

35. King Jr TE, Bradfold WZ, Castro-Bernardini S, Fagan EA, Glaspole I, Glassberg MK, ASCEND Study Group, et al. A phase 3 trial of pirfenidone with idiopathic pulmonary fibrosis. N Engl J Med. 2014;370:2083–92.

36. Richeldi L, Costabel U, Selman M, Kim DS, Hansell DM, Nicholson AG, et al. Efficacy of a tyrosine kinase inhibitor in idiopathic pulmonary fibrosis. N Engl J Med. 2011;365:1079–87.

缩略词表

缩写	英文全称	中文全称	章节
COPD	obstructive pulmonary disease	慢性阻塞性肺疾病	原著前言
IIPs	idiopathic interstitial pneumonias	特发性间质性肺炎	原著前言
IPF	idiopathic pulmonary fibrosis	特发性肺纤维化	原著前言
UIP	usual interstitial pneumonia	寻常型间质性肺炎	原著前言
SLB	surgical lung biopsy	外科肺活检	1.1
DIP	desquamative interstitial pneumonia	脱屑性间质性肺炎	1.1
LIP	lymphocytic interstitial pneumonia	淋巴细胞性间质性肺炎	1.1
RB-ILD	respiratory bronchiolitis-associated interstitial lung disease	呼吸性细支气管炎伴间质性肺疾病	1.1
AIP	acute interstitial pneumonia	急性间质性肺炎	1.1
NSIP	nonspecific interstitial pneumonia	非特异性间质性肺炎	1.1
COP	cryptogenic organizing pneumonia	隐源性机化性肺炎	1.1
ILD	interstitial lung disease	间质性肺疾病	1.2
HRCT	high-resolution computed tomography	高分辨计算机断层扫描	1.2
CHP	chronic hypersensitivity pneumonitis	慢性过敏性肺炎	1.3；6.3.1
ER	endoplasmic reticulum	内质网	2.1
EBV	Epstein-Barr virus	EB 病毒	2.3.3
CMV	cytomegalovirus	巨细胞病毒	2.3.3
HHVs	human herpes viruses	人疱疹病毒	2.3.3
GER	gastroesophageal reflux	胃食管反流	2.3.6
FIP	familial interstitial pneumonia	家族性间质性肺炎	2.4.1
AE-IPF	acute exacerbation of IPF	特发性肺纤维化急性加重	3.1
BAL	bronchoalveolar lavage	支气管肺泡灌洗	3.2
DAD	diffuse alveolar damage	弥漫性肺泡损伤	3.3
ARDS	acute respiratory distress syndrome	急性呼吸窘迫综合征	3.3
FVC	forced vital capacity	用力肺活量	3.5；13.6
MODS	multi-organ dysfunction syndrome	多器官功能障碍综合征	3.6
PMX-DHP	polymyxin B-immobilized fiber column	多黏菌素 B 固定化纤维柱	3.1

AEC Ⅱ	alveolar epithelial type Ⅱ cells	Ⅱ型肺泡上皮细胞	4.1
TKI	tyrosine kinase inhibitor	酪氨酸激酶抑制剂	4.4.1
EMT	epithelialmesenchymal transition	上皮-间质转化	4.4.4
ECM	extracellular matrix	细胞外基质	4.1
CRD	carbohydrate recognition domain	糖类识别结构域	5.2.1
DPPC	dipalmitoylphosphatidylcholine	二棕榈酰磷脂酰胆碱	5.2.2
PAMPs	pathogen-associated molecular patterns	病原体相关分子模式	5.2.2
LPS	lipopolysaccharide	脂多糖	5.2.2
VNTR	variable number tandem repeat	可变数目串联重复	5.3
AEP	acute eosinophilic pneumonia	急性嗜酸性粒细胞性肺炎	5.8
CFIP	chronic fibrosing interstitial pneumonia	慢性纤维化间质性肺炎	6.2.1
GGO	ground-glass opacity	磨玻璃影	6.2.2
CVD-IP	interstitial pneumonia with collagen vascular disease	间质性肺炎伴胶原血管病	6.3.1
fNSIP	fibrotic nonspecific interstitial pneumonia	纤维化非特异性间质性肺炎	6.3.1
VAST	video-assisted thoracoscopic surgery	电视辅助胸腔镜手术	6.3.2
CVD-UIP	usual interstitial pneumonia with CVD	普通型间质性肺炎伴胶原血管病	6.4.6
UCTD	undifferentiated connective tissue disease	未分类的结缔组织疾病	6.4.6
LD-CTD	lung-dominant connective tissue disease	主要累及肺的结缔组织疾病	6.4.6
AFILD	autoimmune-featured interstitial lung disease	具自身免疫特征的间质性肺疾病	6.4.6
OP	organizing pneumonia	机化性肺炎	6.5.1
BOOP	bronchiolitis obliterans organizing pneumonia	闭塞性细支气管炎 / 机化性肺炎	7.1
FF	fibroblastic focus	成纤维细胞灶	7.2.1
ALI/P	acute lung injury patterns	急性肺损伤模式	7.3.3.6
SIP	subacute interstitial pneumonia	亚急性间质性肺炎	7.3.4
cNSIP	cellular nonspecific interstitial pneumonia	细胞性非特异性间质性肺炎	7.3.5
IPUF	idiopathic pulmonary upper lobe fibrosis	特发性肺上叶纤维化	7.4.3.3
IPPF	idiopathic pleuroparenchymal fibroelastosis	特发性肺胸膜实质纤维弹性组织增生症	7.4.3.3
FDL	feather duvet lung	羽绒被肺	8.2
PPFE	pleuropulmonary fibroelastosis	肺胸膜纤维弹性组织增生症	6.3.2.1
NAC	N-acetylcysteine	N-乙酰半胱氨酸	9.1
GCRs	glucocorticoid receptors	糖皮质激素受体	10.4.1
QOL	quality of life	生活质量	11.1
LTOT	long-term oxygen therapy	长期氧疗	11.1
PR	pulmonary rehabilitation	肺康复治疗	11.1

NIV	noninvasive ventilation	无创通气	11.1
COPD	chronic obstructive lung disease	慢性阻塞性肺疾病	11.2
A-aDO$_2$	alveolar-arterial oxygen gradient	肺泡-动脉血氧梯度	11.2
PVO$_2$	venous partial pressure of oxygen	静脉氧分压	11.2
ADL	activities of daily living	日常生活活动能力	11.3.1
6 MWT	6-min walk test	6 分钟步行试验	11.4.1
CRDQ	chronic respiratory disease questionnaire	慢性呼吸疾病问卷	11.4.2
NHF	nasal high-flow oxygen therapy	经鼻高流量氧疗	11.6
CPAP	continuous positive airway pressure	持续气道正压通气	11.6
MST	mean survival time	平均生存时间	12.2
LIS	lung injury score	肺损伤评分	12.2
FDP	fibrinogen degradation products	纤维蛋白原降解产物	12.4
TAT	thrombin-antithrombin complex	凝血酶-抗凝血酶复合物	12.4
PDGF	platelet-derived growth factor	血小板源性生长因子	12.9
VEGF	vascular endothelial growth factor	血管内皮生长因子	12.9
CPFE	combined pulmonary fibrosis and emphysema	肺纤维化合并肺气肿	13.1
CTD	connective tissue disease	结缔组织疾病	13.2
FEV1	forced expiratory volume in the first second	第一秒用力呼气容积	13.6
PH	pulmonary hypertension	肺动脉高压	13.8
GWAS	genome-wide association study	全基因组关联研究	14.2.1
CAV1	caveolin-1	小窝蛋白 -1	14.3.2